Bertil R.R. Perssom

Uma história sobre Imagiologia e Metabolismo na Esquizofrenia

Bertil R.R. Perssom

Uma história sobre Imagiologia e Metabolismo na Esquizofrenia

ScienciaScripts

Imprint

Any brand names and product names mentioned in this book are subject to trademark, brand or patent protection and are trademarks or registered trademarks of their respective holders. The use of brand names, product names, common names, trade names, product descriptions etc. even without a particular marking in this work is in no way to be construed to mean that such names may be regarded as unrestricted in respect of trademark and brand protection legislation and could thus be used by anyone.

Cover image: www.ingimage.com

This book is a translation from the original published under ISBN 978-620-7-45256-9.

Publisher:
Sciencia Scripts
is a trademark of
Dodo Books Indian Ocean Ltd. and OmniScriptum S.R.L publishing group

120 High Road, East Finchley, London, N2 9ED, United Kingdom
Str. Armeneasca 28/1, office 1, Chisinau MD-2012, Republic of Moldova, Europe
Printed at: see last page
ISBN: 978-620-7-62988-6

Conteúdo

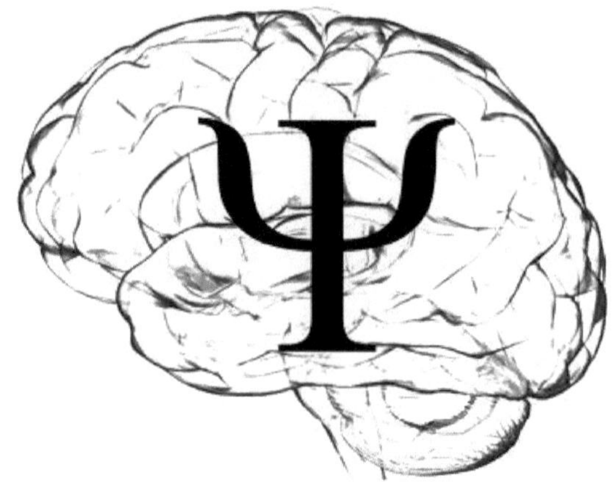

Prefácio

Após estudos iniciais em química, matemática e física nos anos 1960-62, a minha carreira científica no domínio da imagiologia médica começou em 1963. As minhas qualificações em química foram então úteis quando a primeira câmara gama dos países nórdicos foi instalada em Lund. Na mesma altura, a descoberta de um isótopo radioativo de um novo elemento, *o tecnécio-99m,* revelou-se adequado para utilização com a câmara gama.

A minha tarefa passou a ser produzir radiofármacos de tecnécio-99m para utilização em doentes. As imagens da câmara gama com tecnécio-99m eram mil vezes melhores do que a antiga cintigrafia com ^{198}Au e ^{131}I.

Este foi o início do meu envolvimento no diagnóstico médico por imagem, que em 1981, por caminhos insondáveis, me levou ao envolvimento na ressonância magnética nuclear (RMN).

Em 1963, consegui, juntamente com os meus hábeis colaboradores em Lund, construir o primeiro aparelho de RMN na Escandinávia. Alimentei a hipótese de que a alma poderia ser espelhada na estrutura da água no cérebro, que a relaxação dos protões por RMN poderia revelar. Assim, a imagem da ressonância de spin nuclear poderia ser capaz de captar a alma, que eu pensava que deveria estar algures dentro de nós. No entanto, era sobretudo algo sobre o que os meus colegas de trabalho brincavam.

Isso tornou-se um sonho até 2015, quando um aparelho de ressonância magnética de 7 tesla chegou a Lund. Nessa altura, abriram-se oportunidades para estudos *in vivo* da química do cérebro. Isto estimulou as minhas visões sobre a química da alma e levou-me a envolver-me no estudo da imagiologia cerebral de doentes com esquizofrenia, que é o tema deste livro:

Uma história sobre imagiologia e metabolismo da esquizofrenia.

Dedicado a alguém com esse diagnóstico!

O primeiro capítulo trata da imagiologia de medicina nuclear da Esquizofrenia, que começou no início dos anos 70 em Lund, com David Ingvar e Goran Franzen. Estes realizaram um trabalho pioneiro com isótopos radioactivos para obter imagens do fluxo sanguíneo regional do cérebro em doentes esquizofrénicos.

A introdução da SPECT com radiofármacos de tecnécio-99m, como, por exemplo, [99m] Tc-HMPAO, simplificou o processo de análise das relações entre o rCBF, a psicopatologia e os efeitos da terapêutica neuroléptica.

A introdução da *tomografia por emissão de positrões* PET constituiu uma nova melhoria dos métodos de medicina nuclear. [18]Estudos de F-FDG PET de Esquizofrenia mostram que os doentes com esquizofrenia têm um metabolismo cerebral reduzido em várias regiões do cérebro.

O segundo capítulo descreve como tudo começou com a introdução à imagem por ressonância magnética. Segue-se uma revisão de como os vários métodos de ressonância magnética se aplicam à Esquizofrenia.

Os estudos estruturais de imagiologia cerebral sMRI realizados em doentes com Esquizofrenia tendem a centrar-se nas alterações da anatomia e do volume de diferentes regiões cerebrais. A alteração da girificação na ínsula e no córtex orbitofrontal parece ser um bom marcador de perturbações no desenvolvimento neuronal inicial na Esquizofrenia.

Uma avaliação adicional da dinâmica do fluxo do LCR no aqueduto poderia reforçar o conhecimento sobre a fisiopatologia, tanto no diagnóstico como no tratamento de doentes com esquizofrenia.

A fMRI funcional reflecte alterações em circuitos neurais discretos e pode ser uma ferramenta útil para definir subgrupos dentro da síndrome clinicamente definida da Esquizofrenia.

A imagem de tensor de difusão DTI e a sua combinação com a imagem de transferência magnética MTI mostram concentrações extracelulares mais elevadas de água livre, indicando a presença de neuro-inflamação na Esquizofrenia.

O método de espetroscopia de ressonância magnética nuclear (RMN) do cérebro humano desenvolveu-se para se tornar uma ferramenta de fácil utilização para a química do cérebro. Um espetro *in vivo de*[1] H-NMR medido no cérebro humano a sete tesla (7 T) permite a quantificação fiável de mais de quinze metabolitos diferentes.

O terceiro capítulo analisa as principais vias metabólicas no cérebro com importância para a esquizofrenia.

[1]A H-MRS mostra que todos os doentes com esquizofrenia tinham uma concentração significativamente mais baixa de ácido N-acetil-aspártico (NAA) em relação à creatina no lobo frontal do que os controlos.

Significativamente, a relação entre a concentração do ácido gama-aminobutírico GABA e a concentração de creatina (Cr) foi menor no córtex pré-frontal dos doentes com esquizofrenia do que nos controlos saudáveis.

Os resultados da[1] H-MRS indicam também que concentrações significativamente mais baixas de glutamato no hipocampo na esquizofrenia estão associadas à fisiopatologia da esquizofrenia.

A ativação da via do metabolismo do triptofano (TRYCAT) parece estar envolvida na fisiopatologia da esquizofrenia. Os doentes com Esquizofrenia parecem ter níveis séricos significativamente mais baixos de ácido cinurénico (KYNA), que atenua o efeito do recetor a-7nicotínico-acetilcolina (a7nAChR) e/ou do recetor N-metil-D-Aspartato (NMDAR). A disfunção destes receptores parece contribuir para o défice cognitivo na Esquizofrenia, motivando novas estratégias terapêuticas que visam a síntese cerebral do ácido cinurénico.

O quarto capítulo analisa os indícios de que outros marcadores de metabolitos poderiam favorecer o diagnóstico e o acompanhamento do tratamento da esquizofrenia.

Dos vinte e dois marcadores e metabolitos estudados, o citrato, o ácido palmítico, o mio-inositol e a alantoína apresentam a melhor capacidade de separar completamente os doentes esquizofrénicos dos controlos saudáveis, podendo ser biomarcadores úteis para monitorizar a eficácia terapêutica.

Lund 2023-10-12

Bertil RR Persson PhD, MD.h.c, Professor Emérito

Uma história sobre esquizofrenia
Imagiologia e Metabolismo

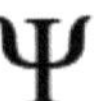

Capítulo I

Esquizofrenia - imagiologia em medicina nuclear

1.1 Fluxo sanguíneo cerebral regional rCBF

Ao contrário dos Cardiologistas, Neurologistas, Ortopedistas e várias outras especialidades médicas, os psiquiatras raramente olham para imagens do cérebro, o órgão que tratam. Uma exceção, no entanto, foi o psiquiatra Goran Franzen e o neurofisiologista David Ingvar em Lund (Ingvar e Franzen, 1974a, Ingvar e Franzen, 1974b).

No início dos anos 70, realizaram um trabalho pioneiro com isótopos radioactivos para obter imagens do fluxo sanguíneo regional do cérebro. Mostraram anomalias regionais do fluxo sanguíneo no cérebro de doentes diagnosticados com esquizofrenia.

Medição do fluxo sanguíneo cerebral regional rCBF efectuada segundo o método de Lassen e Ingvar (Lassen e Ingvar, 1991). O isótopo radioativo ^{133}Xe do gás nobre xénon, dissolvido em soro fisiológico, é administrado ao cérebro por injeção na artéria carótida interna. A radiação gama resultante do decaimento radioativo do ^{133}Xe é medida com um ou mais detectores de cintilação colimados. Os resultados da medição do fluxo sanguíneo cerebral formam uma função bi-exponencial a partir da qual se calcula o fluxo na substância cinzenta e branca. O isótopo pode também ser administrado por inalação ou por via intravenosa. As curvas de depuração registadas em muitas regiões simultaneamente pelos detectores extra-cranianos descrevem as propriedades funcionais do cérebro nas suas estruturas superficiais (Ingvar et al., 1965).

As medições mostraram que, em indivíduos de controlo saudáveis, o fluxo sanguíneo cerebral "rCBF" é mais elevado nas regiões pré-motoras e frontais. Os valores mais baixos de rCBF são registados temporalmente, e nas regiões parietais localizadas perto da parte de trás e do topo da cabeça. Em contraste, muitos dos doentes esquizofrénicos, especialmente os casos mais avançados, apresentam um padrão quase inverso, com valores baixos de rCBF nas regiões frontais e valores elevados de rCBF na região central. Encontraram diferenças significativas de rCBF nas regiões frontais entre os doentes com Esquizofrenia mais psicótica e os controlos saudáveis. Mostraram também que quanto mais baixo o valor do rCBF nas regiões pré-motoras e frontais e mais alto nas regiões Temporal-Occipital-Parietal. Quanto maior a diferença no rCBF, mais pronunciados eram os sintomas de perturbação da cognição (Ingvar e Franzen, 1974b).

O fluxo sanguíneo reduzido no lobo frontal indica uma menor atividade cerebral em funções volitivas caracterizadas por desatenção e desinteresse. Enquanto que um maior fluxo sanguíneo nas partes dorsais do cérebro indica uma maior tendência para as sensações, consciência que pode dar origem a alucinações (Ingvar e Franzen, 1974a, Franzen e Ingvar, 1975).

Verificaram que, em doentes com esquizofrenia crónica, o fluxo sanguíneo regional rCBF apresentava uma distribuição enviesada com redução frontal e aumento dorsal. As anomalias no fluxo sanguíneo regional reflectem uma diminuição da atividade cerebral nas partes frontais e um aumento da atividade nas partes dorsais do cérebro (Ingvar e Franzen, 1974a).

Em 1988, Dousse efectuou um estudo semelhante do fluxo sanguíneo cerebral regional utilizando o método intravenoso[133] Xe em 27 doentes jovens (idade média de 24 anos) com esquizofrenia (Dousse et al., 1988). Os resultados foram comparados com os obtidos num grupo de indivíduos de controlo da mesma idade e sexo.

Os principais resultados do seu estudo foram os seguintes:

• Os valores médios do fluxo sanguíneo cerebral na substância cinzenta para ambos os hemisférios foram ligeiramente inferiores no grupo de esquizofrénicos e a variância estatística foi significativamente maior nos doentes do que no grupo de controlo:

• O valor médio em cada doente foi significativamente mais baixo para o hemisfério direito;

• O padrão fisiológico hiper frontal do fluxo sanguíneo cerebral era idêntico nos doentes e nos controlos

• As alucinações visuais estão associadas a uma diminuição do fluxo sanguíneo cerebral regional nas regiões temporo-occipitais

• A medicação antipsicótica não parece afetar o fluxo sanguíneo cerebral na substância cinzenta (Dousse et al., 1988).

No entanto, as grandes variações no rCBF reflectem a diversidade de expressões clínicas em doentes com Esquizofrenia, o que limita a utilização do rCBF como método na rotina clínica (Dousse et al., 1988).

1.2 Estudos SPECT da perfusão sanguínea cerebral rCBF

A tomografia computadorizada por emissão de fóton único (SINGLE-PHOTON-EMISSION-COMPUTED-TOMOGRAPHY - SPECT) utiliza raios gama emitidos diretamente a partir de radiofármacos distribuídos internamente no doente, que são detectados por um único ou por um conjunto de detectores de radiação colimados ou câmaras gama. A Figura 1-1 mostra dois detectores opostos utilizados em sistemas SPECT com detectores de cintilação de NaI(Tl) e multicolimadores. Ao realizar um exame SPECT, os dados de projeção são obtidos a partir de diferentes vistas à volta do doente, rodando os detectores à volta do doente. Sabrin e colegas realizaram um estudo em 1997 para examinar as relações entre o rCBF, a psicopatologia e os efeitos da terapêutica neuroléptica. Vinte e quatro doentes com uma primeira manifestação de esquizofrenia foram avaliados de acordo com a PANSS (Positive and Negative Syndrome Scale) e examinados com[99m] Tc-HMPAO-SPECT antes de serem tratados com neurolépticos.

[99m]O Tc-HMPAO, ou seja,[99m] Tc-Hexa-Metil-Propileno-Amina-Oxima, não requer um estudo de fluxo, mas mostra o aspeto do padrão de perfusão no momento da injeção.

Após o tratamento, 22 dos doentes foram novamente examinados com SPECT. Nestes doentes, a captação relativa em 98 regiões de interesse (eng. Região de interesse, ROI) foi comparada com as ROIs correspondentes em 20 controlos não tratados.

Os seus resultados mostram que diferentes sintomas positivos são acompanhados por diferentes valores de rCBF: uns com aumento da perfusão, outros com diminuição da perfusão. No entanto, não foram encontradas correlações entre os sintomas positivos residuais e o rCBF após o tratamento com neurolépticos e a melhoria clínica.

Em contraste, os resultados mostraram que todos os doentes com sintomas negativos apresentavam rCBF reduzido em áreas como a bi-frontal, bi-temporal, cingulada, gânglios basais e tálamo. Isto poderia explicar inconsistências de resultados anteriores em padrões de perfusão em doentes esquizofrénicos sem drogas (Sabri et al., 1997a, Sabri et al., 1997b).

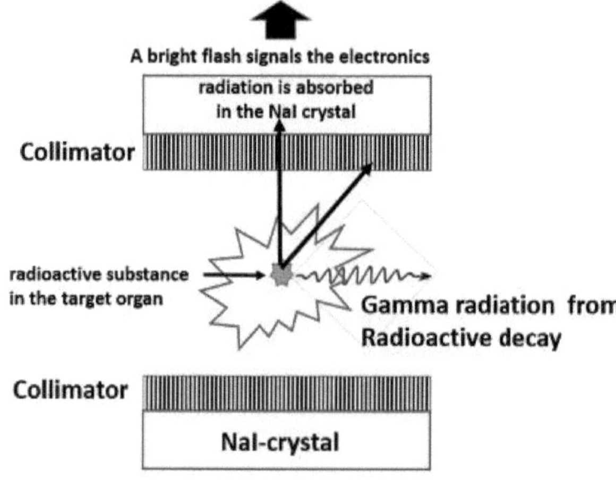

Nal-cristal

Figura 1-1. Um sistema SPECT é constituído por uma ou duas câmaras gama opostas com cristais de iodeto de sódio dopados com tálio, de modo que, quando atingidos por um gammaray, emitem um clarão de luz. Os fotões emitidos são captados por um fotomultiplicador, que converte a luz em impulsos eléctricos cuja amplitude corresponde à energia do fotão. As câmaras gama giram em torno do doente com o isótopo radioativo para gerar uma imagem transversal da distribuição do isótopo no doente.

Em 1997, Ceballos e colaboradores estudaram o fluxo sanguíneo cerebral regional em 24 doentes com Esquizofrenia e 20 indivíduos de controlo normais com SPECT cerebral e^{99m} Tc-HMPAO. Foram analisados determinados padrões de rCBF seleccionados em função das regiões cerebrais entre as quais se observavam as maiores diferenças entre os pacientes diagnosticados com Esquizofrenia e os controlos saudáveis. Os seus resultados mostram que o SPECT cerebral e o^{99m} Tc-HMPAO podem diferenciar os doentes diagnosticados com esquizofrenia dos controlos saudáveis. Numa ou mais regiões do Tálamo, o padrão do fluxo sanguíneo regional mostrou uma perfusão reduzida (Ceballos et al., 1997).

Em 2004, Hill e colaboradores registaram uma redução do fluxo sanguíneo regional frontal (hipofrontalidade) na Esquizofrenia com uma meta-análise de estudos de imagiologia funcional. Em contrapartida, os resultados indicam que o fluxo sanguíneo total ou o metabolismo do cérebro apenas diminuem ligeiramente na esquizofrenia. No entanto, os efeitos do tratamento com neurolépticos não afectam o fluxo sanguíneo regional frontal. Globalmente, os resultados apoiam a presença de hipofrontalidade em repouso na Esquizofrenia, mas não qualquer alteração da atividade metabólica cerebral global (Hill et al., 2004).

1.3 Dopamina e esquizofrenia

A clorpromazina (Hibernal) é um medicamento neuroléptico utilizado para reduzir os sintomas psicóticos, por exemplo, na esquizofrenia. A substância foi desenvolvida em 1949 e testada como anestésico em soldados pelo cirurgião francês Henri Laborit. Ele observou que os pacientes ficavam significativamente mais calmos com a Clorpromazina. A substância também tinha um efeito calmante nas psicoses (Esquizofrenia) e tornou-se o primeiro medicamento com tais propriedades.

O haloperidol foi descoberto em 1958 por Paul Janssen e é amplamente utilizado como medicamento antipsicótico, conhecido como neuroléptico.

No entanto, só em 1963 é que se começou a compreender como é que os neurolépticos afectam a função cerebral.

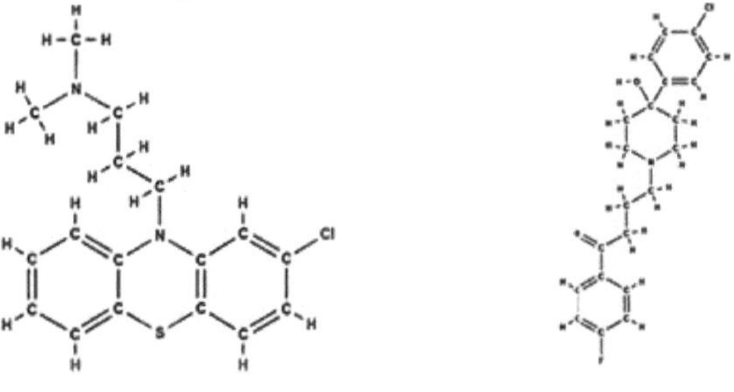

Figura 1-2 Os primeiros medicamentos neurolépticos (Molview).

Começou no Departamento de Farmacologia de Lund, onde Arvid Carlsson e Margit Lindqvist descobriram, em experiências com ratos, que pequenas doses de Clorpromazina e Haloperidol aumentavam a concentração dos metabolitos das catecolaminas 3-metoxitiramina e Normetan-efrina no cérebro após a inibição da enzima monoamina oxidase com Nialamida (100 mg/kg).

A 3-metoxitiramina (3-MT), também conhecida como 3-metoxi-4-hidroxifenil-amina, ocorre como um metabolito do neurotransmissor dopamina. A normetan-efrina é um metabolito da norepinefrina criado pela ação da enzima catecol-O-metil-transferase sobre a norepinefrina.

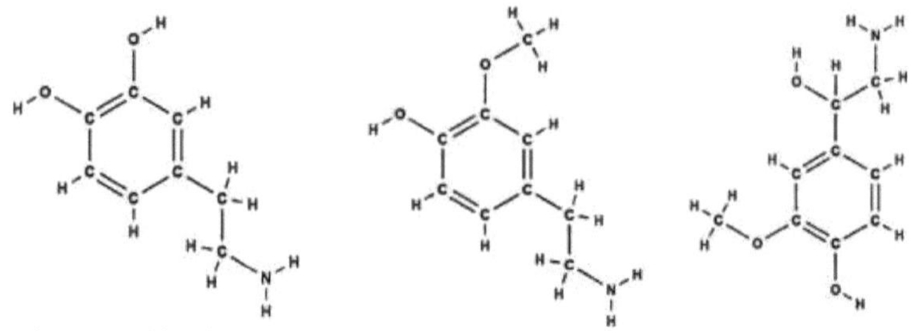

Dopamina3-metoxitiramina   (3-MT) Normetan-efrina
Figura 1-3 Monoaminas (Molview)

Carlsson sugeriu que o efeito se deve a uma ativação compensatória dos neurónios monoaminérgicos após o bloqueio dos receptores monoaminérgicos, ou seja, dos receptores de dopamina (Carlsson e Lindqvist, 1963). A sua hipótese implicava que o bloqueio dos receptores da dopamina poderia ser um fator importante na ação dos medicamentos neurolépticos.

Alguns anos após a descoberta de Carlsson e Lindquist, van Rossum demonstrou em 1966 que o efeito da dopamina no aumento da pressão arterial num gato era anulado pela administração de espiramida e haloperidol, que eram os neurolépticos utilizados na altura. O seu resultado demonstrou a importância do bloqueio dos receptores da dopamina no mecanismo de ação dos fármacos neurolépticos (Vanrossum, 1966).

Seeman demonstrou em 1976 que, para uma série de medicamentos antipsicóticos em seres humanos, existia uma estreita correlação entre a afinidade pelos receptores de dopamina in vitro e a potência antipsicótica do medicamento (Seeman, 1976, Seeman e Lee, 1976, Seeman et al., 1976a, Seeman et al., 1976b).

No entanto, ainda não foi possível identificar uma lesão bioquímica ou morfológica específica que possa estar ligada à Esquizofrenia. A questão de saber se a dopamina desempenha um papel primordial na esquizofrenia é difícil de responder porque a hipótese da dopamina na esquizofrenia assenta apenas em provas farmacológicas (Carlsson, 1978).

A dopamina é sintetizada nos neurónios pré-sinápticos a partir do aminoácido tirosina, que é adicionado a uma hidroxil-OH pela enzima *tirosina hidroxilase* e convertido em dioxifenil-alanina DOPA, que é descarboxilada e convertida em dopamina.

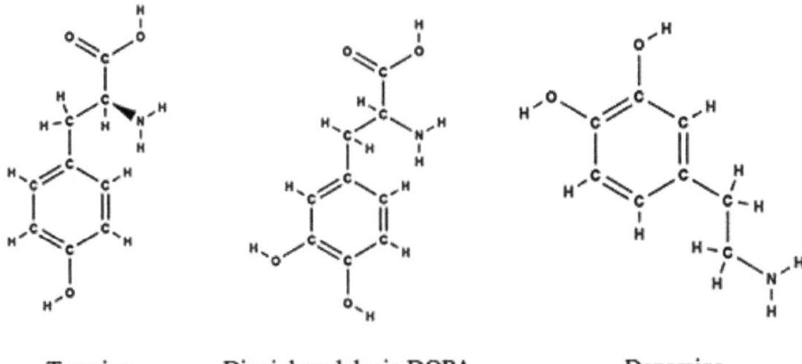

Figura 1-4 Síntese de dopamina nos neurónios pré-sinápticos (Molview)

A figura 1 -5 mostra uma representação esquemática da via da dopamina, que começa no compartimento pré-sináptico com a síntese de dopamina e o armazenamento de dopamina nas vesículas através do transportador vesicular de monoamina.

A libertação de dopamina ocorre no espaço entre as sinapses, onde atinge os receptores D1/D2 no neurónio pós-sináptico. O excesso de dopamina regressa à pré-sinapse através dos transportadores de dopamina (DAT) e é degradado pela monoamina oxidase (MAO).

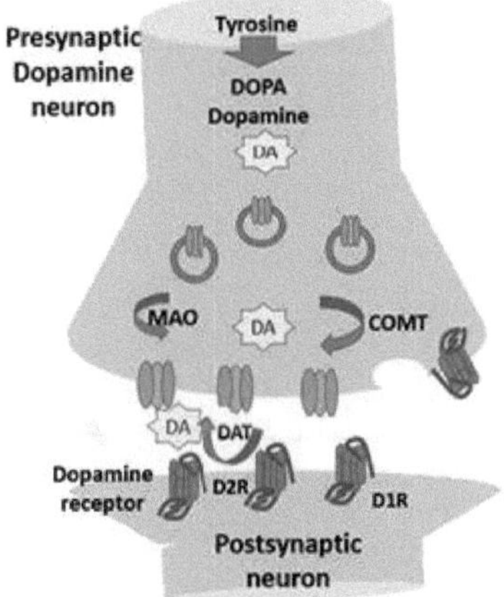

Figura 1-5

Representação esquemática da síntese de dopamina, dos receptores de dopamina e da sinalização dos receptores pós-sinápticos.

DOPA, dioxifenilalanina; DA, dopamina;

DAT, transportador de dopamina; MAO, monoamina oxidase; COMT, catecolometiltransferase; D1R, recetor de dopamina 1; D2R, recetor de dopamina 2; ATP, adenosina trifosfato; AMPc, adenosina monofosfato cíclico

A ativação dos receptores de dopamina pós-sinápticos resulta numa sinalização do recetor que ativa a adenilil ciclase, que é a enzima que sintetiza adenosina monofosfato cíclico ou AMP cíclico a partir de adenosina trifosfato (ATP) (ver Figura 1-6).

O monofosfato de adenosina cíclico (AMPc, AMP-cíclico ou 3',5'-monofosfato de adenosina cíclico) é uma substância secundária simples importante em muitos processos biológicos. O AMPc é um derivado do fosfato de adenosina e é utilizado para a transdução de sinais intracelulares em muitos organismos diferentes, mediando a via dependente de AMPc. Não deve ser confundido com a proteína quinase activada por 5'-AMP (proteína quinase activada por AMP).

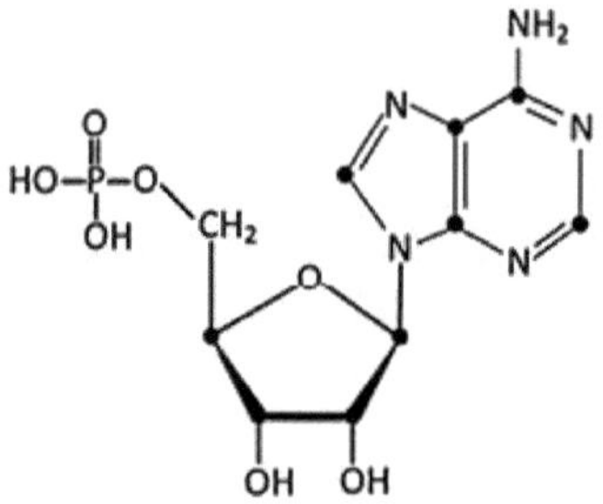

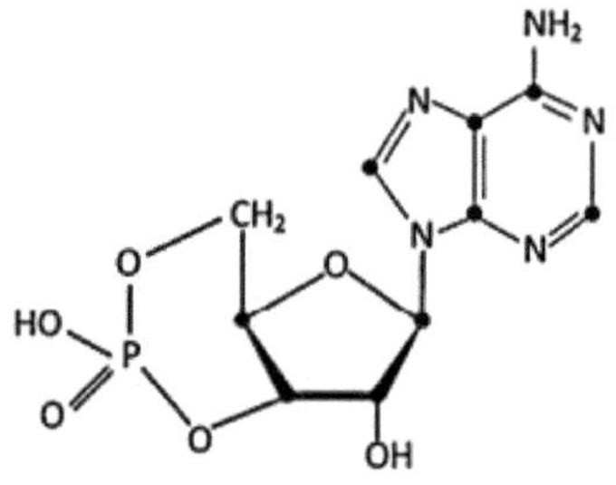

Figura 1-6a
Monofosfato de adenina (AMP) (- = C ou CH)
Figura 1-6b
Adenina-monofosfato cíclico (AMPc) (- = C ou CH)

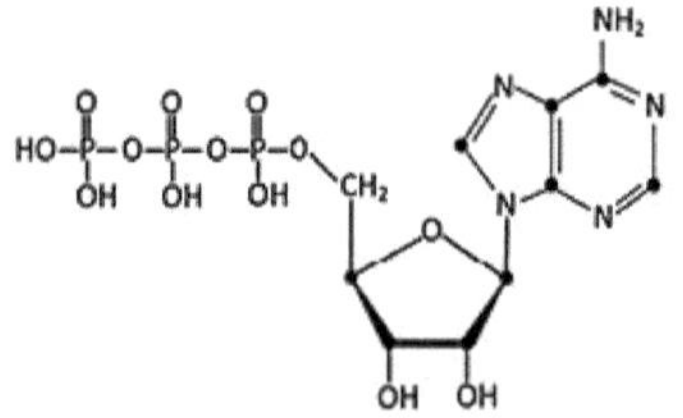

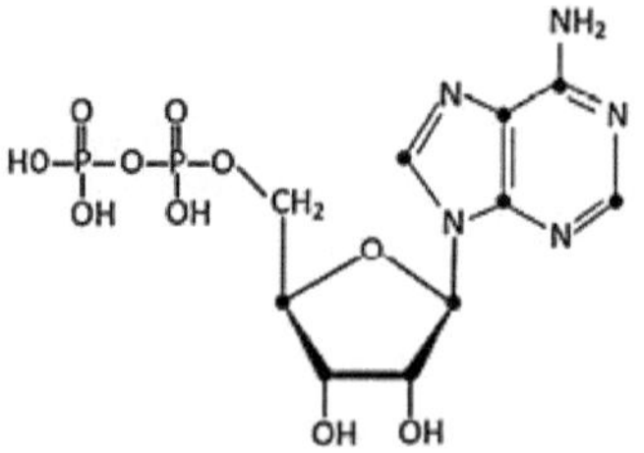

Figura 1-6c
O trifosfato de adenosina (ATP) é um nucleótido que é o transportador de energia química em todos os organismos vivos. É constituído por adenina ligada à D-ribose e por três grupos fosfato.
ATP desfosforilado pela enzima CD39 em ADP.
Figura 1-6d
O difosfato de adenosina (ADP) é constituído por dois grupos fosfato, o açúcar D-ribose e a base nucleotídica adenina.
O ADP é posteriormente desfosforilado pelo CD39 em AMP

Em 1979, Kebabian propôs, com base em observações farmacológicas adicionais, que existiam dois receptores de dopamina distintos, D1 e D2 (Kebabian e Calne, 1979).

O estriado é a região cerebral dopaminérgica mais extensivamente estudada, com receptores de dopamina em cinco locais no eixo nigro-estriatal. Os receptores de dopamina nos locais 1-3 da Figura 1-7 são designados receptores de dopamina D-2.

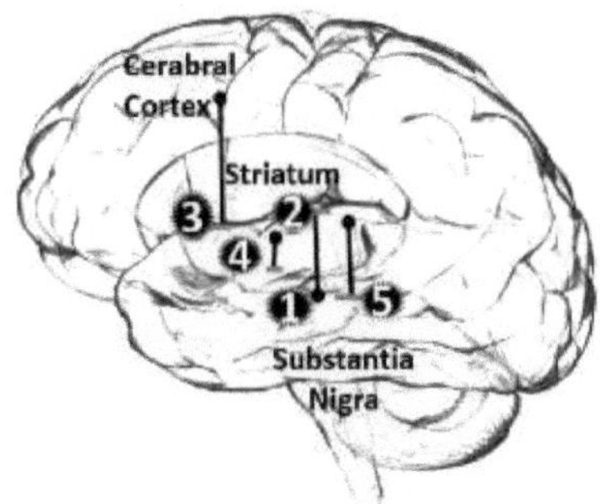

Figura 1-7

Representação esquemática dos neurónios do eixo nigrostriatal que contêm receptores de dopamina. Os neurónios dopaminérgicos contêm auto-receptores que regulam quer a estimulação eléctrica destas células na Substantia Nigra (local 1) quer a atividade da tirosina hidroxilase (local 2) nos terminais (Kebabian e Calne, 1979)

A *Substância Negra* está localizada no mesencéfalo central, logo acima do tronco cerebral, onde o crânio encontra o pescoço e se liga à medula espinhal. Como o nome sugere, forma uma faixa de tecido negro com células cerebrais que contêm melanina.

No *estriado* mostrado na Figura 1-7, os três sítios 1-3 não estão associados à adenilil ciclase e são designados receptores de dopamina D-2;

(1) Neurónios dopaminérgicos com auto-receptores que regulam as células da *substância negra* com sinais eléctricos

(2) Os neurónios dopaminérgicos com receptores pré-sinápticos que regulam as células da *substância negra* com tirosina hidroxilase não estão associados a uma adenilil ciclase;

(3) Os neurónios corticais do *Striatum* possuem o que foi identificado como receptores de dopamina, que podem ligar o haloperidol, mas também não estão relacionados com uma adenilil ciclase.

Na Figura 1-7, os receptores de dopamina nos locais 4 e 5 da substância negra estão associados à adenilil ciclase e são designados receptores de dopamina D-1.

(4) Neurónios com receptores pré-sinápticos de dopamina associados à Adenilil ciclase.

(5) Terminais de neurónios estriatais que se projectam para a *Substantia Nigra* também com auto-receptores de adenilil ciclase sensíveis à dopamina.

Em resumo, os receptores de dopamina nos locais 1-3 não foram associados à atividade da adenilil ciclase, mas apenas os receptores nos locais 4 e 5 regulam a atividade desta enzima (Kebabian e Calne, 1979).

Foi rapidamente demonstrado que os medicamentos antipsicóticos se ligam principalmente ao recetor D2 e que não existe uma correlação mais forte entre a eficácia dos antipsicóticos e quaisquer outros neurotransmissores para além da

13

dopamina (Peroutka e Snyder, 1980).

Num estudo PET sueco sobre os receptores centrais de dopamina, foi igualmente demonstrado que não foram observadas diferenças significativas na ligação da dopamina ao recetor D1 entre 10 doentes com esquizofrenia e 10 indivíduos saudáveis (Karlsson et al., 2002).

A partir das experiências de todos estes estudos diferentes, desenvolveu-se a chamada *Hipótese da Dopamina*, que significa que a hiperatividade funcional no sistema de dopamina do cérebro causa os sintomas psicóticos que caracterizam, por exemplo, a esquizofrenia.

Apesar do seu valor heurístico comprovado, a *hipótese* dopaminérgica da esquizofrenia pode evoluir no sentido de incluir outras monoaminas, como o glutamato e o GABA, nas interacções neurotransmissoras de circuitos neuronais complexos (Carlsson, 2002).

1.4 Imagiologia do sistema dopaminérgico com SPECT

A esquizofrenia é uma doença psiquiátrica heterogénea e crónica que se apresenta com sintomas positivos e negativos. Estes sintomas resultam de alterações moleculares complexas no cérebro. O aspeto molecular da esquizofrenia foi investigado durante muitos anos para compreender a natureza da doença.

Um dos componentes moleculares mais estudados na Esquizofrenia A dopamina e as transmissões dopaminérgicas ocorrem entre os terminais pré-sinápticos e pós-sinápticos dos neurónios (Cumming et al., 2021) (ver Figura 1-5).

O terminal pré-sináptico do neurónio inclui:

*   Síntese de dopamina, L-tirosina - L-DOPA - Dopamina
*   Armazenamento de dopamina em vesículas pelo transportador vesicular de monoamina 2 (VMAT),
*   Degradação da dopamina pela Mono-Amina-Oxidase (MAO),
*   Libertação de dopamina e recaptação de dopamina pelo transportador de dopamina (DAT).

(Cumming et al., 2021).

O terminal pós-sináptico do neurónio inclui:

*   receptores de dopamina (D2/D3) e
*   sinalização pós-recetor (Weinstein et al., 2017).

Muitos estudos com métodos de imagem sugerem que o aumento da atividade subcortical da Dopamina e a diminuição dos níveis corticais de Dopamina fazem parte do processo da doença na Esquizofrenia (Conn et al., 2020). As setas na Figura 1-8 apontam para diferentes regiões cerebrais associadas à função da Dopamina e à Esquizofrenia.

*   A função e a libertação de dopamina diminuídas no *estriado caudado para o estriado associativo* em doentes com esquizofrenia podem ser a causa de deficiências no comportamento orientado para objectivos.
*   O aumento da função dopaminérgica no *estriado associativo* pode alterar diretamente a aprendizagem associativa e a compreensão da prontidão da ação.

- Em alternativa, o aumento da função dopaminérgica pode prejudicar a integração dos inputs corticais recebidos.

- As sub-regiões do córtex pré-frontal PFC têm papéis diferentes na codificação dos resultados da função dopaminérgica.

- A função da dopamina noutras regiões cerebrais corticais, como o *Córtex Cingulado Anterior* e o *Córtex Cingulado Posterior*, também demonstra influenciar diferentes papéis na seleção da ação (Conn et al., 2020).

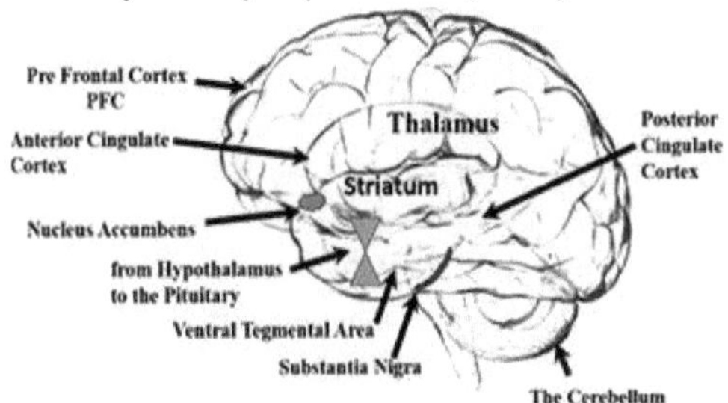

Figura 1-8

Regiões do cérebro associadas à função dopaminérgica.

A dopamina comunica essencialmente através de quatro vias no cérebro;

1. A <u>via mesocortical</u> liga a área tegmental ventral à área do córtex frontal (CPF).
2. <u>Via mesolímbica</u> que transporta dopamina da área tegmental ventral do núcleo accumbens.
3. A <u>via Nigrostrital</u> vai da *Substantia Nigra* até ao Striatum.
4. A <u>via tuberoinfundibular</u> vai do hipotálamo à glândula pituitária.

Das ferramentas de imagiologia destinadas a estudar a função da dopamina na Esquizofrenia, o método SPECT tem um papel proeminente na imagiologia do sistema dopaminérgico associado ao mecanismo molecular da Esquizofrenia.

Em 1986, Crawley e colaboradores realizaram o primeiro estudo SPECT para imagiologia cerebral na Esquizofrenia, examinando a captação de 77Br-espiperona nos estriados de doentes com Esquizofrenia e controlos (Crawley et al., 1986a, Crawley et al., 1986b).

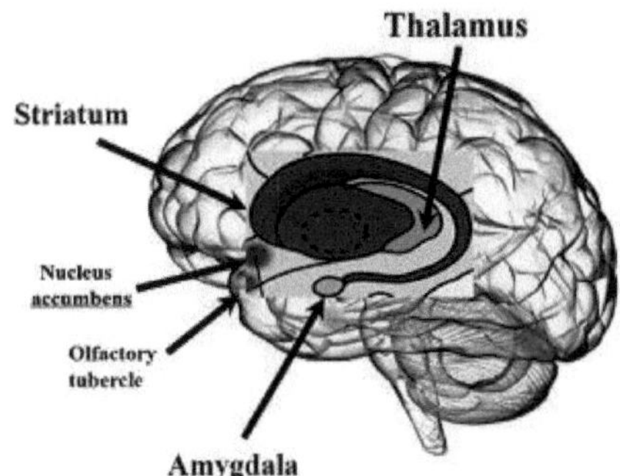

Figura 1-9

O *Striatum* ou corpo estriado (também designado por núcleo estriado) é um conjunto de neurónios nos gânglios basais subcorticais do prosencéfalo. O striatum é um componente crítico dos sistemas de recompensa que recebe impulsos glutamatérgicos e dopaminérgicos

Doze doentes diagnosticados com Esquizofrenia e treze indivíduos de controlo foram injectados com[77] Br-bromo-spiperona e examinados com SPECT após 16 horas. Em dois doentes, mas não nos controlos, a captação estriatal no lado esquerdo foi menor do que no lado direito (Crawley et al., 1986b).

No entanto, devido às fracas propriedades de imagem da[77] Br-bromospiperona, esta já não é utilizada para estudar a densidade dos receptores D2. Em vez disso, Suga e colaboradores utilizaram em 1994 a[123] I-N-isopropil-p-anfetamina numa tentativa de classificar as psicoses em doentes com esquizofrenia e psicose atípica (Suga et al., 1994). Estudaram as diferenças na função cerebral entre 16 doentes esquizofrénicos, 16 doentes com psicose atípica e 16 voluntários saudáveis utilizando SPECT e[123] I-N-isopropil-p-anfetamina.

Os resultados revelaram uma hipofrontalidade nos doentes com esquizofrenia. Enquanto que os doentes psicóticos atípicos não apresentavam essa hipofrontalidade. No entanto, foi registada uma taxa de captação reduzida na região talâmica direita. O género, a duração da doença e a medicação não influenciaram os seguintes resultados:

- Os doentes com esquizofrenia apresentaram taxas de captação reduzidas nas regiões frontais bilaterais. Por outro lado, os doentes com psicose atípica não mostraram hipofrontalidade, mas uma taxa de captação reduzida na área talâmica direita.

- Ambos os grupos apresentaram taxas de captação aumentadas nos gânglios basais que se correlacionavam com alucinações auditivas.

- Não se confirmou qualquer influência do sexo, da duração da doença e da medicação na captação de[123] I-N-isopropil-p-amfetamina.

- Os resultados do SPECT foram divididos por análise de agrupamento em cinco grupos, em que a esquizofrenia e a psicose atípica pertenciam a grupos diferentes, o que indica que podem ter etiologias diferentes.

Os resultados da hipofrontalidade em doentes com Esquizofrenia indicam uma disfunção nas regiões frontais, enquanto os doentes com psicose atípica a apresentam na região talâmica direita. Assim, os resultados do SPECT indicam diferentes etiologias possíveis para a Esquizofrenia e para a psicose atípica (Suga et al., 1994).

Outras substâncias como[123] I-iodobenzamide (IBZM) e[123] I-epidepride também se revelaram úteis para estudar a atividade dopaminérgica pós-sináptica na Esquizofrenia. SPECT com[123] I-IBZM (Barnas et al., 2001).

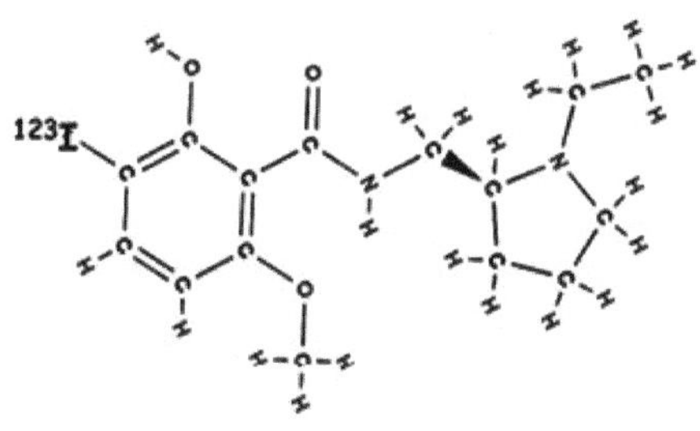

Figura 1-10

123I-IBZM,

123I-jodbenzamida

Broich e colegas compararam o bloqueio dos receptores estriatais D2-dopamina de diferentes neurolépticos típicos e da Clozapina em relação à ocorrência de efeitos secundários extrapiramidais (EPS).

Os rácios de bloqueio entre o estriado e o córtex frontal (ST/FC) nos doentes que tomavam neurolépticos típicos eram significativamente inferiores aos dos doentes sem neurolépticos ou tratados com Clozapina. Os doentes com efeitos secundários extrapiramidais (EPS) apresentavam rácios ST/FC mais baixos do que os doentes sem EPS. Foi estabelecida uma relação linear negativa significativa entre os rácios ST/FC e a gravidade dos EPS estimada pela escala de Simpson-Angus (Broich et al., 1998).

Schroder e colaboradores exploraram a função do sistema de receptores de dopamina D2 em 23 doentes com esquizofrenia, não medicados, utilizando SPECT. Os doentes foram examinados num estado sem drogas e 72 horas depois de completarem um tratamento neuroléptico padronizado com Benperidol (12-16 mg/dia) durante 25 dias.

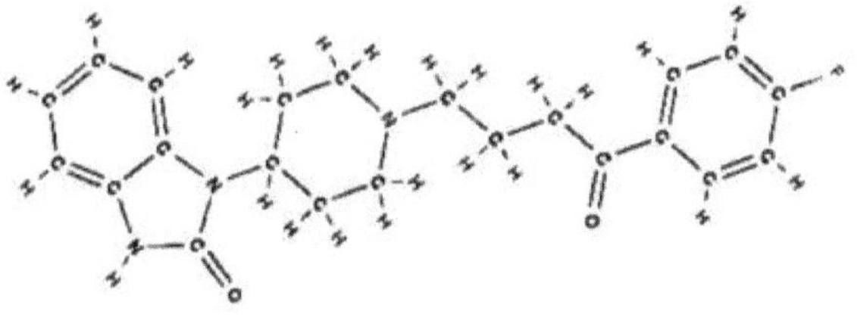

Figura 1-11

O benperidol é um medicamento antipsicótico típico utilizado no tratamento da esquizofrenia que é 100% mais potente do que a clorpromazina e 200% mais potente do que o haloperidol (Molview).

Cada exame SPECT incluiu dois exames: o primeiro exame foi efectuado 2 horas após a injeção intravenosa de 185 MBq ^{123}I-iodobenzamida (IBZM). Após a conclusão do primeiro exame, os doentes receberam Benperidol (8 mg) por via intravenosa. O segundo exame teve início 20 minutos mais tarde. Para análise, foi calculado o rácio entre a captação nos gânglios basais (BG) e no córtex frontal

(FC).

Em comparação com os pacientes do sexo feminino, os pacientes do sexo masculino na condição de não-toxicodependência mostraram uma assimetria lateralizada à esquerda da ligação do recetor estriatal de D2-dopamina. Nos doentes do sexo masculino, o desafio com Benperidol levou a uma inversão do padrão de assimetria. Estes resultados corroboram relatos anteriores de uma ligação do recetor D2 estriatal lateralizada à esquerda em doentes do sexo masculino com Esquizofrenia. Esta assimetria pode aparentemente afetar a ligação dos neurolépticos convencionais, como o Benperidol, ao recetor D2 da dopamina. Além disso, o rácio entre a captação de IBZM nos gânglios basais (BG) e no córtex frontal (FC) foi menor no caso de efeito insuficiente do tratamento antipsicótico (Schroder et al., 1997).

Em 2012, Howes e colegas investigaram a natureza da disfunção dopaminérgica na esquizofrenia através de uma meta-análise de estudos in vivo que utilizaram a tomografia por emissão de positrões ou SPECT para medir a função dopaminérgica estriatal *in vivo*. Foram identificados 44 estudos que incluíram 618 pacientes com esquizofrenia e 606 controlos saudáveis,

Observaram um aumento significativo da função dopaminérgica pré-sináptica na Esquizofrenia. No entanto, não se verificaram alterações na disponibilidade dos transportadores de dopamina.

O local das anomalias dopaminérgicas na Esquizofrenia é principalmente pré-sináptico, afectando a capacidade de síntese de dopamina, bem como os níveis sinápticos de dopamina e a libertação de dopamina.

Os tratamentos farmacológicos actuais, que actuam principalmente nos receptores de dopamina D2 e D3, por vezes não conseguem combater as anomalias pré-sinápticas. O controlo da síntese pré-sináptica de dopamina e da capacidade de libertação pode ser uma via para o desenvolvimento de medicamentos (Howes et al., 2012).

Em 1998, Laruelle testou a hipótese de associação da hiperatividade da dopamina com a transmissão da dopamina na esquizofrenia. Utilizando o SPECT e o ^{123} I-IBZM, comparou os índices da função dopaminérgica em pacientes com esquizofrenia, sem ou com drogas, e em controlos saudáveis. A análise revelou que, em comparação com os controlos saudáveis, os doentes com Esquizofrenia apresentam uma elevação significativa, mas ligeira, dos parâmetros de densidade dos receptores D2-dopamina e uma variação significativamente maior destes índices. Os estudos da atividade pré-sináptica revelaram um aumento das respostas da transmissão dopaminérgica ao desafio com anfetaminas e um aumento da atividade *DA dopa-descarboxilase*. Em conjunto, estes dados são compatíveis com alterações pré e pós-sinápticas da transmissão dopaminérgica na Esquizofrenia. Estudos futuros devem ter por objetivo caraterizar melhor estas alterações e definir o seu papel na fisiopatologia da doença (Laruelle, 1998).

Em 1998, Abi-Dargham e colaboradores confirmaram os resultados de observações anteriores sobre o aumento da transmissão estriatal da dopamina na esquizofrenia. Após exposição à anfetamina, 15 pacientes com esquizofrenia foram comparados com 15 indivíduos saudáveis. Os doentes preenchiam os critérios do DSM-IV para a esquizofrenia, não tinham antecedentes de abuso de álcool ou de drogas e não tomaram neurolépticos durante pelo menos 21 dias. Libertação de dopamina induzida por anfetamina avaliada pela diminuição da disponibilidade de receptores DA de dopamina após injeção intravenosa em bolus de anfetamina (0,3 mg/kg). A redução da disponibilidade de receptores D2-dopamina medida com SPECT e[123] I-IBZM.

Os resultados não revelaram diferenças entre os doentes com esquizofrenia e o grupo de comparação na disponibilidade dos receptores D-2. Os doentes com esquizofrenia apresentaram uma redução significativamente maior da disponibilidade dos receptores D-2 após uma provocação aguda com anfetaminas do que o grupo de controlo. No segundo estudo, o tamanho do efeito foi menor do que no primeiro estudo. O excesso de libertação de dopamina após a administração de anfetamina foi associado ao aparecimento ou agravamento transitório de sintomas positivos (Abi-Dargham et al., 1998).

[123]O I-epidepride é outro radiotraçador para identificar os receptores de dopamina D2/D3 frontais extra-estriatais, que envolvem funções cognitivas como o planeamento, a atenção e a mudança de tarefas (Kessler et al., 1992, Tsartsalis et al., 2020, Fagerlund et al., 2013).

Kessler e colaboradores administraram[123] I-epidepride, um ligando potente e seletivo da dopamina D2, a um voluntário normal de 27 anos.

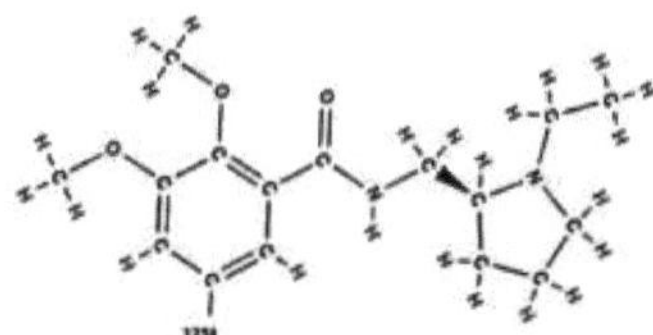

Figura 1-12

123I-epidrido

O estudo SPECT revelou que a captação máxima no estriado ocorreu quatro horas após a injeção, com um rácio de captação entre o estriado e o cerebelo de 7,8, que aumentou para mais de 100 às dezoito horas após a injeção.

A captação para além dos níveis observados no Cerebelo também ocorreu no Tálamo, na glândula Pituitária, no Hipotálamo e, especialmente, medialmente no lobo temporal. Assim, a SPECT com[123] I-epicepride permite a visualização de receptores de dopamina D2 extra-estriatais em seres humanos (Kessler et al., 1992). Tsartsalis e colaboradores relataram em 2020 a quantificação SPECT dos receptores D2/D3 estriatais e extra-estriatais com[123] I-epidepride. Utilizaram um protocolo de saturação parcial que permite à SPECT dinâmica estimar a disponibilidade e a cinética separadamente nas regiões estriatais e extra-estriatais numa única sessão. Parâmetros de ligação para[123] I-epidepride estimados em dezoito ratos machos utilizando um protocolo de injeção múltipla. O tratamento crónico com haloperidol provocou um aumento de 17,9% dos valores de concentração dos receptores no núcleo esquerdo do Caudate Putamen e um aumento de 13,8% no CP direito.

O método permitiu uma quantificação robusta dos receptores D2 e D3 estriatais e extra-estriatais com uma única sessão de SPECT. Esta abordagem pode aplicar-se ao mapeamento dos receptores D2 e D3 em estudos de biologia translacional e, potencialmente, na imagiologia SPECT clínica (Tsartsalis et al., 2020).

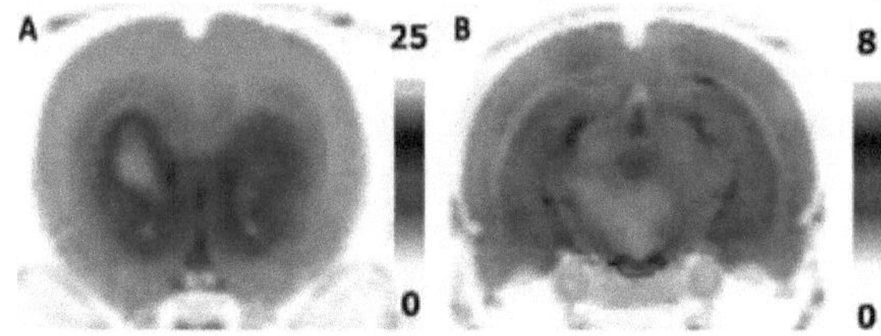

Figura 1-13

Imagens paramétricas dos valores de concentração dos receptores, estimados com o método de saturação parcial numa secção coronal A que inclui o *Caudate Putamen* e o *Nucleus Accumbens* e uma secção B que inclui estruturas do mesencéfalo, especialmente a VTA.

As barras coloridas descrevem os valores de concentração do recetor em pmol/ml (com autorização dos autores) (Tsartsalis et al., 2020).

A SPECT com[123] I-epidepride e saturação parcial é o primeiro método que permite quantificar a ligação estriatal do[123] I-epidepride cuja elevada afinidade permite obter imagens de excelente qualidade.

A Figura 1-14 ilustra a qualidade superior da SPECT com[123] I-epidepride em comparação com[123] I-IBZM. A ligação do[123] I-epidepride é significativamente mais elevada do que a ligação do[123] I-IBZM. Isto também permite uma delineação anatómica adequada das subestruturas estriatais e especialmente a distinção visual entre o Caudate Putamen e o Nucleus Accumbens, o que não é possível com[123] I-IBZM (Tsartsalis et al., 2020).

Os estudos sobre os receptores de dopamina in vivo na Esquizofrenia centraram-se sobretudo nos receptores D-2 nas áreas estriatais ou nos receptores D-1 no córtex. Nenhum estudo anterior investigou a correlação entre o potencial de ligação dos receptores D2/D3 da dopamina cortical e a cognição em doentes com Esquizofrenia.

O potencial de ligação, BP2 = $f2 \times BP$, em que f2 é a fração de marcador livre, ou seja, uma medida que depende da ligação não específica do ligando no tecido cerebral. As quantidades referentes ao plasma são indicadas com o subscrito p e as quantidades referentes à concentração livre e não especificamente ligada no cérebro são indicadas com *ND* para "NonDisplaceable". Os parâmetros f2 e BP2 são equivalentes a fND e BPND.

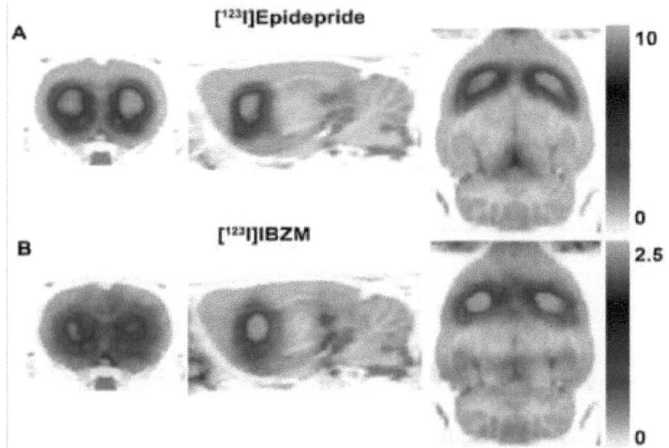

Figura 1-14

Uma imagem SPECT (planos coronal, sagital e axial) obtida com[123] 1- epidepride e[123] 1-IBZM. A escala de cinzentos está expressa em kBq/ml. Note-se a qualidade superior da imagem obtida com a experiência[123] 1-epidepride, que mostra uma melhor delimitação anatómica do striatum.

A ligação do radiotraçador[123] 1-epidepride varia entre 0-10 kBq/ml, enquanto as regiões da imagem[123] 1-IBZM têm uma extensão muito inferior, de 02,5 kBq/ml (autorização dos autores) (Tsartsalis et al., 2020).

Em 2013, Fagerlund e colegas investigaram a ligação no córtex frontal de doentes com esquizofrenia não tratados com medicamentos num estudo de caso-controlo. Os participantes eram 24 doentes com esquizofrenia não tratados com neurolépticos e 20 controlos saudáveis, com o mesmo sexo e idade. Com base em dados pré-clínicos e farmacológicos, esperavam encontrar uma relação entre o potencial de ligação do recetor D2/D3 e as alterações dos parâmetros cognitivos.

Os resultados do[123] I-epidepride-SPECT, juntamente com a ressonância magnética estrutural (sMRI), correlacionaram-se com medidas cognitivas. Nos doentes, foi encontrada uma correlação linear significativa entre D2/D3 e BPND (potencial de ligação BP) e associações com fluência verbal, planeamento e alteração da atenção. Para os controlos, a única relação significativa com D2/D3 e BPND foi uma correlação parcial ao quadrado com a capacidade de desviar inconscientemente a atenção entre uma tarefa e outra.

Os principais resultados indicaram uma relação entre a ligação do recetor D2/D3 no córtex frontal e a mudança de conjuntos, o planeamento e a atenção, mas também um envolvimento diferencial da ligação do recetor D2/D3 da dopamina cortical em pelo menos algumas funções cognitivas, talvez especialmente na atenção, na fluência e no planeamento em doentes com esquizofrenia em comparação com pessoas saudáveis (Fagerlund et al., 2013).

Em 2016, N0rbak-Emig e colegas examinaram o efeito do bloqueio dos receptores D2 e D3 da dopamina na cognição. Além disso, examinaram as relações entre a disponibilidade dos receptores D2 e D3 frontais e o efeito do tratamento nos sintomas positivos.

Vinte e cinco pacientes diagnosticados com esquizofrenia foram examinados com a *Escala de Síndroma Positivo e Negativo* de acordo com a *Bateria Automatizada de Testes Neuropsicológicos de Cambridge*. Para além do exame com SPECT utilizando o ligando do recetor da dopamina[123] I-epidepride, realizaram também um exame sMRI.

Após 3 meses de tratamento neuroléptico com Risperidona (n=13) ou Zyklopenthixol (n=9), 22 doentes foram reexaminados. A Figura 1-15 mostra exemplos de co-registo de imagens axiais com imagens SPECT e de ressonância magnética (sMRI) num doente.

Os resultados mostraram um bloqueio dos receptores de dopamina extra-estriatais, o que se correlacionou com a redução do foco de atenção e do tempo de planeamento. Além disso, o potencial de ligação à dopamina frontal (BPDN) e a redução dos sintomas positivos correlacionaram-se positivamente.

Estes resultados apoiam a hipótese de uma influência negativa do bloqueio dos receptores da dopamina em funções cognitivas específicas na Esquizofrenia. Este facto é altamente relevante do ponto de vista clínico, dada a relação bem estabelecida entre a gravidade da deficiência e os resultados das funções cognitivas na Esquizofrenia.

Os resultados também apoiam a hipótese de uma influência negativa do bloqueio dos receptores da dopamina em funções cognitivas específicas na Esquizofrenia. Este facto é altamente relevante do ponto de vista clínico, dada a relação bem estabelecida entre a gravidade da deficiência e os resultados das funções cognitivas na Esquizofrenia.

No entanto, os resultados apoiam a relação entre o potencial de ligação do recetor D2/D3 frontal e o efeito do tratamento neuroléptico nos sintomas positivos (Norbak-Emig et al., 2016).

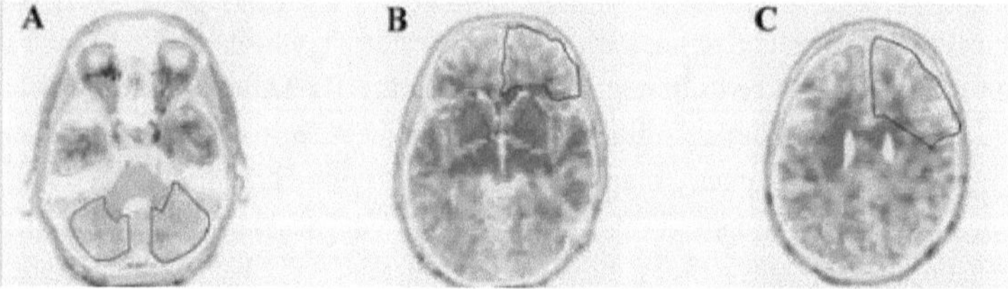

Figura 1-15

Exemplo de co-registo de imagem axial de[123] I-epidepride SPECT e imagens de ressonância magnética (sMRI) num doente. As áreas delimitadas são:

(A) Cerebelo

(B) Córtex temporal

(C) Córtex frontal

A resolução espacial da SPECT no plano transaxial foi de 12 mm de largura total a meio máximo (FWHM) com 17 mm de espessura de corte.

As imagens de RM foram re-sliced para o plano definido pelas imagens SPECT, proporcionando uma resolução no plano de 1 x 1 mm dentro das imagens de RM e 10 mm entre cortes. (com autorização dos autores) (Norbak-Emig et al., 2016).

Em 2021, Chen e colaboradores apresentaram os resultados de estudos SPECT com[123] I-IBZM centrados no papel da regulação pós-sináptica da dopamina. Compararam a disponibilidade de receptores D2/D3 entre 53 controlos saudáveis e 21 doentes com esquizofrenia de início recente, mas não tratados com neurolépticos. Não observaram diferenças significativas na ligação estriatal específica média de D2/D3 entre os doentes com esquizofrenia e os controlos. Também não encontraram correlações significativas entre a ligação estriatal específica média ao recetor e os efeitos psicopatológicos ou cognitivos.

No entanto, verificaram uma diminuição muito significativa da ligação[123] I-IBZM nos indivíduos com o aumento da idade. Os doentes com esquizofrenia de início recente parecem ter uma disponibilidade de receptores D2/D3 semelhante à dos controlos saudáveis. Apesar disso, os tratamentos medicamentosos actuais actuam principalmente nos receptores D2 e D3.

Este conhecimento deverá contribuir para futuros tratamentos da Esquizofrenia que visem o controlo pré-sináptico da síntese e libertação de dopamina (Chen et al., 2021).

Estudos anteriores de tomografia por emissão de positrões (PET) mostraram que a capacidade de síntese de dopamina pré-sináptica estriatal aumentou em doentes com esquizofrenia (Hietala et al., 1995, Hietala et al., 1999).

1.5 O sistema dopaminérgico e os estudos PET

1.5.1 Tomografia por emissão de positrões (PET)

Com a técnica de imagiologia cerebral Tomografia por Emissão de Positrões (PET), tornou-se possível estudar a ligação dos receptores diretamente no cérebro humano vivo.

Wagner e colaboradores em Baltimore tornaram-se pioneiros neste domínio quando, em 1983, com[11] C-N-metilspiperona e[11] C-Raclopride, conseguiram visualizar os receptores D2-dopamina no cérebro humano (Duelfer et al., 1982, Wagner et al., 1983).

Nos estudos PET, é administrada ao doente uma substância marcada com um marcador radioativo emissor de positrões, como[11] C com uma semi-vida de 20 minutos ou[18] F com uma semi-vida de 110 minutos. Depois de o marcador radioativo se ter acumulado nos órgãos ou tecidos-alvo pretendidos, os positrões emitidos durante o decaimento radioativo colidem com os electrões dos átomos do tecido, gerando dois fotões de direção oposta com uma energia de 511 keV cada. Para detetar estes raios gama, o doente é rodeado por um anel de detectores cujos sinais são convertidos numa imagem transversal da distribuição do marcador radioativo no órgão-alvo (Jiang et al., 2019).

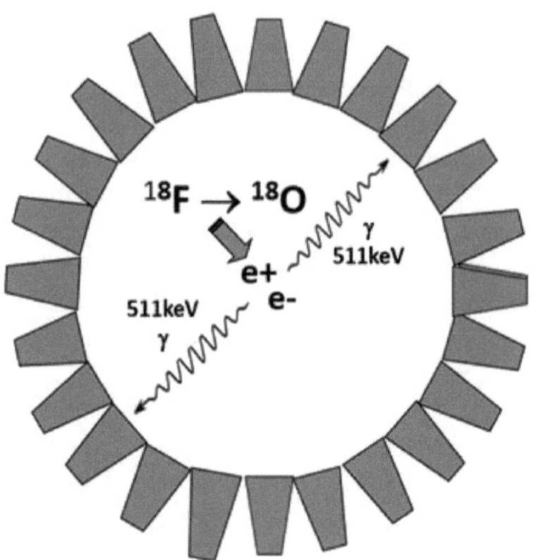

Figura 1-16

O princípio básico dos sistemas de tomografia por emissão de positrões (PET):
Um anel detetor de PET detecta um par de fotões gama de direção oposta com uma energia de 511 keV, cada um emitido pela aniquilação de um eletrão no tecido e um positrão do decaimento do marcador radioativo[18] F para[18] O (Jiang et al., 2019).

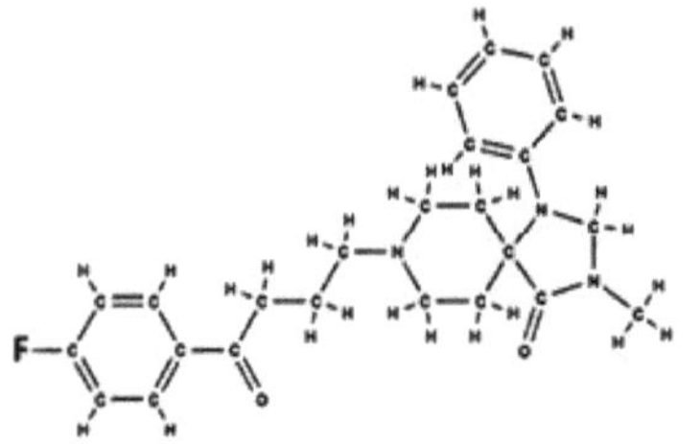

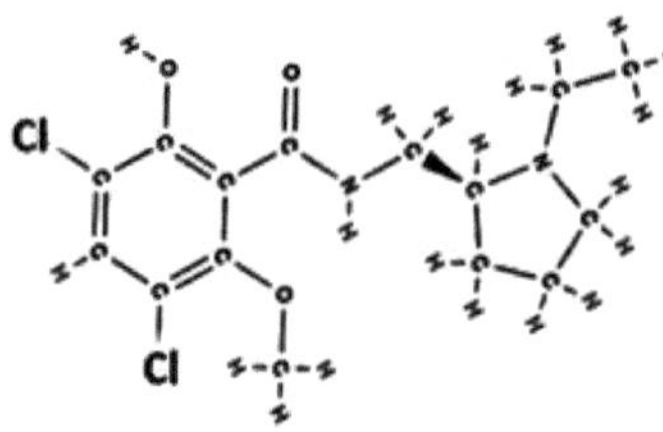

Figura 1-17a

A N-metilspiperona (NMSP) é um derivado da espiperona utilizado para estudar os sistemas de neurotransmissores da dopamina e da serotonina

Figura 1-17b

A racloprida é um medicamento antipsicótico típico.
Actua como um antagonista seletivo dos receptores D2 da dopamina.

Através da marcação da dopamina (DA) com[11] C ou[18] F, o transporte e a absorção de[11] C- DA e[18] F-DA no cérebro e noutros tecidos humanos podem ser estudados de forma não invasiva com a tomografia por emissão de positrões. Deste modo, a função do recetor da dopamina pode tornar-se visível em muitas doenças neurológicas e psiquiátricas, como a doença de Parkinson, a doença de Huntington, a discinesia tardia e a esquizofrenia (Elsinga et al., 2006, Koopmans et al., 2008). Estão disponíveis marcadores sensíveis e selectivos para medir a síntese, o transporte e a densidade dos receptores D1 e D2 da dopamina, que podem ser aplicados em investigações clínicas. Os métodos PET foram desenvolvidos utilizando agonistas marcados para medir os receptores funcionais de alta afinidade e para obter uma melhor sensibilidade aos níveis endógenos de dopamina. As densidades dos receptores D3R, D4R e D5R são muito baixas. Assim, desenvolvem-se substâncias com uma afinidade e uma seletividade muito elevadas, bem como uma lipofilicidade e uma afinidade pela glicoproteína-P óptimas (Elsinga et al., 2006).

Em 2008, Huttunen e colegas investigaram se os indivíduos com um risco genético de esquizofrenia têm uma maior capacidade de síntese de dopamina. Utilizaram imagens PET com[18] F-DOPA para medir a capacidade de síntese de dopamina *no estriado* em 17 indivíduos não psicóticos (PF) com um familiar próximo que sofria de esquizofrenia. Sete dos sujeitos eram filhos de um progenitor com diagnóstico de Esquizofrenia e dez eram irmãos de um doente com Esquizofrenia. Este grupo foi comparado com 17 controlos saudáveis sem familiares com esquizofrenia.

Os resultados mostram que a captação de[18] F-DOPA no *caudado-putamen* foi estatisticamente mais elevada no grupo com esquizofrenia em comparação com o grupo de controlo. Estes resultados sugerem que as alterações na síntese pré-sináptica de dopamina no estriado, anteriormente observadas em doentes com esquizofrenia antes do tratamento com neurolépticos, também estão presentes em familiares de doentes com esquizofrenia. Estes resultados têm implicações para a deteção precoce da psicose, bem como para o tratamento de indivíduos em risco de psicose (Huttunen et al., 2008).

Jauhar e colaboradores relataram em 2017 um teste da hipótese transdiagnóstica da Dopamina na psicose com estudos PET (Jauhar et al., 2017). Em pacientes com Esquizofrenia, a capacidade de produzir Dopamina foi realizada e comparada com pacientes sem psicose. Os resultados mostram que a síntese de dopamina permanece elevada, mesmo em pacientes em tratamento prolongado com neurolépticos. Os seus resultados sugerem que a medicação antipsicótica não altera a síntese de dopamina em doentes com psicose de primeiro episódio. Além disso, os doentes com esquizofrenia não apresentam qualquer correlação entre a síntese de dopamina e os sintomas PANSS positivos. Isto indica que os efeitos terapêuticos dos neurolépticos não dependem da alteração da capacidade de síntese de dopamina (Jauhar et al., 2017).

Os estudos PET sobre a libertação e o transporte de dopamina, bem como a ligação da dopamina ao recetor de dopamina D2R, mostram que os doentes esquizofrénicos têm uma maior disponibilidade de dopamina na via de transporte *estriato-tálamo-cortical* e uma disponibilidade reduzida na via *meso-limbo-cortical* (ver figuras 1-8 e 1-9) (Nikolaus et al., 2019).

A atividade dopaminérgica pré-sináptica parece ser regulada principalmente por outras substâncias sinalizadoras, como o glutamato e o GABA (Gulley e Zahniser, 2003).

Stone e colegas estudaram em 2007, através de estudos de imagem neuroquímica, a forma como o glutamato e o GABA afectavam a disfunção dopaminérgica na Esquizofrenia. Também analisaram a *hipótese da* esquizofrenia baseada no *RECETOR NMDA* como um modelo explicativo complementar da *hipótese* da esquizofrenia baseada na *dopamina*. Sugeriram que a excitotoxicidade era um processo chave no desenvolvimento e progressão da Esquizofrenia. A excitotoxicidade refere-se à capacidade do glutamato ou de aminoácidos excitatórios relacionados para mediar a morte de neurónios centrais (Stone et al., 2007).

Além disso, há indicações de que outros neurotransmissores para além da DA, 5-HT e GABA podem desempenhar um papel na manifestação da Esquizofrenia SZ. Entre eles estão:

- Acetilcolina (Koukouli e Maskos, 2015)

- Histamina (Shan et al., 2017)

- Glutamato (O'Donovan et al., 2017)

- Substância P (Nikolaus et al., 2013)

- Endocanabinóides (Campos et al., 2016)

Uma vez que o número de estudos de imagem *in vivo* disponíveis sobre estes neurotransmissores é ainda reduzido, a investigação futura deve também ser orientada para a elucidação da sua contribuição para a fisiopatologia da Esquizofrenia (Nikolaus et al., 2019).

A possibilidade de utilizar a tecnologia PET para obter imagens de processos neuro-inflamatórios metabólicos, disfunção sináptica, degeneração neuronal e alterações da rede pode contribuir para melhorar o diagnóstico, o tratamento e o prognóstico dos doentes com esquizofrenia (Hellwig e Domschke, 2019).

Futuros estudos prospectivos devem confirmar o valor da imagem PET no diagnóstico, nas decisões de tratamento e no prognóstico das perturbações neuropsiquiátricas.

1.5.2 Estudos metabólicos PET

No início dos anos 80, a tomografia por emissão de positrões (PET) foi introduzida para o mapeamento clínico da atividade cerebral. O Professor David Ingvar, em Lund, participou num exame PET de um grupo de doentes com sintomas psicóticos que preenchiam os critérios de diagnóstico de esquizofrenia (Widen et al., 1983).

Após a injeção intravenosa de[11] C-glucose, a atividade metabólica regional no cérebro foi medida com uma câmara de tomografia por emissão de positrões. Nas imagens tomográficas, a atividade da[11] C-glucose foi registada em diferentes regiões de interesse "ROI". Após o tratamento dos doentes com um medicamento neuroléptico, o exame PET é repetido após 4-5 semanas de tratamento. Exceto em alguns doentes com uma longa história clínica, não foram registadas quaisquer indicações de alterações metabólicas hipofrontais em comparação com estudos anteriores do fluxo sanguíneo cerebral.

No entanto, após o tratamento com drogas como os neurolépticos, ocorre uma redução do metabolismo cerebral principalmente no hemisfério esquerdo, bem como uma redução frontal em comparação com a temporal (Widen et al., 1983).

O mapeamento da atividade cerebral com estudos PET de medicamentos psicofarmacológicos pode ser de grande utilidade para determinar a sensibilidade individual e a dosagem adequada.

Durante os anos 80, o fluxo sanguíneo regional e o metabolismo com a utilização de PET com F-fluorodeoxiglucose ([1818] F-FDG) tornaram-se rapidamente evidentes como um instrumento poderoso na investigação psiquiátrica sobre a esquizofrenia (Mathew et al., 1985, Buchsbaum, 1987b, Buchsbaum, 1987a).

Durante a década de 1990, o âmbito dos estudos de[18] F-FDG-PET aumentou em doentes com esquizofrenia, que revelaram alterações principalmente nas estruturas pré-frontal, *estriatal, talâmica* e temporal. A sensibilidade do método para registar alterações no metabolismo regional do tratamento medicamentoso também se aplica a estes doentes (Buchsbaum e Hazlett, 1997, Buchsbaum e Hazlett, 1998, Buchsbaum et al., 1999).

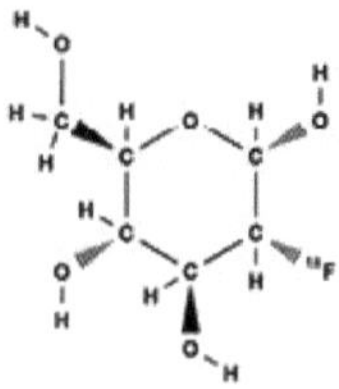

Figura 1-18
[18]F-fluordeoxiglucose ([18] F-FDG) (*Molview*)

Mais tarde,[18] estudos F-FDG PET sobre a esquizofrenia confirmam o padrão de que, em comparação com os controlos, os doentes com esquizofrenia têm um metabolismo cerebral reduzido:

- o lobo frontal
- *Giro Temporal Superior,*
- *Córtex Cingulado Anterior*
- *Amígdala.*

Em doentes com esquizofrenia, regista-se também um aumento do metabolismo nas partes posteriores do cérebro, tais como:

- *Córtex visual occipital,*
- Estruturas *associadas aos gânglios basais*;
- *Globus Pallidus* lateral.
- Cauda do *Caudado,*
- O *Putamen,*
- *Claustro*
- *Hipocampo*

(Mitelman et al., 2018).

A esquizofrenia e a *Perturbação do Espectro do Autismo* (PEA) partilham características clínicas e genéticas com deficiências na comunicação social (Liu et al., 2017, St Pourcain et al., 2018). Ambos os subgrupos de diagnóstico mostram padrões metabólicos comparáveis avaliados por[18] F-fluorodeoxiglucose (FDG) - PET que incluem alterações em regiões-alvo do cérebro social, incluindo:

- *Amígdala* (atribuição de valores, reconhecimento de emoções),
- Junção *temporo-parietal*, córtex pré-frontal dorsolateral e ventromedial PFC; (teoria da mente e perspetiva),
- CPF medial (mentalização) e
- Estriado (recompensa social)

(Adolphs, 2009).

Além disso, as alterações metabólicas dos *lobos occipitais, do hipocampo* e dos *gânglios basais* podem provocar as perturbações que causam a disfunção:

- Processamento de informação visual,
- Memória: formação e recuperação,
- Comportamentos: persistência e estereótipo

(Hellwig e Domschke, 2019).

1.5.3 Estudos PET e a hipótese da microglia

A neuro-inflamação envolve a ativação das células imunitárias do cérebro, a microglia, que durante o desenvolvimento do cérebro participa na poda das sinapses em excesso. Uma infeção durante a gravidez pode contribuir para a ativação da microglia no feto. Mais tarde na vida, pode causar perturbações mentais com sintomas de esquizofrenia, como episódios psicóticos e perda gradual de funções. Esta é a base da *Hipótese da Microglia relacionada com o sistema imunitário* da Esquizofrenia.

Ao marcar receptores específicos na microglia com traçadores emissores de positrões (^{11} C,^{18} F), a ativação da microglia pode ser visualizada com PET (De Picker et al., 2017). O recetor periférico de benzodiazepinas (PBR), atualmente designado por proteína de translocação (TSPO), pode ser utilizado como marcador de neuro-inflamação e está associado a micróglias activadas (Chen e Guilarte, 2008).

A Figura 1-19 mostra exemplos de radiofármacos, como[11] C-PK11195,[11] C-PBR28 e[18] F-FEPPA, que se ligam à TSPO e são utilizados para a imagiologia PET da microglia activada (Wilson et al., 2008).

A presença de ativação microglial contínua em doentes com esquizofrenia foi confirmada tanto por estudos post-mortem como por algumas tentativas in vivo de visualizar e quantificar a ativação microglial com imagens PET (Hafizi et al., 2017). No entanto, os resultados têm sido inconsistentes devido a diferenças nos radiofármacos, pacientes e métodos.

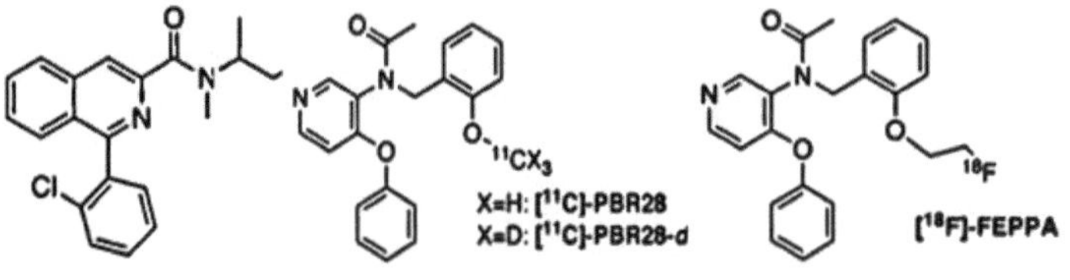

[11]C-PK11195   ^{11}C-PBR28   ^{18}F-FEPPA

Figura 1-19

Radiofármacos que se ligam à proteína Translocator (TSPO) e utilizados para a imagiologia PET da microglia activada (Wilson et al., 2008).

Num estudo posterior com um radiofármaco de segunda geração, ^{18}F-PBR111, e melhoria dos dados PET utilizando um modelo cinético, os doentes com esquizofrenia demonstraram ativação microglial durante a psicose (Ottoy et al., 2018).

Em 2022, Plaven-Sigrey e colegas apresentaram uma meta-análise e um estudo em doentes sobre a disponibilidade dos receptores D2 da dopamina no tálamo na esquizofrenia (Plaven-Sigrey et al., 2022).

Estudos farmacológicos e genéticos indicam que o recetor D2 da dopamina (D2-R) influencia a fisiopatologia da esquizofrenia. Efectuaram um estudo com PET de alta resolução e o ligando rádio de alta afinidade do recetor D2 [11]C- FLB457. Os resultados mostraram que a ligação do recetor D2 em todo o tálamo era menor nos doentes com esquizofrenia do que nos controlos.

As imagens de tensor de difusão (DTI, analisadas no capítulo 2.4) revelaram valores mais baixos de anisotropia fraccionada (FA) nos doentes com esquizofrenia, em comparação com os controlos. Na sub-região frontal, foi observado um menor potencial de ligação (BPND) em áreas (ROI) que representam a ligação do tálamo ao córtex frontal.

Uma meta-análise, incluindo amostras do seu estudo, confirmou uma disponibilidade significativamente menor de receptores D2 talâmicos em doentes com Esquizofrenia. Os achados apoiam a hipótese de uma desregulação da neurotransmissão dopaminérgica talâmica na Esquizofrenia, e a hipótese é que isso pode estar subjacente a uma interrupção da conetividade talamocortical (Plaven-Sigrey et al., 2022).

1.6 Resumo

Os métodos de medicina nuclear provaram ser ferramentas valiosas no levantamento de várias hipóteses na investigação da esquizofrenia,

A utilização clínica de métodos nucleares começou com estudos do fluxo sanguíneo cerebral em Lund, com a utilização de Xenon-133 e feixes de detectores individuais por David Ingvar e Franzen.

A introdução da SPECT com radiofármacos de tecnécio-99m, como por exemplo ^{99m}Tc-HMPAO, simplificou o procedimento e foi possível examinar as relações entre o rCBF, a psicopatologia e os efeitos da terapia neuroléptica.

A introdução da PET constituiu uma nova melhoria dos métodos de medicina nuclear. [18]Os estudos de F-FDG PET na esquizofrenia mostram que os doentes com esquizofrenia têm um metabolismo cerebral reduzido:

- O lobo frontal do cérebro
- *Giro temporal superior,*
- *Córtex cingulado anterior*
- *Amígdala.*

No entanto, o aumento do metabolismo que ocorre nas partes posteriores do cérebro, tais como:

- *Córtex visual occipital,*
- Estruturas *associadas aos gânglios basais*;
- *Pallidum globoso lateral.*
- A cauda do *Caudado,*
- *Putâmen,*
- *Claustro*
- *Hipocampo*

(Mitelman et al., 2018).

- [8]A F-fluorodeoxiglucose (FDG)-PET mostra correlações com alterações em regiões-alvo das propriedades cognitivas do cérebro, tais como:
- *Amígdala* (atribuição de valores, reconhecimento de emoções),
- Ligação temporo-parietal, dorsolateral, ventromedial e córtex pré-frontal PFC (teoria da mente e perspetiva),
- CPF medial (atividade mental) e
- *Estriado* (recompensa social) (Adolphs, 2009).

Além disso, as alterações metabólicas registadas com[18] F-FDG PET nos *lobos occipitais*, no *hipocampo* e nos *gânglios basais* indicam disfunção no processamento da informação visual, bem como na memória, na persistência e nos comportamentos estereotipados (Hellwig e Domschke, 2019).

Ao marcar receptores específicos na microglia com traçadores emissores de positrões (^{11} C,^{18} F), a PET pode obter imagens da neuro-inflamação que está associada à microglia activada.

Estudos farmacológicos e genéticos indicam que o recetor D2 da dopamina (D2-R) influencia a fisiopatologia da esquizofrenia.

1.7 Referências

ABI-DARGHAM, A., GIL, R., KRYSTAL, J., BALDWIN, R. M., SEIBYL, J. P., BOWERS, M., VAN DYCK, C. H., CHARNEY, D. S., INNIS, R. B. & LARUELLE, M. 1998. Aumento da transmissão estriatal de dopamina na esquizofrenia: Confirmação numa segunda coorte. *American Journal of Psychiatry,* 155, 761-767.

ADOLPHS, R. 2009. O cérebro social: Neural Basis of Social Knowledge. *Revista Anual de Psicologia,* 60, 693-716.

BARNAS, C., QUINER, S., TAUSCHER, J., HILGER, E., WILLEIT, M.,

KUFFERLE, B., ASENBAUM, S., BRUCKE, T., RAO, M.-L. & KASPER, S. 2001. In vivo [sup 123] I IBZM SPECT imaging of striatal dopamine 2 recetor occupancy in schizophrenic patients. *Psychopharmacology,* 157, 236.

BROICH, K., GRUNWALD, F., KASPER, S., KLEMM, E., BIERSACK, H. J. & MOLLER, H. J. 1998. Ocupação dos receptores D-2-dopamina medida pelo IBZM-SPECT em relação aos efeitos secundários extrapiramidais. *Pharmacopsychiatry,* 31, 159-162.

BUCHSBAUM, M. S. 1987a. PET com F18 2-deoxiglucose na esquizofrenia, perturbações afectivas e perturbações de ansiedade generalizada. *International Journal of Neuroscience,* 32, 444-444.

BUCHSBAUM, M. S. 1987b. *Tomografia por emissão de positrões na esquizofrenia.*

BUCHSBAUM, M. S. & HAZLETT, E. A. 1997. Atualização da neuroimagem PET da glucose. *International Review of Psychiatry,* 9, 339-354.

BUCHSBAUM, M. S. & HAZLETT, E. A. 1998. Estudos de tomografia por emissão de positrões sobre o metabolismo anormal da glucose na esquizofrenia. *Schizophrenia Bulletin,* 24, 343-364.

BUCHSBAUM, M. S., HAZLETT, E. A., HAZNEDAR, M. M., SPIEGEL-COHEN, J. & WEI, T. C. 1999. Visualizing fronto-striatal circuitry and neuroleptic effects in schizophrenia. *Ata Psychiatrica Scandinavica,* 99, 129-137.

CAMPOS, A. C., FOGACA, M. V., SONEGO, A. B. & GUIMARAES, F. S. 2016. Cannabidiol, neuroproteção e transtornos neuropsiquiátricos. *Pharmacol. Res.,* 112, 119-127.

CARLSSON, A. 1978. Does dopamine have a role in schizophrenia. *Biological Psychiatry,* 13, 3-21.

CARLSSON, A. 2002. A hipótese dopaminérgica da esquizofrenia: Novos aspectos. *In:* NAGATSU, T., NABESHIMA, T., MCCARTY, R. & GOLDSTEIN, D. S. (eds.) *Catecholamine Research: From Molecular Insights to Clinical Medicine.*

CARLSSON, A. & LINDQVIST, M. 1963. Efeito da Clorpromazina ou do Haloperidol na formação de 3-metoxitiramina e normetanefrina no cérebro do rato. *Ata Pharmacologica Et Toxicologica,* 20, 140-&.

CEBALLOS, C., BARINGO, T., CARRERO, P., VENTURA, T. & PELEGRIN, C. 1997. Esquizofrenia: validade do fluxo sanguíneo cerebral regional através do SPECT cerebral. *Revista De Neurologia,* 25, 1346-1349.

CHEN, K. C., YANG, Y. K., HOWES, O. D., LEE, I. H., YEH, T. L., CHIU, N. T., CHEN, P. S., DAVID, A. S. & BRAMON, E. 2021. Receptores estriatais de dopamina D-2/3 na esquizofrenia sem medicação: um estudo I-123 IBZM SPECT. *Psychological Medicine.*

CHEN, M.-K. & GUILARTE, T. R. 2008. Proteína Translocadora 18kDA (TSPO): Molecular Sensor of Brain Injury & Repair. *Pharmacol. Ther.,* 118, 1-17.

CONN, K.-A., BURNE, T. H. J. & KESBY, J. P. 2020. Dopamina subcortical e cognição na esquizofrenia: Olhando além da psicose em modelos pré-clínicos. *Frontiers in Neuroscience,* 14.

CRAWLEY, J. C. W., CROW, T. J., JOHNSTONE, E. C., OLDLAND, S. R. D., OWEN, F., OWENS, D. G. C., POULTER, M., SMITH, T., VEALL, N. & ZANELLI, G. D. 1986a. Dopamine-D2 receptors in schizophrenia studied invivo. *Lancet,* 2, 224-225.

CRAWLEY, J. C. W., CROW, T. J., JOHNSTONE, E. C., OLDLAND, S. R. D., OWEN, F., OWENS, D. G. C., SMITH, T., VEALL, N. & ZANELLI, G. D. 1986b. Uptake of Br-77 spiperone in the striata of schizophrenic-patients and controls. *Nuclear Medicine Communications,* 7, 599-607.

CUMMING, P., ABI-DARGHAM, A. & GRUNDER, G. 2021. Imagem molecular da esquizofrenia: Achados neuroquímicos num distúrbio heterogéneo e em evolução. *Behavioural Brain Research,* 398, 113004.

DE PICKER, L. J., MORRENS, M., CHANCE, S. A. & BOCHE, D. 2017. Microglia e plasticidade cerebral no curso agudo da psicose e da doença da esquizofrenia: Uma Meta-Revisão. *Fronteiras em Psiquiatria,* 8.

DOUSSE, M., MAMO, H., PONSIN, J. C. & DINH, Y. T. 1988. Cerebral bloodflow in schizophrenia. *Experimental Neurology,* 100, 98-111.

DUELFER, T., POGUN, S., BURNS, H. D., SCHEININ, B., CORLEY, E. G., WAUD, J. M., GOLDFARB, H. & WAGNER, H. N. 1982. Synthesis and invitro evaluation of spiperone analogs as potential dopamine recetor imaging ligands. *Journal of Nuclear Medicine,* 23, P100-P100.

ELSINGA, P. H., HATANO, K. & ISHIWATA, K. 2006. Marcadores PET para imagiologia do sistema dopaminérgico. *Current Medicinal Chemistry,* 13, 2139-2153.

FAGERLUND, B., PINBORG, L. H., MORTENSEN, E. L., FRIBERG, L., BAARE, W. F. C., GADE, A., SVARER, C. & GLENTHOJ, B. Y. 2013. Relação dos potenciais de ligação frontal D-2/3 com a cognição: um estudo de pacientes com esquizofrenia ingênua de antipsicóticos. *International Journal of Neuropsychopharmacology,* 16, 23-36.

FRANZEN, G. & INGVAR, D. H. 1975. Distribuição anormal da atividade cerebral na esquizofrenia crónica. *Journal of Psychiatric Research,* 12, 199214.

GULLEY, J. M. & ZAHNISER, N. R. 2003. Regulação rápida da função do transportador de dopamina por substratos, bloqueadores e ligandos de receptores pré-sinápticos. *European Journal of Pharmacology,* 479, 139-152.

HAFIZI, S., DA SILVA, T., GERRITSEN, C., KIANG, M., BAGBY, R. M., PRCE, I., WILSON, A. A., HOULE, S., RUSJAN, P. M. & MIZRAHI, R. 2017. Imaging Microglial Activation in Individuals at Clinical High Risk for Psychosis: an In Vivo PET Study with F-18 FEPPA. *Neuropsychopharmacology,* 42, 2474-2481.

HELLWIG, S. & DOMSCHKE, K. 2019. Atualização sobre biomarcadores de imagem PET no diagnóstico de distúrbios neuropsiquiátricos. *Opinião atual em neurologia,* 32, 539-547.

HIETALA, J., SYVALAHTI, E., KUOPPAMAKI, M., HIETALA, J., SYVALAHTI, E., HAAPARANTA, M., KUOPPAMAKI, M., RUOTSALAINEN, U., VUORIO, K., RAKKOLAINEN, V., BERGMAN, J., SOLIN, O., KIRVELA, O. & SALOKANGAS, R. K. R. 1995. Função dopaminérgica pré-sináptica no striatum de doentes esquizofrénicos sem neurolépticos. *The Lancet,* 346, 1130-1131.

HIETALA, J., SYVALAHTI, E., VILKMAN, H., VUORIO, K., RAKKOLAINEN, V., BERGMAN, J., HAAPARANTA, M., SOLIN, O., KUOPPAMAKI, M., ERONEN, E., RUOTSALAINEN, U. & SALOKANGAS, R. K. R. 1999. Depressive symptoms and presynaptic dopamine function in neuroleptic-naive schizophrenia. *Schizophrenia Research,* 35, 41-50.

HILL, K., MANN, L., LAWS, K. R., STEPHENSON, C. M. E., NIMMO- SMITH, I. & MCKENNA, P. J. 2004. Hypofrontality in schizophrenia: a meta-analysis of functional imaging studies. *Ata Psychiatrica Scandinavica,* 110, 243-256.

HOWES, O. D., KAMBEITZ, J., KIM, E., STAHL, D., SLIFSTEIN, M., ABI-DARGHAM, A. & KAPUR, S. 2012. A natureza da disfunção da dopamina na esquizofrenia e o que isso significa para o tratamento. *Archives of General Psychiatry,* 69, 776-786.

HUTTUNEN, J., HEINIMAA, M., SVIRSKIS, T., NYMAN, M., KAJANDER, J., FORSBACK, S., SOLIN, O., ILONEN, T., KORKEILA, J., RISTKARI, T., MCGLASHAN, T., SALOKANGAS, R. K. R. & HIETALA, J. 2008. Striatal dopamine synthesis in first-degree relatives of patients with schizophrenia. *Biological Psychiatry,* 63, 114-117.

INGVAR, D. H., CRONQVIST, S., EKBERG, R., RISBERG, J. & H0EDT-RASMUSSEN, K. 1965. Normal values of regional cerebral blood flow in man, including flow and weight estimates of grey and white matter: Um resumo preliminar. *Ata Neurologica Scandinavica,* 41, 72-78-78.

INGVAR, D. H. & FRANZEN, G. 1974a. Abnormalities of cerebral blood-flow distribution in patients with chronic schizophrenia. *Ata Psychiatrica Scandinavica,* 50, 425-462.

INGVAR, D. H. & FRANZEN, G. 1974b. Distribution of cerebral activity in chronic schizophrenia (Distribuição da atividade cerebral na esquizofrenia crónica). *Lancet,* 2, 1484-1486.

JAUHAR, S., NOUR, M. M., VERONESE, M., ROGDAKI, M., BONOLDI, I., AZIS, M., TURKHEIMER, F., MCGUIRE, P., YOUNG, A. H. & HOWES, O. D. 2017. Um teste da hipótese transdiagnóstica de dopamina da psicose usando imagens tomográficas por emissão de pósitrons no transtorno afetivo bipolar e na esquizofrenia. *Jama Psychiatry,* 74, 1206-1213.

JIANG, W., CHALICH, Y. & DEEN, J. M. 2019. Sensores para aplicações de tomografia por emissão de positrões. *Sensors,* 19, 1-57.

KARLSSON, P., FARDE, L., HALLDIN, C. & SEDVALL, G. 2002. PET study of

D-1 dopamine recetor binding in neuroleptic-naive patients with schizophrenia. *American Journal of Psychiatry,* 159, 761-767.

KEBABIAN, J. W. & CALNE, D. B. 1979. Multiple receptors for Dopamine. *Nature,* 277, 93-96.

KESSLER, R. M., MASON, N. S., VOTAW, J. R., DEPAULIS, T., CLANTON, J. A., ANSARI, M. S., SCHMIDT, D. E., MANNING, R. G. & BELL, R. L. 1992. Visualization of extrastriatal dopamine D(2)-receptors in the human brain. *European Journal of Pharmacology,* 223, 105-107.

KOOPMANS, K. P., NEELS, O. C., KEMA, I. P., ELSINGA, P. H., SLUITER, W. J., VANGHILLEWE, K., BROUWERS, A. H., JAGER, P. L. & DE VRIES, E. G. E. 2008. Melhoria do estadiamento de doentes com tumores carcinóides e de células das ilhotas com tomografia por emissão de positrões F-18-di-hidroxifenil-alanina e C-11-5-hidroxi-triptofano. *Jornal de Oncologia Clínica,* 26, 1489-1495.

KOUKOULI, F. & MASKOS, U. 2015. Os múltiplos papéis do recetor de acetilcolina nicotínico Π7 na modulação dos sistemas glutamatérgicos no sistema nervoso normal e doente. *Biochem.Pharmacol,* .97, 378-387.

LARUELLE, M. 1998. Imagiologia da transmissão da dopamina na esquizofrenia. *Quarterly Journal of Nuclear Medicine,* 42, 211-221.

LASSEN, N. A. & INGVAR, D. H. 1991. Estudos quantitativos com traçadores radioactivos. *In:* LASSEN, N. A., INGVAR, D. H., RAICHLE, M. E., . & FRIBCRG, L. (eds.) *Brain Work and Mental Activity.* Copenhaga: Munkgaard.

LIU, X., LI, Z., FAN, C., ZHANG, D. & CHEN, J. 2017. A genética implica mecanismos comuns no autismo e na esquizofrenia: atividade sináptica e imunidade. *Journal of Medical Genetics,* 54, 511-520.

MATHEW, R. J., MARGOLIN, R. A., KESSLER, R. M., INGVAR, D. H., BUCHSBAUM, M. S., HOYER, S., MEYER, J. S. & MADJIROVA, N. 1985. Cerebral function, blood-flow, and metabolism - a new view in psychiatric research. *Integrative Psychiatry,* 3, 214-225.

MITELMAN, S. A., BRALET, M. C., HAZNEDAR, M. M., HOLLANDER, E., SHIHABUDDIN, L., HAZLETT, E. A. & BUCHSBAUM, M. S. 2018. Avaliação por tomografia por emissão de pósitrons das taxas metabólicas de glicose cerebral no transtorno do espetro do autismo e na esquizofrenia. *Brain Imaging and Behavior,* 12, 532-546.

NIKOLAUS, S., DE SOUZA SILVA, M. A., HAUTZEL, H. & MULLER, H. W. 2013. O recetor NK1 da neurotaquicinina - um novo alvo paradiagnóstico e terapia. . *Curr. Mol. Imaging* 2, 130-147.

NIKOLAUS, S., MAMLINS, E., HAUTZEL, H. & MULLER, H. W. 2019. O transtorno de ansiedade aguda, o transtorno depressivo maior, o transtorno bipolar e a esquizofrenia estão relacionados a diferentes padrões de disfunção dopaminérgica nigrostriatal e mesolímbica. *Revisões em Neurociências,* 30, 381426.

NORBAK-EMIG, H., EBDRUP, B. H., FAGERLUND, B., SVARER, C., RASMUSSEN, H., FRIBERG, L., ALLERUP, P. N., ROSTRUP, E., PINBORG,

L. H. & GLENTHOJ, B. Y. 2016. Disponibilidade do recetor D-2/3 frontal em pacientes com esquizofrenia antes e depois do primeiro tratamento antipsicótico: Relação com Funções Cognitivas e Psicopatologia. *Revista Internacional de Neuropsicofarmacologia,* 19.

O'DONOVAN, S. M., SULLIVAN, C. R. & MCCULLUMSMITH, R. E. 2017. O papel dos transportadores de glutamato na fisiopatologia dos transtornos neuropsiquiátricos. . *NPJ Schizophr. ,* 3, 32.

OTTOY, J., DE PICKER, L., VERHAEGHE, J., DELEYE, S., WYFFELS, L., KOSTEN, L., SABBE, B., COPPENS, V., TIMMERS, M., VAN NUETEN, L., CEYSSENS, S., STROOBANTS, S., MORRENS, M. & STAELENS, S. 2018. Imagem PET F-18-PBR111 em controlos saudáveis e esquizofrenia: Reprodutibilidade Teste-Reteste e Quantificação da Neuroinflamação. *Jornal de Medicina Nuclear,* 59, 1267-1274.

PEROUTKA, S. J. & SNYDER, S. H. 1980. Relationship of neuroleptic drug effects at brain Dopamine, Serotonin, alpha-adrenergic, and histamine- receptors to clinical potency. *American Journal of Psychiatry,* 137, 15181522.

PLAVEN-SIGREY, P., VICTORSSON, P. I., SANTILLO, A., MATHESON, G. J., LEE, M. R., COLLSTE, K., FATOUROS-BERGMAN, H., SELLGREN, C. M., ERHARDT, S., AGARTZ, I., HALLDIN, C., FARDE, L. & CERVENKA, S. 2022. Thalamic dopamine D2-recetor availability in schizophrenia: a study on antipsychotic-naive patients with first-episode psychosis and a meta-analysis. *Molecular Psychiatry,* 27, 1233-1240.

SABRI, O., ERKWOH, R., SCHRECKENBERGER, M., CREMERIUS, U., SCHULZ, G., DICKMANN, C., KAISER, H. J., STEINMEYER, E. M., SASS, H. & BUELL, U. 1997a. Regional cerebral blood flow and negative/positive symptoms in 24 drug-naive schizophrenics. *Journal of nuclear medicine : official publication, Society of Nuclear Medicine,* 38, 181-188.

SABRI, O., ERKWOH, R., SCHRECKENBERGER, M., OWEGA, A., SASS, H. & BUELL, U. 1997b. Correlação de sintomas positivos exclusivamente com hiperperfusão ou hipoperfusão do córtex cerebral em esquizofrénicos nunca tratados. *Lancet (Londres, Inglaterra),* 349, 1735-1739.

SCHRODER, J., BUBECK, B., SILVESTRI, S., DEMISCH, S. & SAUER, H. 1997. Gender differences in D2 dopamine recetor binding in drug-naive patients with schizophrenia: an [123I]iodobenzamide single photon emission computed tomography study. *Psychiatry Research: Neuroimaging,* 75, 115-123.

SEEMAN, M. V. 1976. O tempo e a esquizofrenia. *PSIQUIATRIA - processos interpessoais e biológicos,* 39, 189-195.

SEEMAN, P. & LEE, T. 1976. *Fármacos neurolépticos: correlação direta entre a potência clínica e a ação pré-sináptica nos neurónios dopaminérgicos.*

SEEMAN, P., LEE, T., CHAU-WONG, M., TEDESCO, J. & WONG, K. 1976a. Dopamine receptors in human and calf brains using tritiated apo morphine and an anti psychotic drug. *Actas da Academia Nacional de Ciências dos Estados Unidos da América,* 73, 4353-4358.

SEEMAN, P., LEE, T., CHAUWONG, M. & WONG, K. 1976b. Doses de drogas antipsicóticas e receptores neurolépticos de dopamina. *Nature,* 261, 717-719.

SHAN, L., BAO, A. M. & SWAAB, D. F. 2017. Alterações na histidina descarboxilase, histamina N-metiltransferase e receptores de histamina em distúrbios neuropsiquiátricos. *Handb. Exp. Pharmacol.,* 241, 259-276.

ST POURCAIN, B., ROBINSON, E. B., ANTTILA, V., SULLIVAN, B. B., MALLER, J., GOLDING, J., SKUSE, D., RING, S., EVANS, D. M., ZAMMIT, S., FISHER, S. E., NEALE, B. M., ANNEY, R. J. L., RIPKE, S., HOLLEGAARD, M. V., WERGE, T., RONALD, A., GROVE, J., HOUGAARD, D. M., BORGLUM, A. D., MORTENSEN, P. B., DALY, M. J., SMITH, G. D. & I, P.-S. S. I. B. A. G. 2018. ASD e esquizofrenia mostram perfis de desenvolvimento distintos em sobreposição genética comum com dificuldades de comunicação social de base populacional. *Psiquiatria Molecular,* 23, 263-270.

STONE, J. M., MORRISON, P. D. & PILOWSKY, L. S. 2007. Glutamate and dopamine dysregulation in schizophrenia - A synthesis and selective review. *Journal of Psychopharmacology,* 21, 440-452.

SUGA, H., HAYASHI, T. & MITSUGI, O. 1994. Resultados da tomografia computorizada de emissão de fotão único (spect) utilizando n-isopropil-p-I-123 iodoanfetamina (I-123-imp) na esquizofrenia e psicose atípica. *Jornal Japonês de Psiquiatria e Neurologia,* 48, 833-848.

TSARTSALIS, S., TOURNIER, B. B. & MILLET, P. 2020. Quantificação absoluta in vivo de receptores D (2/3) estriatais e extrastriatais com I-123 epidepride SPECT. *Ejnmmi Research,* 10.

VANROSSUM, J. M. 1966. Significance of Dopamine-recetor blockade for mechanism of action of neuroleptic drugs. *Archives Internationales De Pharmacodynamie Et De Therapie,* 160, 492-+.

WAGNER, H. N., BURNS, H. D., DANNALS, R. F., WONG, D. F., LANGSTROM, B., DUELFER, T., FROST, J. J., RAVERT, H. T., LINKS, J. M., ROSENBLOOM, S. B., LUKAS, S. E., KRAMER, A. V. & KUHAR, M. J. 1983. Imaging dopamine-receptors in the human-brain by positron tomography. *Science,* 221, 1264-1266.

WEINSTEIN, J. J., CHOHAN, M. O., SLIFSTEIN, M., KEGELES, L. S., MOORE, H. & ABI-DARGHAM, A. 2017. Anormalidades de dopamina específicas da via na esquizofrenia. *Psiquiatria Biológica,* 81, 31-42.

WIDEN, L., BLOMQVIST, G., GREITZ, T., LITTON, J. E., BERGSTROM, M., EHRIN, E., ERICSON, K., ERIKSSON, L., INGVAR, D. H., JOHANSSON, L., NILSSON, J. L. G., STONEELANDER, S., SEDVALL, G., WIESEL, F. & WIIK, G. 1983. Estudos PET do metabolismo da glucose em doentes com esquizofrenia. *American Journal of Neuroradiology,* 4, 550-552.

WILSON, A. A., GARCIA, A., PARKES, J., MCCORMICK, P., STEPHENSON, K. A., HOULE, S. & VASDEV, N. 2008. Radiossíntese e avaliação inicial de F-18

-FEPPA para imagiologia PET de receptores periféricos de benzodiazepinas. *Medicina Nuclear e Biologia,* 35, 305-314.

37

Capítulo II

Esquizofrenia RM-Radiologia

2.1 Introdução à RMN na esquizofrenia

O ano era 1981 e eu era um professor recém-nomeado de física das radiações médicas na Universidade de Lund, uma disciplina em que acabei por entrar por acaso, apesar de a minha paixão ser a química. Uma das minhas primeiras tarefas como professor foi viajar para Munique e participar num workshop sobre a redução das doses de radiação nos pacientes em diagnósticos por raios X. Os participantes, que eram físicos médicos de diferentes partes da Europa, reuniram-se em torno de uma mesa de trabalho. Os participantes, que eram físicos médicos de diferentes partes da Europa, reuniram-se depois do trabalho na cantina.

Uma noite, à volta de uma das mesas, reuniu-se a delegação da Grã-Bretanha, que conversava em voz baixa sobre algo secreto. Fortalecido pela cerveja bávara bafienta, juntei-me à sua companhia e perguntei-me sobre o que estariam a discutir. Era ressonância de spin nuclear. Aha, disse eu, lembrando-me dos meus estudos de química que a ressonância de spin de electrões era utilizada para estudar as membranas celulares. Por isso, expandi o assunto para parecer iniciado e integrado no grupo.

Rapidamente se descobriu que o segredo que discutiam eram experiências de ressonância de spin nuclear que estavam a decorrer em vários laboratórios de universidades britânicas. Isto significava que os doentes não precisavam de se expor a radiações ionizantes. Além disso, ao contrário dos diagnósticos por raios X, tratava-se de química, que era a minha área de formação, pelo que fiquei entusiasmado e quis saber mais.

Quando cheguei a casa, arrumei o carro e fui com a família para Inglaterra. A primeira paragem foi Londres, onde conheci o Dr. Radda, que me ensinou a espetroscopia de RMN de compostos de fósforo em vários tecidos.

Acabei por ir parar à Escócia e a Aberdeen, onde encontrei o meu velho amigo Professor Mallard, que me mostrou o seu protótipo de scanner de imagem NMR que registava a rotação magnética dos átomos de hidrogénio no corpo. Fiquei espantado com a facilidade com que resolveram o problema, mas também com as possibilidades do método para desenvolver o diagnóstico por imagem médica.

Uma vez de volta a Lund, contactei os engenheiros do LUSY (Sincrotrão da Universidade de Lund, que foi o antecessor do MAXIV) que conhecia bem do meu trabalho como investigador na divisão de fotões de núcleos atómicos e como físico de proteção contra radiações da universidade. Recomendaram-me a utilização do chamado "Window frame magnet", que eles próprios utilizavam para calibrar as suas sondas de RMN para medições do campo magnético no acelerador LUSY.

Com a ajuda dos meus colegas do Departamento de Física das Radiações da Universidade de Lund e do Departamento de Física Hospitalar do hospital de Lund, começámos a construir o primeiro aparelho de RMN para imagiologia da

Escandinávia. Para divulgar os conhecimentos sobre as aplicações médicas da RMN, a Sociedade Sueca de Física das Radiações organizou, no outono de 1981, uma série de palestras para médicos, físicos e engenheiros na estação de seminários da aldeia de Horby. As notas das palestras foram resumidas no primeiro livro didático sobre o assunto, com uma imagem de RMN do meu coração na capa (Persson, 1982).

Alimentei a hipótese de que a alma poderia ser espelhada na estrutura da água no cérebro, que a relaxação dos protões por RMN poderia revelar. Assim, a imagem da ressonância de spin nuclear poderia ser capaz de captar a alma, que eu pensava que deveria estar algures dentro de nós. No entanto, era sobretudo algo que os meus colegas de trabalho brincavam.

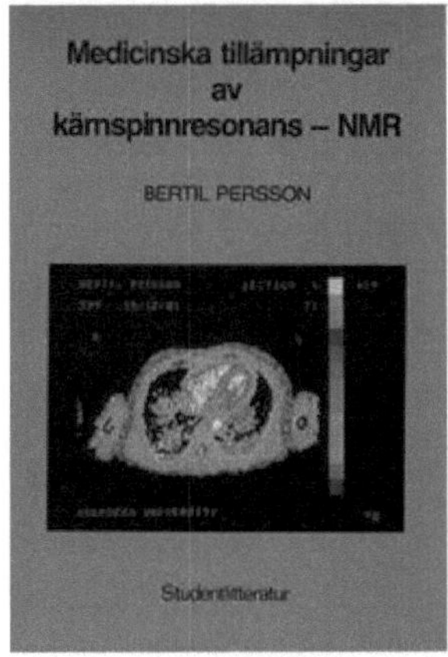

Figura 2-1
A imagem da capa mostra uma imagem de tomografia por ressonância magnética do tórax do autor.
A fotografia foi tirada em 12 de dezembro de 1981 no Departamento de Física Médica do Professor John Mallard, na Universidade de Aberdeen, Escócia (Persson, 1982).
O livro pode ser lido digitalizado no seguinte link:
http://www2.msf.lu.se/b-persson/4- KrnspinnresonansNMR,MRI,fNMR- fcNMR.html

Quando o meu primeiro aluno de doutoramento em RM, Freddy Stahlberg, conseguiu que um recurso nacional de investigação em RM viesse para Lund em 2015, sob a forma de um íman de 7 tesla. Em seguida, o protótipo de 0,07 tesla do primeiro scanner de RMN de Lund acabou como uma relíquia na entrada da instalação de 7 tesla (Persson e Stahlberg, 2017).

Com um íman de 7 tesla, abre-se a possibilidade de estudar o espetro de RMN numa resolução suficientemente alta para identificar de forma não invasiva uma série de substâncias químicas no cérebro. Estas substâncias regulam as nossas funções cognitivas e eu senti que talvez se abrisse aqui uma oportunidade para estudar a "Química da Alma".

É neste contexto que analiso os diferentes aspectos da
"Imagiologia e Metabolismo da Esquizofrenia".

Isso começou no início da década de 1970, em Lund, com os estudos pioneiros do Professor David Ingvar sobre a imagiologia do fluxo sanguíneo cerebral em doentes com esquizofrenia, utilizando Xenon-133. (Ingvar e Franzen, 1974a, Ingvar e Franzen, 1974b).

A hipótese da dopamina como modelo explicativo da esquizofrenia também teve origem em Lund, com a descoberta de Arvid Carlsson (Carlsson e Lindqvist, 1963). Sture Forsen e Ragnar Hoffman apresentaram, em 1963, um método de dupla-ressonância magnética aplicável a sistemas em que um spin nuclear é transferido reversivelmente entre duas moléculas não equivalentes, de A para B, que foi utilizado na "Magnetic transfer imaging MTI". É de referir que, em 1966, Sture Forsen se tornou professor de físico-química na Universidade de Lund (Forsen e Hoffman, 1963).

Esta revisão resume os diferentes métodos de ressonância magnética de spin (RM) aplicados a doentes com esquizofrenia.

2.1.1 Referências

CARLSSON, A. & LINDQVIST, M. 1963. "Efeito da Clorpromazina ou Haloperidol na formação de 3-metoxitiramina e normetanefrina no cérebro de ratos. "*Ata Pharmacologica Et Toxicologica* 20 (2):140-&.

FORSEN, S. & HOFFMAN, R. A. 1963. "Estudo de reações de troca química moderadamente rápidas por meio de ressonância dupla magnética nuclear". *Journal of Chemical Physics* 39 (11):2892-&. doi: 10.1063/1.1734121.

INGVAR, D. H. & FRANZEN, G. 1974a. Abnormalities of cerebral blood-flow distribution in patients with chronic schizophrenia. *Ata Psychiatrica Scandinavica,* 50, 425-462.

INGVAR, D. H. & FRANZEN, G. 1974b. Distribution of cerebral activity in chronic schizophrenia (Distribuição da atividade cerebral na esquizofrenia crónica). *Lancet,* 2, 1484-1486.

PERSSON, B. Medicinska tillampningar av karnspinnresonans - NMR (em sueco). Lund, Suécia: Studentlitteratur; 1982 (em sueco).

PERSSON, B. R. R. & STAHLBERG, F. 2017. "Sa borjade klinisk NMR i Lund". *Ata Scientiarum Lundensia* 2017 (001):1-15 (em sueco).

2.2 Imagem estrutural por RMN sMRI

2.2.1 Imagem estrutural sMRI na esquizofrenia

Woods e colegas mostraram, já em 1996, com exames de RMN, indícios de que a espessura dos lobos frontais reflecte um processo patológico na Esquizofrenia. Os doentes com Esquizofrenia apresentaram uma redução significativa dos lobos frontais, o que se supôs refletir um processo patológico na Esquizofrenia que afecta o crescimento do cérebro em diferentes períodos de tempo (Woods et al., 1996).

Outros estudos de RM indicam que os doentes com esquizofrenia apresentam ventrículos estatisticamente maiores e uma espessura reduzida do corpo caloso em comparação com os controlos saudáveis (Rossi et al., 1988, Saijo et al., 2001).

Em 2002, Wright e colegas apresentaram resultados preliminares de sMRI que indicam que os efeitos genéticos afectam a estrutura do cérebro humano a nível regional e, sobretudo, simetricamente nas estruturas paralímbicas e no córtex temporal lateral. No entanto, o volume do ventrículo lateral não mostra qualquer influência de factores genéticos. Em contrapartida, há indicações de que os factores ambientais influenciam o volume ventricular lateral (Wright et al., 2002).

No entanto, a avaliação dos volumes cerebrais regionais na fase inicial da esquizofrenia não parece ter qualquer relação com o desenvolvimento posterior da doença (Milev et al., 2003).

Van Erp e colegas mostraram, em 2018, que os doentes com esquizofrenia têm um córtex significativamente menos espalhado e mais fino, tanto nas regiões do lobo frontal como do lobo temporal, em comparação com os voluntários saudáveis. Nos doentes que recebem medicamentos antipsicóticos, as diferenças eram duas a três vezes maiores em comparação com os indivíduos não medicados (van Erp et al., 2018).

O'Daly e colegas mostraram em 2007 que os doentes com Esquizofrenia com alucinações persistentes tinham reduções no tecido cerebral cinzento Gyri (ver Figura 2-2) que se correlacionavam com o grau de alucinações auditivas. Estes resultados indicam que existem alterações estruturais no córtex cerebral de doentes com Esquizofrenia que sofrem de alucinações auditivas (O'Daly et al., 2007).

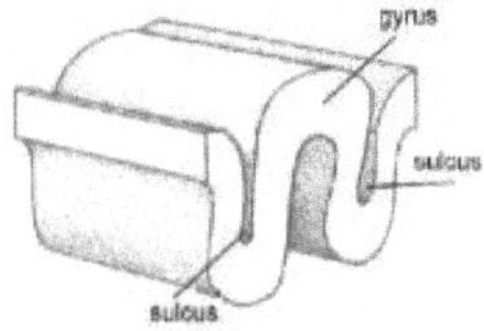

Figura 2-2
As cristas no Córtex Cerebral dobrado chamadas Gyri (singularis Gyrus) e as depressões Sulci (sing. Sulcus)

(Wikipedia. https://en.wikipedia.org/wiki/Gyrus).

O padrão Sulco-Giral da morfologia da superfície (ver Figura 2-2) no córtex Orbitofrontal (OFC) de doentes com Esquizofrenia parece refletir anomalias no desenvolvimento neuronal na Esquizofrenia que se relacionam com a vulnerabilidade à psicose.

Nakamura apresentou em 2019 um estudo multicêntrico japonês de ressonância magnética que investigou os padrões sulco-girais no córtex orbitofrontal e a distribuição do número de *sulcos orbitais* intermédios e posteriores em 125 indivíduos em risco de psicose e 110 controlos saudáveis. Os pacientes que desenvolveram psicose tinham um número significativamente menor de Sulcos *Orbitais intermédios e posteriores* em comparação com os controlos (Nakamura et al., 2019).

Em 2020, Nenadic apresentou uma panorâmica dos resultados actuais sobre as perturbações das redes neuronais a nível estrutural com sMRI e a nível funcional

com **fMRI**, que resultou nas seguintes propostas de investigação das redes neuronais disfuncionais na Esquizofrenia (Nenadic, 2020):

• A morfometria por RMN com sMRI permite uma análise cada vez mais diferenciada das alterações estruturais precoces do cérebro (por exemplo, a gyrificação).

• Estudos longitudinais mostram reduções de volume, especialmente em nas áreas do córtex pré-frontal e temporal superior, por vezes mesmo antes do início da doença, aumentando depois durante os primeiros anos da Esquizofrenia.

• O treino cognitivo melhora a ativação das tarefas cognitivas.

• Os padrões estruturais do cérebro podem prever a resposta às terapias.

Em 2021, Tonini e colegas apresentaram uma revisão sistemática de 84 estudos de RMN associados à esquizofrenia. Estudaram em parte a massa cinzenta com sMRI,

em parte a ativação cerebral e as conexões com **fMRI**. Os resultados mostraram maioritariamente alterações morfológicas e funcionais nas redes parietais padrão e frontais nos córtices frontal e temporal. No entanto, devido a diferenças metodológicas entre os estudos na concetualização e determinação do esquizotípico, não foi possível identificar padrões consistentes de anomalias cerebrais morfológicas ou funcionais associadas à Esquizofrenia. Os esforços para uma maior consistência metodológica em futuras pesquisas de neuroimagem por RM da Esquizofrenia precisam melhorar sua identificação (Tonini et al., 2021).

2.2.2 Conclusão da RMN s na esquizofrenia

A alteração da girificação parece ser um marcador significativo e robusto de perturbações no desenvolvimento neuronal precoce na Esquizofrenia. Aumentos da girificação observados na *ínsula bilateral*, no *pólo temporal* e no *córtex orbitofrontal* esquerdo.

A espessura dos lobos frontais também reflecte um processo patológico na esquizofrenia, com uma espessura cortical reduzida no *córtex pré-frontal*, no *precuneus* e no *córtex occipital*.

2.2.3 Referências da imagiologia estrutural sMRI

MILEV, P., HO, B. C., ARNDT, S., NOPOULOS, P. & ANDREASEN, N. C. 2003. Initial magnetic resonance imaging volumetric brain measurements and outcome in schizophrenia: A prospective longitudinal study with 5year follow-up. *Biological Psychiatry,* 54, 608-615.

NAKAMURA, M., TAKAHASHI, T., TAKAYANAGI, Y., SASABAYASHI, D., KATAGIRI, N., SAKUMA, A., OBARA, C., KOIKE, S., YAMASUE, H., FURUICHI, A., KIDO, M., NISHIKAWA, Y., NOGUCHI, K., MATSUMOTO, K., MIZUNO, M., KASAI, K. & SUZUKI, M. 2019. Morfologia da superfície do córtex orbitofrontal em indivíduos em risco de psicose: um estudo multicêntrico. *European Archives of Psychiatry and Clinical Neuroscience,* 269, 397-406.

NENADIC, I. 2020. Bildgebung bei Schizophrenie. *Der Nervenarzt,* 91, 18-25.

O'DALY, O. G., FRANGOU, S., CHITNIS, X. & SHERGILL, S. S. 2007. Brain structural changes in schizophrenia patients with persistent hallucinations. *Psychiatry research-neuroimaging,* 156, 15-21.

PERSSON, B. 1982. *Medicinska tillampningar av karnspinnresonans - NMR (em sueco),* Lund, Suécia, Studentlitteratur.

ROSSI, A., STRATTA, P., GALLUCCI, M., PASSARIELLO, R. & CASACCHIA, M. 1988. Morfologia cerebral na esquizofrenia por ressonância magnética (MRI). *Ata Psychiatrica Scandinavica,* 77, 741-745.

SAIJO, T., ABE, T., SOMEYA, Y., SASSA, T., SUDO, Y., SUHARA, T., SHUNO, T., ASAI, K. & OKUBO, Y. 2001. Aumento progressivo do ventrículo em dez anos na esquizofrenia: Um estudo morfométrico por ressonância magnética. *Psychiatry and Clinical Neurosciences,* 55, 41-47.

TONINI, E., QUIDE, Y., KAUR, M., WHITFORD, T. J. & GREEN, M. J. 2021. Correlatos neurais estruturais e funcionais da esquizotipia: Uma revisão sistemática. *Psychological bulletin,* 147, 828-866.

VAN ERP, T. G. M., WALTON, E., HIBAR, D. P., SCHMAAL, L., JIANG, W., GLAHN, D. C., PEARLSON, G. D., YAO, N., FUKUNAGA, M., HASHIMOTO, R., OKADA, N., YAMAMORI, H., BUSTILLO, J. R., CLARK, V. P., AGARTZ, I., MUELLER, B. A., CAHN, W., DE ZWARTE, S. M. C., POL, H. E. H., KAHN, R. S., OPHOFF, R. A., VAN HAREN, N. E. M., ANDREASSEN, O. A., DALE, A. M., NHAT TRUNG, D., GURHOLT, T. P., HARTBERG, C. B., HAUKVIK, U. K., JORGENSEN, K. N., LAGERBERG, T. V., MELLE, I., WESTLYE, L. T., GRUBER, O., KRAEMER, B., RICHTER, A., ZILLES, D., CALHOUN, V. D., CRESPO-FACORRO, B., ROIZ-SANTIANEZ, R., TORDESILLAS-GUTIERREZ, D., LOUGHLAND, C., CARR, V. J., CATTS, S., CROPLEY, V. L., FULLERTON, J. M., GREEN, M. J., HENSKENS, F. A., JABLENSKY, A., LENROOT, R. K., MOWRY, B. J., MICHIE, P. T., PANTELIS, C., QUIDE, Y., SCHALL, U., SCOTT, R. J., CAIRNS, M. J., SEAL, M., TOONEY, P. A., RASSER, P. E., COOPER, G., WEICKERT, C. S., WEICKERT, T. W., MORRIS, D. W., HONG, E., KOCHUNOV, P., BEARD, L. M., GUR, R. E., GUR, R. C., SATTERTHWAITE, T. D., WOLF, D. H., BELGER, A., BROWN, G. G., FORD, J. M., MACCIARDI, F., MATHALON, D. H., O'LEARY, D. S., POTKIN, S. G., PREDA, A., VOYVODIC, J., LIM, K. O., MCEWEN, S., YANG, F., TAN, Y., TAN, S., WANG, Z., FAN, F., CHEN, J., XIANG, H., TANG, S., GUO, H., WAN, P., WEI, D., BOCKHOLT, H. J., EHRLICH, S., WOLTHUSEN, R. P. F., KING, M. D., SHOEMAKER, J. M., SPONHEIM, S. R., DE HAAN, L., KOENDERS, L 2018. Anormalidades cerebrais corticais em 4474 indivíduos com esquizofrenia e 5098 indivíduos de controle por meio do consórcio Enhancing Neuro Imaging Genetics Through Meta Analysis (ENIGMA). *Psiquiatria Biológica,* 84, 644-654.

WOODS, B. T., YURGELUNTODD, D., GOLDSTEIN, J. M., SEIDMAN, L. J. & TSUANG, M. T. 1996. Anomalias cerebrais por ressonância magnética na esquizofrenia crónica: Um processo ou mais? *Biological Psychiatry,* 40, 585-596.

WRIGHT, I. C., SHAM, P., MURRAY, R. M., WEINBERGER, D. R. & BULLMORE, E. T. 2002. Genetic contributions to regional variability in human brain structure: Methods and preliminary results. *Neuroimage,* 17, 256-271.

2.3 Fluxo do LCR e MR-CSF na esquizofrenia

2.3.1 Introdução ao CSF e MR-CSF na esquizofrenia

O Líquido Cérebro-Espinal "LCR" encontra-se no cérebro e à sua volta e desempenha um papel como componente fisiológico nos processos de doença, tanto nas funções neurológicas como mentais. A atrofia cerebral progressiva e o aumento dos ventrículos estão entre os marcadores biológicos mais importantes na psicose crónica e em doentes com Esquizofrenia (Chua e McKenna, 1995, Lawrie e Abukmeil, 1998, Puri, 2010, Haukvik et al., 2013, Sun et al., 2022).

A origem destas alterações volumétricas nos doentes com Esquizofrenia ainda não é conhecida, embora um aumento do volume do LCR esteja muitas vezes diretamente relacionado com uma diminuição do tecido cerebral (Symonds et al., 1999). No entanto, uma diminuição da absorção do LCR ou do fluxo do LCR pode estar associada ao aumento do ventrículo ou à atrofia das estruturas cerebrais à volta do ventrículo (Hladky e Barrand, 2014).

Na década de 1980, Oxenstierna e colegas do Instituto Karolinska, em Estocolmo, investigaram alterações no fluxo do LCR em 30 doentes com psicose esquizofrénica, utilizando cisternografia isotópica com 18,5 MBq[111] In-DTPA (Oxenstierna et al., 1984, Bergstrand et al., 1986).

Observaram uma circulação prejudicada do LCR em 10 doentes, dos quais quatro apresentavam radioatividade intraventricular persistente e áreas de LCR parcialmente ocluídas. Os outros seis apresentavam sinais de reabsorção prolongada do LCR e áreas de LCR parcialmente ocluídas. Em 10 doentes, a tomografia computorizada de raios X revelou atrofia local na parte anterior do córtex frontal posterior em 6 doentes e fissura inter-hemisférica nos outros 4. A fissura inter-hemisférica é o entalhe profundo da linha média que separa os dois hemisférios do cérebro e contém LCR.

Estas perturbações da circulação do LCR em doentes com Esquizofrenia não estão associadas à idade, à história de psicose, ao abuso de álcool ou de drogas, nem à história familiar de psicose. No entanto, é difícil interpretar os resultados do estudo porque não existia um grupo de controlo devido ao risco de radiação com a utilização do isótopo radioativo[111] In.

No entanto, o mesmo grupo de investigação repetiu o estudo com[99m] Tc, que, com um menor risco de radiação, permitia controlos. Este segundo estudo incluiu 39 doentes com esquizofrenia e 42 controlos voluntários saudáveis. Os resultados mostraram que sete doentes com esquizofrenia apresentavam um fluxo lento ou deficiente do LCR, enquanto os voluntários saudáveis não apresentavam quaisquer anomalias. Não se verificou qualquer correlação entre a circulação deficiente do LCR e quaisquer parâmetros clínicos ou bioquímicos nestes doentes (Oxenstierna et al., 1996).

Kartalci et al. relataram em 2021 os resultados de uma investigação da dinâmica do fluxo do LCR em doentes com esquizofrenia, utilizando Cine RM com contraste de fase, que corroboram os resultados dos estudos com radionuclídeos acima referidos. No entanto, estes estudos não permitem determinar se as perturbações do fluxo do LCR são a causa ou o resultado do aumento dos ventrículos e da atrofia cerebral em doentes com esquizofrenia (Oxenstierna et al., 1996, Kartalci et al., 2021).

Todos os doentes nos estudos de RM de Kartalci et al. estavam a utilizar pelo menos um medicamento antipsicótico, o que poderia afetar a função do sistema nervoso autónomo devido aos seus efeitos anticolinérgicos. Por conseguinte, é possível que os fluxos anormais do LCR nos doentes esquizofrénicos dos estudos supramencionados tenham sido afectados por medicamentos antipsicóticos (Oxenstierna et al., 1996, Kartalci et al., 2021).

A área do aqueduto onde Kartalci e colaboradores mediram o fluxo do LCR é um canal fino no cérebro que liga o terceiro e o quarto ventrículos (Sakka et al., 2011).

Os distúrbios do fluxo do LCR, relacionados com o aumento do volume do ventrículo lateral e com a atrofia cerebral, aparecem em muitos estudos de doentes com Esquizofrenia. Muitos estudos mostraram que os pacientes com Esquizofrenia apresentam dilatação e atrofia difusa do terceiro ventrículo, que ocorre progressivamente, começando na região talâmica e depois se espalhando para outras áreas (Quarantelli et al., 2014, Jiang et al., 2018).

As alterações do fluxo de LCR de baixa velocidade e baixo volume podem não causar sinais súbitos de hidrocefalia, mas ao longo do tempo podem resultar em alterações atróficas no cérebro. Outra descoberta do estudo de RM de Kartalci et al. foi o facto de a área do aqueduto nos doentes do sexo masculino ser significativamente mais larga do que nos doentes do sexo feminino. Embora a razão para esta extensão seja desconhecida, está relacionada com o início mais precoce e o pior prognóstico da doença nos homens (Abel et al., 2010). A idade dos doentes não foi associada a nenhum dos parâmetros de fluxo do LCR. Em contrapartida, a área do aqueduto pareceu ser mais larga nos doentes com uma idade mais precoce de início da doença.

A dinâmica do fluxo do LCR é regulada principalmente pelo sistema nervoso autónomo e pela frequência cardíaca. Além disso, a velocidade média do fluxo do LCR parece ser significativamente menor em pacientes com histórico de comportamento violento ou mais hospitalizações (Baledent, 2019, Irani, 2009, Tumani et al., 2018).

2.3.2 Resumo da sMRI, MR-CSF e Esquizofrenia

Berger e colegas mostraram em 2017 que as alterações volumétricas no cérebro são mais progressivas em doentes com Esquizofrenia. O aumento dos ventrículos também é evidente em doentes com esquizofrenia estabelecida, mas não é uma caraterística das fases iniciais da doença (Berger et al., 2017).

Em 2020, Bengtsson e colaboradores relataram estudos sobre a relação entre a variabilidade da frequência cardíaca e a conetividade funcional e estrutural no cérebro, utilizando redes de modulação autonómica em doentes com esquizofrenia (Bengtsson et al., 2020).

O estudo de Kartalci et al. de 2021 mostra que o fluxo anormal do LCR em doentes com esquizofrenia aumenta com a gravidade e a duração da doença e conduz a uma pior evolução clínica.

Os resultados mais importantes do estudo de Kartalci et al. de 2021 podem ser resumidos da seguinte forma (Kartalci et al., 2021):

1. Em doentes com Esquizofrenia, o fluxo de LCR através do canal do aqueduto do terceiro ventrículo para o quarto ventrículo em
- uma velocidade máxima inferior,
- um menor volume líquido a prazo e
- um valor médio de caudal mais baixo na zona estudada.

2. A área do aqueduto dos doentes esquizofrénicos do sexo masculino era significativamente maior do que a dos doentes do sexo feminino.

3. A velocidade média do LCR dos doentes com esquizofrenia com história de comportamento violento foi significativamente mais baixa do que a dos doentes sem essa história.

4. Nenhum dos parâmetros de fluxo do LCR se correlaciona com a idade do doente. No entanto, a área do aqueduto tendeu a ser maior nos doentes com uma idade mais precoce de início da doença.

5. Com o aumento das admissões hospitalares, a velocidade média do LCR aumentou e o fluxo na área estudada diminuiu significativamente.

Em conjunto, estes resultados sugerem anomalias no fluxo do LCR no aqueduto em doentes com Esquizofrenia, em comparação com indivíduos normais (Kartalci et al., 2021).

Juntamente com as alterações de volume anteriormente demonstradas em diferentes áreas do cérebro de doentes com esquizofrenia, estes resultados contribuem para uma maior compreensão da fisiopatologia da esquizofrenia.

A avaliação da dinâmica do fluxo do LCR no aqueduto, juntamente com exames volumétricos de RMN do cérebro, poderia reforçar o conhecimento sobre a fisiopatologia, tanto no diagnóstico como no acompanhamento do tratamento de doentes com esquizofrenia.

2.3.3 Conclusão da RMN-s, da RMN-SCF e da esquizofrenia

Os estudos de imagiologia cerebral com sMRI realizados em doentes com Esquizofrenia tendem a centrar-se nas alterações da anatomia e do volume de diferentes regiões cerebrais. Além disso, a alteração da girificação na ínsula e no córtex orbitofrontal parece ser um bom marcador de perturbações no desenvolvimento neuronal precoce na Esquizofrenia.

A avaliação da dinâmica do fluxo do LCR no aqueduto, juntamente com exames de RMN do cérebro e da variabilidade da frequência cardíaca, poderia reforçar o conhecimento sobre a fisiopatologia, tanto no diagnóstico como no tratamento de doentes com esquizofrenia.

2.3.4 Referências do fluxo cerebrospinal e do MR-CSF

ABEL, K. M., DRAKE, R. & GOLDSTEIN, J. M. 2010. Sex differences in schizophrenia. *International Review of Psychiatry,* 22, 417-428.

BALE'DENT, O. 2019. Poder e limite da ressonância magnética para investigar a dinâmica do sangue e do fluido cerebroespinhal no sistema cranioespinhal. *Métodos Computacionais em Biomecânica e Engenharia Biomédica,* 22, 117-118.

BENGTSSON. J.. BODEN. R.. OLSSON. E. M. G.. MARTENSSON. J.. GINGNELL. M. & PERSSON. J. 2020. Redes de modulação autonómica na esquizofrenia: A relação entre a variabilidade da frequência cardíaca e a conetividade funcional e estrutural no cérebro. *Psychiatry Research-Neuroimaging,* 300.

BERGER. G. E.. BARTHOLOMEUSZ. C. F.. WOOD. S. J.. ANG. A.. PHILLIPS. L. J.. PROFFITT. T.. BREWER. W. J.. SMITH. D. J.. NELSON. B.. LIN. A.. BORGWARDT. S.. VELAKOULIS. D.. YUNG. A. R.. MCGORRY. P. D. & PANTELIS. C. 2017. Volumes ventriculares em estágios de esquizofrenia e outras psicoses. *Australian and New Zealand Journal of Psychiatry,* 51, 1041-1051.

BERGSTRAND. G.. OXENSTIERNA. G.. FLYCKT. L.. SEDVALL. G. & LARSSON. S. A. 1986. Radionuclide cisternography and computed tomography in 30 healthy volunteers. *Neuroradiology,* 28, 154-160-160.

CHUA, S. E. & MCKENNA, P. J. 1995. Esquizofrenia - Uma doença do cérebro? Uma revisão crítica das anomalias estruturais e funcionais do cérebro nesta doença. *British Journal of Psychiatry,* 166, 563-582-582.

HAUKVIK, U. K., HARTBERG, C. B. & AGARTZ, I. 2013. Esquizofrenia - o que mostra a ressonância magnética estrutural? / Schizofreni - hva viser strukturell MR?

HLADKY, S. B. & BARRAND, M. A. 2014. Mecanismos de movimento de fluidos para dentro, através e para fora do cérebro: avaliação das evidências. *Fluidos e Barreiras do SNC,* 11.

HUHTANISKA, S., JAASKELAINEN, E., HIRVONEN, N., REMES, J., MURRAY, G. K., VEIJOLA, J., ISOHANNI, M. & MIETTUNEN, J. 2017. Uso de antipsicóticos a longo prazo e alterações cerebrais na esquizofrenia - uma revisão sistemática e meta-análise. *Psicofarmacologia Humana: Clínica e Experimental,* 32.

IRANI, D. N. 2009. *Cerebrospinal fluid in clinical practice,* Saunders/Elsevier.

JIANG, Y., LUO, C., LI, X., DUAN, M., HE, H., CHEN, X., YANG, H., GONG, J., CHANG, X., WOELFER, M., BISWAL, B. B. & YAO, D. 2018. Redução progressiva da matéria cinzenta em pacientes com esquizofrenia avaliada com imagens de RM usando a análise de rede causal. *Radiologia,* 287, 633-642.

KARTALCi, §., ERBAY, M. F., KAHRAMAN, A., QANDiR, F. & ERBAY, L. G. 2021. Avaliação da dinâmica do fluxo do LCR em pacientes com esquizofrenia usando cine RM com contraste de fase. *Pesquisa em Psiquiatria,* 304.

LAWRIE, S. M. & ABUKMEIL, S. S. 1998. Anomalias cerebrais na esquizofrenia: A systematic and quantitative review of volumetric magnetic resonance imaging studies. *The British Journal of Psychiatry,* 172, 110-120.

OXENSTIERNA, G., BERGSTRAND, G., BJERKENSTEDT, L., SEDVALL, G. & WIK, G. 1984. Evidência de perturbação da circulação do LCR e atrofia cerebral em casos de psicose esquizofrénica. *British Journal of Psychiatry,* 144, 654-661-661.

OXENSTIERNA, G., BERGSTRAND, G., EDMAN, G., FLYCKT, L., NYBACK, H. & SEDVALL, G. 1996. Aumento da frequência de circulação aberrante do LCR em pacientes esquizofrénicos em comparação com voluntários saudáveis. *European psychiatry: the journal of the Association of European Psychiatrists,* 11, 16-20.

PURI, B. K. 2010. Alterações cerebrais estruturais progressivas na esquizofrenia. *Revisão de Especialistas em Neuroterapêutica,* 10, 33.

QUARANTELLI, M., PALLADINO, O., PRINSTER, A., SCHIAVONE, V., CAROTENUTO, B., BRUNETTI, A., MARSILI, A., CASIELLO, M., MUSCETTOLA, G., SALVATORE, M. & DE BARTOLOMEIS, A. 2014. Os pacientes com má resposta aos antipsicóticos têm um padrão mais grave de atrofia frontal: um estudo de morfometria baseada em voxel da resistência ao tratamento na esquizofrenia. *BIOMED research international,* 2014, 325052.

SAKKA, L., COLL, G. & CHAZAL, J. 2011. Anatomia e fisiologia do fluido cerebrospinal. *Anais europeus de otorrinolaringologia, doenças da cabeça e do pescoço,* 128, 309-316.

SUN, Y., ZHANG, Z., KAKKOS, I., MATSOPOULOS, G. K., YUAN, J., SUCKLING, J., XU, L., CAO, S., CHEN, W., HU, X., LI, T., SIM, K. & QI, P. 2022. Inferindo os défices psicopatológicos individuais com conetividade estrutural numa coorte longitudinal de esquizofrenia. *IEEE Journal of Biomedical and Health Informatics, Biomedical and Health Informatics, IEEE Journal of, IEEE J. Biomed. Health Inform.,* 26, 25362546.

SYMONDS, L. L., ARCHIBALD, S. L., GRANT, I., ZISOOK, S. & JERNIGAN, T. L. 1999. Does an increase in sulcal or ventricular fluid predict where brain tissue is lost?

TUMANI, H., HUSS, A. & BACHHUBER, F. 2018. Capítulo 2 - O líquido cefalorraquidiano e as barreiras - considerações anatómicas e fisiológicas. *In:* DEISENHAMMER, F., TEUNISSEN, C. E. & TUMANI, H. (eds.) *Handbook of Clinical Neurology.* Elsevier.

2.4 Ressonância magnética funcional (fMRI) na esquizofrenia

2.4.1 Introdução à fMRI

Já em 1981, foi tirada uma imagem de RM do meu coração em Aberdeen com o primeiro scanner clínico de RM. Essa imagem mostrava claramente as diferenças do nível de oxigénio no sangue dos pulmões em função do contraste da desoxiemoglobina paramagnética. A imagem está na capa do meu livro sueco

"Medical applications of nuclear spin resonance" (ver Figura 2-1) (Persson, 1982).
Mais tarde, em 1990, Seiji Ogawa conseguiu mostrar imagens de RM da microvasculatura do cérebro utilizando a técnica gradiente-eco que, devido à mesma diferença de contraste entre a desoxi-hemoglobina (desoxigenada) e a oxi-hemo-globulina (oxigenada) para-magnéticas no sangue, permitia obter imagens de uma área neuro-ativa no cérebro (Ogawa et al., 1990).

Uma imagem de RM funcional (fMRI) mostra o aumento local da atividade neural no cérebro através de alterações devidas a variações na concentração de oxigénio no fluxo sanguíneo. A ressonância magnética funcional ou RM funcional (fMRI) mede, assim, a atividade neural no cérebro, detectando alterações que dependem do nível de oxigénio no fluxo sanguíneo local (Rinck, 2018).

A base da técnica de fMRI é que o fluxo sanguíneo cerebral está ligado à ativação neuronal. Quando um par de neurónios no cérebro é ativado, o fluxo sanguíneo para essa área também aumenta (Logothetis et al., 2001). A principal forma de fMRI utiliza o contraste dependente do nível de oxigénio no sangue (BOLD), que foi introduzido por Seiji Ogawa em 1990 (Ogawa et al., 1990). Trata-se de um tipo de exame especializado do cérebro e do corpo que pode ser utilizado para mapear a atividade neural no cérebro ou na espinal medula de seres humanos ou de outros animais, através da imagiologia da alteração do fluxo sanguíneo (resposta hemodinâmica) relacionada com a utilização de energia das células cerebrais (Huettel et al., 2009).

Desde meados da década de 1990, a fMRI tem vindo a ser utilizada na investigação e mapeamento da função cerebral. A utilização da fMRI não envolve injecções, procedimentos cirúrgicos, ingestão de substâncias ou exposição a radiações ionizantes (Huettel et al., 2009). A ativação cerebral resultante é apresentada graficamente através de um código de cores da intensidade da ativação em todo o cérebro ou na área específica em estudo.

2.4.2 Resumo da fMRI na Esquizofrenia

Alucinações

As alucinações auditivas verbais (AVH) são um dos sintomas psicóticos mais comuns na Esquizofrenia. As investigações com fMRI mostram que os delírios e as alucinações em doentes com Esquizofrenia estão associados a uma sobreactividade no lobo temporal medial e no striatum ventral, enquanto os sintomas negativos estão associados a uma subactividade frontal (Liddle, 1997).

A neuroimagem mostra frequentemente deficiências frontais na Esquizofrenia e a ressonância magnética funcional (fMRI) mostra um fluxo sanguíneo frontal reduzido em relação à perfusão cerebral global em doentes com Esquizofrenia.

A intensidade das medições de **fMRI** no lobo frontal durante a realização de uma tarefa controlada experimentalmente é claramente diferente entre doentes e controlos. Verifica-se que os doentes com esquizofrenia não activam o córtex frontal quando tentam resolver tarefas (Stip, 2006).

As investigações com **fMRI** das redes cerebrais envolvidas nos sintomas da esquizofrenia, como alucinações, delírios e perturbações do pensamento, podem ser utilizadas para fins de investigação (Tracy e Shergill, 2006, Kircher et al., 2009).

A análise dos dados de **fMRI da** tarefa de linguagem, combinada com os valores médios da espessura cortical de 148 regiões cerebrais, resultou numa associação entre o afinamento frontotemporal e cingulado com a atividade cerebral alterada caraterística das alucinações em doentes com HVA.

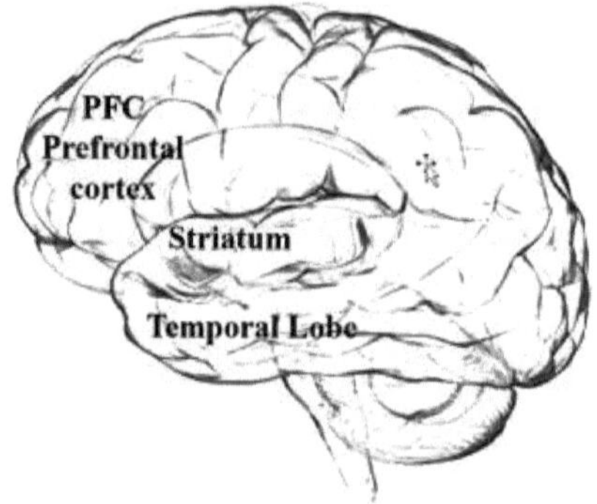

Figura 2-3

Os lobos pré-frontais (PFC) estão localizados diretamente atrás da testa. O estriado ventral é uma área do cérebro que se situa no meio, mesmo acima e atrás das orelhas, e que é composta por várias áreas cerebrais.
Os lobos temporais ou lobos temporais estão mais frequentemente associados ao processamento da informação auditiva e à codificação da memória. Podem desempenhar um papel no processamento do afeto/emoção, da linguagem e de alguns aspectos da perceção visual.

Os resultados da análise de dados multimodais das associações entre estrutura e função mostram que os pacientes com alucinações auditivas têm atividade cerebral associada ao afinamento frontotemporal e cingulado (Roes et al., 2020).

A análise da relação entre algumas das manifestações psicológicas de lesões no tálamo e os sintomas da doença esquizofrénica indica que os circuitos neuronais em núcleos talâmicos distintos estão envolvidos na patogénese da esquizofrenia (Danos, 2004).

Os doentes com esquizofrenia que sofrem de HVA apresentam alterações no fluxo sanguíneo cerebral (FSC) em estado de repouso específicas dos doentes com esquizofrenia que não tomam medicamentos (Chen et al., 2022).

Memória de trabalho (WM)

Investigações com **fMRI** mostram que a ativação pré-frontal da memória de trabalho tende a diminuir em pacientes com esquizofrenia, mesmo que o desempenho seja normal (Weinberger et al., 1996).

A perturbação da memória de trabalho (WM) é caraterística dos doentes com esquizofrenia, estando frequentemente associada a uma ativação aberrante no *córtex pré-frontal dorsolateral* (DLPFC). Nos esquizofrénicos, ocorre uma diminuição da atividade em estado de repouso na *rede de controlo frontoparietal* (FPCN).

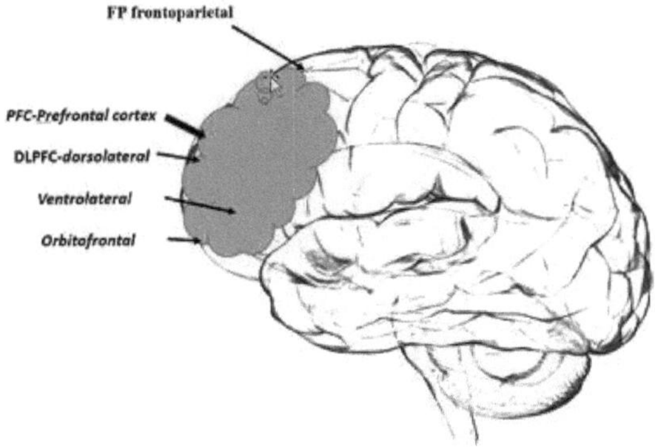

Figura 2-4
Os lobos frontais, localizados diretamente atrás da testa, são os maiores lobos do cérebro humano. São importantes para os movimentos voluntários, para a linguagem expressiva e para a gestão das funções executivas de nível superior.

Em 2016, Eryilmaz examinou a ativação cerebral com fMRI em 40 doentes com esquizofrenia e 40 controlos durante o repouso, enquanto realizavam uma tarefa verbal de ADM. Os resultados mostraram que os doentes com esquizofrenia tinham uma ativação e conetividade normais do FPCN durante a tarefa de ADM. Além disso, a ativação alterada da *rede de controlo frontoparietal* (FPCN) nos doentes reflectia diferenças no desempenho. Além disso, a disfunção *límbica* e *talâmica* indicou uma pior WM em doentes com esquizofrenia (Eryilmaz et al., 2016).

Córtex sensório-motor

Já os primeiros exames de fMRI de doentes esquizofrénicos que realizavam uma tarefa motora mostraram que as alterações no córtex sensório-motor podem estar envolvidas no desenvolvimento de anomalias motoras (Wenz et al., 1995, Schroder et al., 1995).

A ativação do córtex sensório-motor durante os movimentos de oposição entre o dedo e o polegar foi estudada por fMRI em dez pacientes com esquizofrenia e sete controlos saudáveis. Todos os sujeitos eram destros e a RMf foi realizada num estado de repouso seguido de um estado de ativação (resistência entre o dedo e o polegar), tendo sido registadas as actividades das áreas cerebrais do córtex sensoriomotor (SMA) (Schroder et al., 1995).

A ativação do córtex sensório-motor durante os movimentos de oposição entre o dedo e o polegar foi estudada por fMRI em dez pacientes com esquizofrenia e sete controlos saudáveis. Todos os sujeitos eram destros e a RMf foi realizada num estado de repouso seguido de um estado de ativação (resistência entre o dedo e o polegar) e as actividades das áreas cerebrais do córtex sensório-motor (SMA) foram registadas (Schroder et al., 1995).

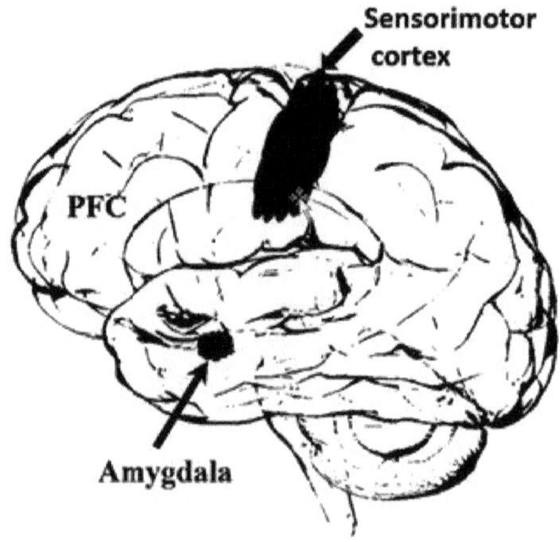

Figura 2-5
O córtex sensório-motor (SMC) está localizado numa crista do córtex chamada giro pós-central, que está localizado no lobo parietal.
Localiza-se imediatamente a seguir ao sulco central, que é uma fissura proeminente que corre ao longo do lado do córtex cerebral.
A amígdala é um conjunto de massa cinzenta em forma de amêndoa situado na parte anterior do lobo temporal do cérebro.

A ativação do córtex sensório-motor durante os movimentos de oposição entre o dedo e o polegar foi estudada por RMN em dez pacientes com esquizofrenia e sete controlos saudáveis. Todos os sujeitos eram dextros e a RMN foi realizada num estado de repouso seguido de um estado de ativação (resistência entre o dedo e o polegar) e as actividades das áreas cerebrais do córtex sensório-motor (SMA) foram registadas (Schroder et al., 1995).

Todos os indivíduos mostraram uma ativação significativa da AMS com o córtex sensório-motor ipsilateral e contralateral. Nos controlos, a resistência ipsilateral do dedo ao polegar foi associada a uma maior co-ativação do córtex sensório-motor do hemisfério esquerdo do que do direito. Em comparação com os controlos saudáveis, os doentes esquizofrénicos apresentaram uma redução significativa ($p<0,005$) da ativação do córtex sensório-motor ($p<0,005$) e da AMS ($p<0,05$), bem como um efeito de lateralização invertido (Schroder et al., 1995).

A investigação da patologia neuronal na Esquizofrenia revelou uma atividade cortical excessiva e ineficaz, particularmente nos córtices dorsal e pré-frontal (CPF)

(Callicott et al., 2000).

Os estudos de pacientes com esquizofrenia com **RMN** mostram uma resposta enfraquecida da *amígdala* a estímulos emocionais em comparação com estímulos neutros. Uma lesão na *amígdala*, combinada com uma conetividade reduzida com o córtex pré-frontal, pode dar origem a uma expressão emocional reduzida e a défices no reconhecimento emocional.

Um desequilíbrio nos sistemas de dopamina pode provocar um aumento da ansiedade e da excitação autonómica e está associado à psicose (Aleman e Kahn, 2005).

O córtex pré-frontal dorsolateral esquerdo (DLPFC) pode ser um alvo funcional para futuros estudos sobre a psicose, uma vez que a sua ativação é particularmente importante para prever a melhoria (Smucny et al., 2021).

fMRI e variação genética

As crianças com pais esquizofrénicos mostraram reduções significativas na ativação **fMRI** no córtex pré-frontal dorsolateral e parietal, em comparação com as crianças de pais normais (HC) da mesma idade e sexo (Keshavan et al., 2002).

Desde 2003, Callicott tem defendido um papel alargado para a neuroimagem funcional **por fMRI** na Esquizofrenia, para identificar relações entre a variação genética e a função cerebral (Callicott, 2003).

Estudos sobre sistemas corticais pré-frontais disfuncionais e compensatórios, genes e patogénese na Esquizofrenia indicam uma resposta pré-frontal desproporcionadamente ineficaz associada a danos nos genótipos combinados de COMT e GRM3. Estes também estão subjacentes ao efeito de interacções entre genes, cada um com pouco efeito individual. Assim, os genótipos COMT e GRM3 e os eventos moleculares relacionados subsequentes podem desempenhar um papel preponderante na memória de trabalho humana e na patogénese da esquizofrenia (Tan et al., 2007).

O genótipo COMT tem influência na atividade cerebral funcional subjacente ao processamento do contexto em doentes com esquizofrenia e seus familiares (Lopez-Garcia et al., 2016).

Os défices no processamento do contexto ocorrem em doentes com esquizofrenia crónica e de primeiro episódio e nos seus familiares. Este processo cognitivo está ligado à função frontal e depende fortemente dos níveis de dopamina no córtex pré-frontal (CPF).

A enzima *catecol-o-metiltransferase* (COMT) desempenha um papel importante na regulação dos níveis de dopamina no CPF. As variações genotípicas no polimorfismo funcional Val (158)MetCOMT parecem ter um impacto na sinalização da dopamina no CPF em indivíduos saudáveis e em doentes com esquizofrenia. Lopez-Garcia e colaboradores realizaram um estudo com o objetivo de explorar o efeito do polimorfismo Val(158)MetCOMT na ativação cerebral durante a realização de *uma tarefa de processamento de contexto* em indivíduos saudáveis, doentes do espetro da Esquizofrenia e seus familiares saudáveis.

O estudo incluiu 56 participantes que realizaram a tarefa *dot-probe- Expectancy-* (DPX) durante a sessão de **fMRI**. Os sujeitos foram genotipados e apenas os indivíduos com homozigotos Val e Met participaram no estudo.

Os doentes do espetro da esquizofrenia e os seus familiares apresentaram um pior desempenho nas medidas de processamento do contexto do que os controlos saudáveis. O alelo Val foi associado a mais erros de processamento do contexto nos controlos saudáveis e nos familiares, em comparação com os doentes. Verificou-se um maior recrutamento das áreas frontais (relação área motora suplementar/giro geniculado) durante o tratamento do contexto nos doentes em comparação com os controlos saudáveis.

O polimorfismo Val(158)MetCOMT afecta o processamento do contexto e a sua ativação cerebral subjacente, mostrando um menor recrutamento das áreas frontais nos indivíduos com o genótipo associado a uma menor disponibilidade de dopamina no CPF (Lopez-Garcia et al., 2016).

A variação na COMT, presumivelmente, influencia estratégias neurais variáveis para a memória de trabalho e altera os padrões de correlações funcionais intracorticais. O GRM3, que afecta o glutamato sináptico, interage com a COMT. Estas descobertas fornecem novos conhecimentos sobre a modulação do processamento da memória de trabalho em conjuntos corticais e fornecem uma ligação mecanicista entre os genes de suscetibilidade e a fisiopatologia cortical relacionada com a Esquizofrenia (Tan et al., 2007).

fMRI na classificação e caraterização da Esquizofrenia.

Em 2008, Demirc e colaboradores classificaram os doentes com esquizofrenia em relação a controlos saudáveis utilizando dados **de fMRI**. Os resultados de 155 indivíduos obtidos em três tarefas diferentes foram comparados para examinar as diferenças entre pacientes com esquizofrenia e controlos saudáveis. Em resumo, os resultados utilizando a validação de variáveis latentes (PLS) mostram que **a fMRI** tem um grande potencial para ser utilizada na tomada de decisões clínicas (Demirci et al., 2008).

Minzenberg e colegas analisaram 41 estudos funcionais de **neuroimagem fMRI** sobre a função executiva na Esquizofrenia. Os resultados mostram que os doentes com esquizofrenia têm uma menor atividade **de fMRI** no *córtex pré-frontal dorsolateral* (PFC), no *núcleo Accumbens* (ACC) e no *núcleo medio-dorsal* do *tálamo*. Em contrapartida, ocorrem aumentos de atividade noutras áreas do CPF, que podem ser de natureza compensatória (Minzenberg et al., 2009).

Zhou utilizou a atividade cerebral espontânea medida por ressonância magnética funcional **fMRI** como um potencial biomarcador em perturbações neuropsiquiátricas e analisou a utilização da atividade cerebral espontânea para distinguir os doentes dos controlos normais (Zhou et al., 2010).

Heuvel e Pol analisaram uma série de estudos de neuroimagem com **fMRI** em repouso (van den Heuvel e Pol, 2010). Mapearam a organização global da comunicação funcional na rede cerebral com redes funcionais de co-ativação em séries temporais de **fMRI** no estado de repouso entre regiões cerebrais.

Utilizando **fMRI espont**ânea em estado de repouso para determinar a conetividade funcional, analisaram a forma como a conetividade funcional se relacionava com a conetividade estrutural na rede cerebral e o seu papel no desempenho cognitivo e na relação com a esquizofrenia (van den Heuvel e Pol, 2010).

Hasenkamp e colegas investigaram com exames **de fMRI** activações e desactivações induzidas pela tarefa em 10 doentes com esquizofrenia com sintomas negativos proeminentes e 10 controlos saudáveis durante a execução de uma tarefa simples de deteção de alvos.
Durante a execução desta tarefa, os doentes com esquizofrenia activaram principalmente o sistema de atenção dorsal, enquanto os controlos activaram a rede executiva.
Além disso, os doentes com esquizofrenia não conseguiram inativar as regiões do cingulado posterior durante a tarefa. Estes resultados indicam uma ativação disfuncional de redes cerebrais de grande escala na Esquizofrenia. (Hasenkamp et al., 2011).
Yoon e colaboradores estudaram um método de classificação não enviesado em dados de **fMRI** de uma grande coorte de indivíduos com esquizofrenia de primeiro episódio e uma coorte de controlos saudáveis com a mesma idade.
Os seus resultados mostram que a exatidão da classificação da Esquizofrenia definida pelo DSM-IV utilizando dados **de fMRI** identificou um subgrupo distinto de doentes com maior comprometimento comportamental. Estes resultados sugerem que a classificação **baseada em fMRI** reflecte alterações em circuitos neurais discretos e pode ser uma ferramenta útil para definir subgrupos dentro da síndrome clinicamente definida de Esquizofrenia (Yoon et al., 2012).
Chen e Li estudaram as *ligações funcionais-temporais* (FC) para caraterizar os estados cerebrais. Estudaram a FC a partir de dados **de fMRI** em estado de repouso divididos temporalmente em segmentos com uma janela de tempo deslizante. Desenvolveram uma estrutura para aceder a propriedades gráficas dinâmicas da conetividade cerebral funcional temporal e aplicaram-na a controlos

saudáveis (HC) e a pacientes com esquizofrenia crónica (SZ) (Chen e Li, 2017).

Em resumo, os resultados das suas experiências mostraram consistência com os sintomas positivos da SZ, tais como delírios, pensamentos e discurso perturbados, perda de audição, alucinações visuais, tácteis, olfactivas e gustativas. Para além disso, são consistentes com os sintomas negativos, como a perturbação da memória emocional (Chen e Li, 2017).

Avram e colaboradores mostraram em 2021 que um sistema colinérgico desregulado é um potencial mecanismo fisiopatológico para as dificuldades cognitivas em pacientes com Esquizofrenia. De particular importância foram os núcleos colinérgicos do prosencéfalo basal (BFCN), que são a fonte de várias funções cognitivas, desde a atenção à tomada de decisões.

Presume-se que as perturbações da atenção dos doentes se devam a alterações nos NFCB, que apresentam volumes mais baixos na Esquizofrenia. Os seus dados sugerem que um sistema colinérgico desregulado pode contribuir para as dificuldades cognitivas na Esquizofrenia através da função prejudicada dos núcleos colinérgicos do prosencéfalo basal (BFCN) (Avram et al., 2021).

Tarchi e colaboradores investigaram a possibilidade de analisar os resultados da fMRI através de um código de cores (i-ECO) (Tarchi et al., 2022). Foram recolhidos dados de 130 pacientes, dos quais 50 participantes diagnosticados com esquizofrenia, 49 com perturbação bipolar e 43 com PHDA. Os exames individuais de fMRI foram reduzidos na sua dimensionalidade por um novo método (i-ECO) de cálculo da média dos resultados por região de interesse. O método de i-ECO mostrou diferenças entre grupos que podem ser facilmente apreciadas pelo olho humano.

Em resumo, este método fornece uma abordagem integrada e de fácil compreensão para a análise e visualização de resultados de fMRI com elevada discriminação para várias condições psiquiátricas (Tarchi et al., 2022).

fMRI e influência farmacêutica

Após o tratamento com antipsicóticos atípicos, as funções pré-frontais e subcorticais melhoram, reflectindo a normalização da atividade da dopamina (Alves et al., 2008).

Roder e colegas verificaram que diferentes antipsicóticos afectavam o sinal BOLD na fMRI e na Esquizofrenia (Roder et al., 2010). Encontraram algumas indicações de que os antipsicóticos com uma constante de inibição (Ki) elevada e maior afinidade para o recetor D2 da dopamina parecem causar uma redução do sinal BOLD (Roder et al., 2010).

Mier e colegas estudaram o desenvolvimento de perturbação obsessivo-compulsiva (OCS) em doentes com esquizofrenia tratados com Clozapina ou Olanzapina.

Utilizaram um método de fMRI e aplicaram uma tarefa de reconhecimento implícito de emoções. A ativação específica da tarefa atenua com Clozapina ou Olanzapina na Amígdala esquerda. Além disso, a conetividade funcional da amígdala esquerda para o estriado ventral direito foi reduzida (Mier et al., 2019).

2.4.3 Conclusão da RMNf e da esquizofrenia

A disfunção do córtex sensório-motor (SMA) está significativamente associada a perturbações motoras na Esquizofrenia (Schroder et al., 1995).

Os dados de fMRI da tarefa de linguagem combinados com dados estruturais (sMRI) podem caraterizar os doentes com Esquizofrenia com alucinações verbais auditivas (AVH), que é um dos sintomas psicóticos mais comuns na Esquizofrenia. No entanto, não há indicações de aplicação clínica destes resultados.

As investigações com fMRI mostram que a ativação pré-frontal da memória de trabalho (WM) tende a diminuir em doentes com esquizofrenia, mesmo que a capacidade de desempenho seja normal. No entanto, não foram descritas quaisquer indicações de aplicação clínica destes resultados.

As variações genotípicas do genótipo COMT no polimorfismo funcional Val(158)MetCOMT parecem influenciar a sinalização da dopamina no CPF. Afecta o processamento do contexto e mostra uma menor ativação cerebral das áreas frontais em indivíduos saudáveis e em doentes com esquizofrenia, em que o genótipo está associado a uma menor disponibilidade de dopamina no CPF.

As crianças com pais esquizofrénicos mostraram reduções significativas na ativação da fMRI no córtex pré-frontal dorsolateral e no córtex parietal, em comparação com as crianças de pais normais (HC) da mesma idade e sexo. Isto indica que a neuroimagem com fMRI na Esquizofrenia pode ser utilizada para identificar relações entre a variação genética e a função cerebral.

Vários estudos indicam que os pacientes com esquizofrenia têm uma menor atividade de fMRI no córtex pré-frontal (PFC) dorsolateral, no núcleo accumbens (ACC) e no núcleo mediodorsal do tálamo. No entanto, observa-se um aumento da atividade noutras áreas do CPF, o que poderá ser de natureza compensatória.

Os resultados sugerem que a classificação baseada na fMRI reflecte alterações em circuitos neurais discretos e pode ser uma ferramenta útil para definir subgrupos dentro da síndrome clinicamente definida da Esquizofrenia. No entanto, ainda não existe consenso quanto ao método de RMN mais adequado para utilização clínica.

2.4.4 Referências de fMRI e esquizofrenia

ALEMAN, A. & KAHN, R. S. 2005. Strange feelings: Será que as anomalias da amígdala desregulam o cérebro emocional na esquizofrenia? *Progress in*

Neurobiology, 77, 283-298.

ALVES, F. D., FIGEE, M., VAN AMELSVOORT, T., VELTMAN, D. & DE HAAN, L. 2008. A Hipótese Dopaminérgica Revisada da Esquizofrenia: Evidências de estudos farmacológicos de ressonância magnética com medicação antipsicótica atípica. *Psychopharmacology Bulletin,* 41, 121-132.

AVRAM, M., GROTHE, M. J., MEINHOLD, L., LEUCHT, C., LEUCHT, S., BORGWARDT, S., BRANDL, F. & SORG, C. 2021. Menores volumes colinérgicos do prosencéfalo basal estão relacionados com dificuldades cognitivas na esquizofrenia. *Neuropsychopharmacology,* 46, 2320-2329.

CALLICOTT, J. H. 2003. Um papel alargado para a neuroimagem funcional na esquizofrenia. *Current Opinion in Neurobiology,* 13, 256-260.

CALLICOTT, J. H., BERTOLINO, A., MATTAY, V. S., LANGHEIM, F. J. P., DUYN, J., COPPOLA, R., GOLDBERG, T. E. & WEINBERGER, D. R. 2000. Physiological dysfunction of the dorsolateral prefrontal cortex in schizophrenia revisited. *Cerebral Cortex,* 10, 1078-1092.

CHEN, B. & LI, X. Conectómica funcional temporal na esquizofrenia e controlos saudáveis. 2017 / 11 / 27 / 2017. Instituto de Engenheiros Eléctricos e Electrónicos Inc., 2820-2825.

CHEN, J., XUE, K., YANG, M., WANG, K., XU, Y., WEN, B., CHENG, J., HAN, S. & WEI, Y. 2022. Acoplamento alterado do fluxo sanguíneo cerebral e força de conetividade funcional em pacientes com esquizofrenia de primeiro episódio com alucinações verbais auditivas. *Front Neurosci,* 16, 821078.

DANOS, P. 2004. Patologia do tálamo e esquizofrenia - Uma visão geral. *Fortschritte Der Neurologie Psychiatrie,* 72, 621-634.

DEMIRCI, O., CLARK, V. P., MAGNOTTA, V. A., ANDREASEN, N. C., LAURIELLO, J., KIEHL, K. A., PEARLSON, G. D. & CALHOUN, V. D. 2008. A Review of Challenges in the Use of fMRI for Disease Classification/Characterization and A Projection Pursuit Application from A Multi-site fMRI Schizophrenia Study. *Brain Imaging and Behavior,* 2, 207-226.

ERYILMAZ, H., TANNER, A. S., HO, N. F., NITENSON, A. Z., SILVERSTEIN, N. J., PETRUZZI, L. J., GOFF, D. C., MANOACH, D. S. & ROFFMAN, J. L. 2016. Circuitos de memória de trabalho interrompidos na esquizofrenia: Desvincular marcadores fMRI de patologia central vs outros aspectos de desempenho prejudicado. *Neuropsychopharmacology,* 41, 24112420.

HASENKAMP, W., JAMES, G. A., BOSHOVEN, W. & DUNCAN, E. 2011. Envolvimento alterado da atenção e redes padrão durante a deteção de alvos na esquizofrenia. *Schizophrenia Research,* 125, 169-173.

HUETTEL, S. A., SONG, A. W. & MCCARTHY, G. 2009. *Functional Magnetic Resonance Imaging,* Massachusetts: Sinauer, .

KESHAVAN, M. S., DIWADKAR, V. A., SPENCER, S. M., HARENSKI, K. A., LUNA, B. & SWEENEY, J. A. 2002. Um estudo preliminar de ressonância magnética funcional em descendentes de pais esquizofrénicos.

Progress in NEURO-PSYCHOPHARMACOLOGY & Biological Psychiatry, 26, 1143-1149.

KIRCHER, T., LEUBE, D. & HABEL, U. 2009. Tomografia de ressonância magnética nuclear funcional em pacientes com esquizofrenia. *Nervenarzt,* 80, 1103-1114.

LIDDLE, P. F. 1997. Neuroimagem dinâmica com PET, SPET ou fMRI. *International Review of Psychiatry,* 9, 331-337.

LOGOTHETIS, N. K., PAULS, J., AUGUTH, M., TRINATH, T. & OELTERMANN, A. 2001. A neurophysiological investigation of the basis of the BOLD signal in fMRI. *Nature. (:, 412* 150-157.

LOPEZ-GARCIA, P., CRISTOBAL-HUERTA, A., ESPINOZA, L. Y., MOLERO, P., ORTUNO SANCHEZ-PEDRENO, F. & HERNANDEZ- TAMAMES, J. A. 2016. A influência do genótipo COMT na atividade cerebral funcional subjacente ao processamento do contexto na esquizofrenia e em parentes. *Progress in NEURO-PSYCHOPHARMACOLOGY & Biological Psychiatry,* 71, 176-182.

MIER, D., SCHIRMBECK, F., STOESSEL, G., ESSLINGER, C., RAUSCH, F., ENGLISCH, S., EISENACHER, S., DE HAAN, L., MEYER-LINDENBERG, A., KIRSCH, P. & ZINK, M. 2019. Atividade reduzida e conetividade da amígdala esquerda em pacientes com esquizofrenia tratados com clozapina ou olanzapina. *European Archives of Psychiatry and Clinical Neuroscience,* 269, 931-940.

MINZENBERG, M. J., LAIRD, A. R., THELEN, S., CARTER, C. S. & GLAHN, D. C. 2009. Meta-análise de 41 estudos de neuroimagem funcional da função executiva na esquizofrenia. *Archives of General Psychiatry,* 66, 811-822.

OGAWA, S., LEE, T. M., KAY, A. R. & TANK, D. W. 1990. Imagens de ressonância magnética do cérebro com contraste dependente da oxigenação do sangue. *Proc. nati. Acad. Sci. USA,* 87, 9868-9872,.

PERSSON, B. 1982. *Medicinska tillampningar av karnspinnresonans - NMR (em sueco),* Lund, Suécia, Studentlitteratur.

RINCK, P. A. 2018. Capítulo 11: . *RESSONÂNCIA MAGNÉTICA EM MEDICINA, Uma introdução crítica.* 12 ed. Alemanha: BoD, Alemanha.

RODER, C. H., HOOGENDAM, J. M. & VAN DER VEEN, F. M. 2010. FMRI, Antipsicóticos e Esquizofrenia. Influência de diferentes antipsicóticos no sinal BOLD. *Current Pharmaceutical Design,* 16, 2012-2025.

ROES, M. M., YIN, J., TAYLOR, L., METZAK, P. D., LAVIGNE, K. M., CHINCHANI, A., TIPPER, C. M. & WOODWARD, T. S. 2020. Associações estrutura-função específicas de alucinação na esquizofrenia. *Psychiatry Research: Neuroimaging,* 305, 111171.

SCHRODER, J., WENZ, F., SCHAD, L. R., BAUDENDISTEL, K. & KNOPP, M. V. 1995. Alterações do córtex sensório-motor e da área motora suplementar na esquizofrenia - um estudo com imagens de ressonância magnética funcional. *British Journal of Psychiatry,* 167, 197-201.

SMUCNY, J., DAVIDSON, I. & CARTER, C. S. 2021. Comparação de algoritmos baseados em aprendizado de máquina e profundo para previsão de melhora clínica em psicose com ressonância magnética funcional. *Mapeamento do Cérebro Humano,* 42, 1197-1205.

STIP, E. 2006. Cognição, esquizofrenia e efeito dos antipsicóticos. *Encephale-Revue De Psychiatrie Clinique Biologique Et Therapeutique,* 32, 341-350.

TAN, H. Y., CALLICOTT, J. H. & WEINBERGER, D. R. 2007. Sistemas corticais pré-frontais disfuncionais e compensatórios, genes e a patogénese da esquizofrenia. *Cerebral Cortex,* 17, I171-I181.

TARCHI, L., DAMIANI, S., VITTORI, P. L., MARINI, S., NAZZICARI, N., CASTELLINI, G., PISANO, T., POLITI, P. & RICCA, V. 2022. As cores do nosso cérebro: uma abordagem integrada para a redução da dimensionalidade e explicabilidade na fMRI através do código de cores (i-ECO). *Brain Imaging and Behavior,* 16, 977-990.

TRACY, D. K. & SHERGILL, S. S. 2006. Imagiologia das alucinações auditivas na esquizofrenia. *Ata Neuropsychiatrica,* 18, 71-78.

VAN DEN HEUVEL, M. P. & POL, H. E. H. 2010. Explorando a rede cerebral: A review on resting-state fMRI functional connectivity. *European Neuropsychopharmacology,* 20, 519-534.

WEINBERGER, D. R., MATTAY, V., CALLICOTT, J., KOTRLA, K., SANTHA, A., VANGELDEREN, P., DUYN, J., MOONEN, C. & FRANK, J. 1996. fMRI applications in schizophrenia research. *Neuroimage,* 4, S118-S126.

WENZ, F., BAUDENDISTEL, K., KNOPP, M. V., SCHAD, L. R., SCHRODER, J., FLOMER, F. & VANKAICK, G. 1995. RESSONÂNCIA MAGNÉTICA FUNCIONAL (FMRI) DOS DÉFICES MOTORES NA ESQUIZOFRENIA. *Radiologe,* 35, 267-271.

YOON, J. H., NGUYEN, D. V., MCVAY, L. M., DERAMO, P., MINZENBERG, M. J., RAGLAND, J. D., NIENDHAM, T., SOLOMON, M. & CARTER, C. S. 2012. A classificação automatizada de fMRI durante o controlo cognitivo identifica sujeitos mais severamente desorganizados com esquizofrenia. *Schizophrenia Research,* 135, 28-33.

ZHOU, Y. A., WANG, K., LIU, Y., SONG, M., SONG, S. W. & JIANG, T. Z. 2010. Atividade cerebral espontânea observada com ressonância magnética funcional como potencial biomarcador em perturbações neuropsiquiátricas. *Cognitive Neurodynamics,* 4, 275-294.

2.5 Imagiologia de Tensor de Difusão (DTI) e Esquizofrenia

2.5.1 Introdução à imagem de tensor de difusão (DTI)

Medição do sinal de RM da difusão da água utilizando a imagem por tensor de difusão (DTI) utilizada para mapear o grau de anisotropia e a orientação das moléculas de água no cérebro. Em particular, a distribuição da substância branca do cérebro pode ser estudada utilizando a anisotropia da difusão da água.

A difusão é um fenómeno de transporte aleatório, que é descrito pela taxa de transferência dc/dt da concentração de material "□" (por exemplo, de moléculas de água) de um local para outro. As equações que descrevem a transferência em diferentes direcções (x, y, z) são as seguintes, com os respectivos coeficientes de difusão $D_{x,y,z}$

$$\frac{dc_x}{dt} = D_x \cdot \frac{dc_x^2}{dx^2}; \quad \frac{dc_y}{dt} = D_y \cdot \frac{dc_y^2}{dy^2}; \quad \frac{dc_z}{dt} = D_z \cdot \frac{dc_z^2}{dz^2};$$

O tensor de difusão D, que descreve a difusão em todas as direcções e é escrito simultaneamente como uma matriz 3x3:

$$D = \begin{vmatrix} D_{xx} & D_{xy} & D_{xz} \\ D_{yx} & D_{yy} & D_{yz} \\ D_{zx} & D_{zy} & D_{zz} \end{vmatrix}$$

O tensor de difusão D descreve a covariância dos deslocamentos de difusão em três dimensões normalizados pelo tempo de difusão. Os elementos diagonais (D_{xx}, D_{yy}, e $D_{zz} > 0$) são as variâncias de difusão ao longo dos eixos x, y, z e os elementos não diagonais são os termos de covariância em torno da diagonal.

A diagonalização do tensor de difusão fornece os valores próprios e os correspondentes vectores próprios para o tensor de difusão, que descrevem as direcções e a direção de difusão aparente ao longo dos principais eixos de difusão.

O tensor de difusão pode ser visualizado como um elipsoide, em que os vectores próprios A_i definem as direcções dos eixos principais e os raios elipsoidais definidos pelos valores próprios 3_j. A difusão é considerada isotrópica quando os vectores próprios são praticamente iguais (por exemplo, $л_1$-$л_2$-$л_3$). Pelo contrário, o tensor de difusão é anisotrópico quando os vectores próprios são significativamente diferentes em magnitude (por exemplo, $A_1 > A_2 > A_3$). Os tamanhos dos valores próprios podem ser afectados por alterações na microestrutura local do tecido. Assim, o tensor de difusão é um parâmetro sensível para caraterizar a microestrutura de tecidos normais e anormais.

O maior vetor próprio de difusão A_1 mostra a direção da maior difusividade, que se assume ser paralela à orientação das fibras em regiões do cérebro com *matéria branca* homogénea (WM). Esta relação direcional é a base para estimar as trajectórias na substância branca com algoritmos de imagem específicos.

A sequência de RM ponderada em difusão mais comum é a sequência spin-eco de gradiente pulsado com uma única leitura de imagem, através de imagiologia eco-planar (EPI). A configuração mais simples desta sequência de impulsos utiliza um par de impulsos de gradiente colocados de cada lado do impulso de refocagem de 180°. O primeiro pulso de gradiente aumenta a fase da magnetização e o segundo pulso diminui a fase da magnetização.

Para moléculas estacionárias (não difusoras), as fases induzidas por ambos os impulsos de gradiente anular-se-ão completamente. A magnetização será maximamente coerente e não haverá atenuação do sinal devido à difusão.

No caso de um fluxo coerente na direção do gradiente aplicado, o movimento da água faz com que a fase do sinal mude de forma diferente para cada impulso, pelo que haverá uma diferença de fase, que é proporcional ao movimento da água.

São necessárias pelo menos seis codificações de difusão não colineares em diferentes direcções para poder avaliar todo o tensor de difusão. É proposta uma grande variedade de estratégias diferentes para avaliar o tensor de difusão, com seis ou mais direcções de impulsos.

A imagem por tensor de difusão (DTI) é um modelo físico bem estabelecido, simples e gaussiano, que permite a investigação in vivo da microestrutura da substância branca da substância branca. A anisotropia fraccionada (FA) é o parâmetro derivado da DTI mais frequentemente referido. A AF é frequentemente utilizada como um índice alargado da integridade da *substância branca* (WM) do cérebro, abrangendo vários substratos neurobiológicos, como o diâmetro axonal, a densidade axonal e a mielina.

Outras medidas derivadas do DTI comummente utilizadas, como a difusividade axial (AD), a difusividade radial (RD) e a difusividade média (MD), também são sensíveis a substratos neurobiológicos não específicos. O modo de anisotropia (MO) é outra medida derivada do DTI que é sensível à microestrutura desorganizada da substância branca (ou seja, o MO diminui com o aumento do cruzamento de fibras).

Vários estudos de DTI revelaram anomalias microestruturais na substância branca, mostrando valores de AF mais baixos em doentes com esquizofrenia, mas existe uma heterogeneidade considerável na especificidade regional destes resultados, e diferentes fundamentos neurobiológicos podem explicar parcialmente estas inconsistências (Raghava et al., 2021).

Em 2006, numa série de publicações em três partes, Kingsley aborda os aspectos matemáticos da ressonância magnética de tensor de difusão (DTMRI), ou simplesmente DTI, e a medição do tensor de difusão por ressonância magnética (MRI) (Kingsley, 2006a, Kingsley, 2006c, Kingsley, 2006b).

Na Parte I, apresentam-se algumas propriedades gerais da imagiologia de difusão, incluindo a relação entre o elipsoide de difusão e o tensor de difusão. Explicar as rotações de vectores e tensores em duas e três dimensões. Discutir as propriedades invariantes rotacionais do tensor de difusão. Cálculo dos vectores próprios e dos valores próprios do tensor de difusão, correspondentes às direcções dos eixos do elipsoide de difusão e aos quadrados dos comprimentos dos hemiaxis, explicados (Kingsley, 2006a).

Na Parte II, comparar diferentes fórmulas para medir a anisotropia da difusão em duas e três dimensões. Discutir a utilização de gradientes de campo magnético para medir a difusão explicada, incluindo o cálculo do fator b de ponderação da difusão. Concentrar-se nas direcções definidas pelos poliedros regulares (sólidos platónicos) e na escolha das direcções dos gradientes (Kingsley, 2006b).

A Parte III começa com uma comparação de diferentes formas de calcular o tensor a partir de dados de imagens ponderadas por difusão. São discutidos os efeitos do ruído nas intensidades de sinal e nas medições do tensor de difusão. Nas intensidades de sinal de MRI, bem como nos parâmetros DTI, o ruído pode introduzir um viés (desvio sistemático) na propagação (desvio aleatório), bem como nos dados. Explicação das fórmulas de propagação de erros com exemplos. Apresentação de procedimentos para simular medições do tensor de difusão. Finalmente, são apresentados métodos para escolher o fator *b* ótimo e o número de imagens *b-zero* para medir várias propriedades do tensor de difusão, incluindo o traço (ou difusividade média) e a anisotropia (Kingsley, 2006c).

2.5.2 Resumo da DTI e da esquizofrenia

A medição do sinal de RM da difusão da água através da imagiologia por tensor de difusão (DTI) mapeia o grau de anisotropia e a orientação das moléculas de água no cérebro. A anisotropia de difusão da água, em particular, mostra a distribuição da substância branca no cérebro. Desde a sua introdução no virar do milénio, a DTI tem sido aplicada para mapear as vias neuronais na substância branca.

A imagem do sensor de difusão (DTI) mede a difusão das moléculas de água nos tecidos, que ocorre sem restrições (ou seja, de forma isotrópica) ou restringida por determinados obstáculos, como as membranas celulares (ou seja, de forma anisotrópica).

Os resultados dos estudos DTI da substância branca cerebral em doentes com esquizofrenia indicam valores reduzidos de anisotropia fraccionada (FA),

Enquanto um aumento da difusividade radial (RD, sem quaisquer alterações na difusividade paralela PD) indica uma mielinização perturbada na Esquizofrenia (Scheel et al., 2013).

Muitos estudos tentam associar várias alterações na distribuição da difusão no cérebro com a esquizofrenia nos doentes. O DTI pode contribuir para uma melhor compreensão das perturbações da integridade da substância branca:

* reconhecer as causas da esquizofrenia
* para a criação de métodos objectivos de diagnóstico psiquiátrico,
* para identificar biomarcadores para a esquizofrenia e
* para melhorar a terapia medicamentosa.

A utilização futura da DTI em psiquiatria depende da capacidade de transferir os resultados da investigação em grandes grupos para o nível individual do doente, o que terá implicações na prática clínica, no diagnóstico, na terapia e no prognóstico.

No futuro, uma boa compreensão da DTI, das suas capacidades e das suas limitações pode ser aplicada no diagnóstico, na avaliação do prognóstico de um doente e no tratamento.

Em 2020, Tonnesen e colegas comunicaram os resultados de estudos de DTI com doentes com esquizofrenia não medicados e 50 indivíduos saudáveis. Os doentes com esquizofrenia de primeiro episódio sem medicação apresentaram uma integridade estrutural da substância branca alterada em comparação com os controlos, indexada pela anisotropia fraccionada (FA) (Tonnesen et al., 2020).

Os estudos DTI de doentes esquizofrénicos mostram valores de AF inferiores aos dos controlos saudáveis. O valor de FA da parte anterior do corpo caloso correlaciona-se negativamente com a pontuação na escala de avaliação dos sintomas negativos (Tonnesen et al., 2020).

Valores mais baixos de FA no *fascículo superior longitudinal* esquerdo e bilateral (SLF) nos pacientes esquizofrénicos em comparação com controlos saudáveis parecem ser específicos para a esquizofrenia com *alucinações auditivas* (AVH) (Chawla et al., 2019).

Existe uma correlação negativa entre a média da AF regional no cíngulo anterior direito e as pontuações dos sintomas positivos na PANSS (Tang et al., 2010).

Após o treino cognitivo, os doentes com esquizofrenia apresentam melhorias significativas:

- Aumento da AF nos canais de ligação pré-frontal-talâmico-sensório-motor.
- Rácio de atenção à vigilância,
- Velocidade de processamento,
- Aprendizagem verbal,
- Aprendizagem visual
- Função executiva.

Além disso, as análises de covariância estrutural de pacientes com esquizofrenia revelaram relações estruturais alteradas entre a morfologia regional, especialmente em:

- Tálamo,
- Frontal, temporal e
- Córtex parietal.

Uma combinação de estudos de sMRI e DTI em doentes com esquizofrenia crónica e perturbação esquizoafetiva sugere um padrão específico de *degeneração e desmielinização axonal da substância branca* frontal e *desmielinização do Fornix* que é atenuado na presença de estruturas maiores do sistema límbico (Gurholt et al., 2020).

Uma correlação positiva significativa entre DTI e **fMRI** na região temporal média esquerda do cérebro observada em pacientes com esquizofrenia.

Estes resultados indicam que a perturbação da integridade da ADM pode ser uma causa de alterações funcionais na rede de linguagem em doentes com esquizofrenia (Leroux et al., 2013).

Recomendações para futuros estudos de DTI (Geoffroy et al., 2014):

- Aumentar o número total de estudos DTI que comparem doentes com ZE com e sem HVA, para permitir uma distinção entre efeitos específicos da doença e efeitos específicos dos sintomas.
- Melhorar a comparabilidade entre os estudos que retêm por vezes a parte ventral ou lateral do *fascículo arqueado* (AF), homogeneizando a definição anatómica dos tractos, que é atualmente demasiado heterogénea.
- Calcular e comunicar outras medidas derivadas do DTI para além da FA, uma vez que podem refletir processos fisiopatológicos adicionais que ocorrem na

substância branca.

• Aumentar o número total de estudos DTI do cérebro inteiro referentes a modelos validados de substância branca que abririam o caminho para a MA baseada em coordenadas, fornecendo um tamanho máximo de efeito e mapas assinados de diferenças positivas ou negativas em doentes com AVH.

2.5.3 Referências à imagem de tensor de difusão (DTI)

CHAWLA, N., DEEP, R., KHANDELWAL, S. K. & GARG, A. 2019. Integridade reduzida do fascículo longitudinal superior e do fascículo arqueado como marcador de alucinações auditivas na esquizofrenia: Um estudo de tractografia DTI. *Asian Journal of Psychiatry,* 44, 179-186.

GEOFFROY, P. A., HOUENOU, J., DUHAMEL, A., AMAD, A., DE WEIJER, A. D., CURCIC-BLAKE, B., LINDEN, D. E. J., THOMAS, P. & JARDRI, R. 2014. O fascículo arqueado em alucinações auditivas-verbais: Análise de estudos de imagem de tensor de difusão. *Schizophrenia Research,* 159, 234-237.

GURHOLT, T. P., HAUKVIK, U. K., LONNING, V., JONSSON, E. G., PASTERNAK, O. & AGARTZ, I. 2020. Matéria branca microestrutural e ligações com estruturas subcorticais na esquizofrenia crônica: Uma abordagem de imagem de água livre. *Fronteiras em Psiquiatria,* 11.

KINGSLEY, P. B. 2006a. Introdução à matemática da imagem por tensor de difusão: Parte I. Tensores, rotações e vectores próprios. *Conceitos em Ressonância Magnética Parte A,* 28A, 101-122.

KINGSLEY, P. B. 2006b. Introdução à matemática da imagem por tensor de difusão: Parte II. Anisotropia, factores de ponderação da difusão e esquemas de codificação de gradientes. *Concepts in Magnetic Resonance Part A,* 28A, 123-154.

KINGSLEY, P. B. 2006c. Introdução à matemática da imagem por tensor de difusão: Parte III. Cálculo do tensor, ruído, simulações e otimização. *Conceitos em Ressonância Magnética Parte A,* 28A, 155-179.

LEROUX, E., DELCROIX, N., ALARY, M., RAZAFIMANDIMBY, A., BRAZO, P., DELAMILLIEURE, P. & DOLLFUS, S. 2013. Anormalidades funcionais e de substância branca na rede de linguagem em pacientes com esquizofrenia: Um estudo combinado com imagem por tensor de difusão e ressonância magnética funcional. *Schizophrenia Research,* 150, 93100.

RAGHAVA, J. M., MANDL, R. C. W., NIELSEN, M. O., FAGERLUND, B., GLENTHOJ, B. Y., ROSTRUP, E. & EBDRUP, B. H. 2021. Avaliação multimodal da microestrutura da substância branca em pacientes com esquizofrenia sem antipsicóticos e efeitos de confusão do uso de drogas recreativas. *Brain Imaging and Behavior,* 15, 36-48.

SCHEEL, M., PROKSCHA, T., BAYERL, M., GALLINAT, J. & MONTAG, C. 2013. Défices de mielinização na esquizofrenia: evidências de imagens de tensor de difusão. *Brain Structure & Function,* 218, 151-156.

TANG, J. S., LIAO, Y. H., ZHOU, B., TAN, C. L., LIU, T. Q., HAO, W., HU, D. W. & CHEN, X. G. 2010. Integridade anormal do cíngulo anterior no primeiro episódio de esquizofrenia de início precoce: Um estudo de imagem por tensor de difusão. *Brain Research,* 1343, 199-205.

TONNESEN, S., KAUFMANN, T., DE LANGE, A. M. G., RICHARD, G., DOAN, N. T., ALNAES, D., VAN DER MEER, D., ROKICKI, J., MOBERGET, T., MAXIMOV, II, AGARTZ, I., AMINOFF, S. R., BECK, D., BARCH, D. M., BERESNIEWICZ, J., CERVENKA, S., FATOUROS- BERGMAN, H., CRAVEN, A. R., FLYCKT, L., GURHOLT, T. P., HAUKVIK, U. K., HUGDAHL, K., JOHNSEN, E., JONSSON, E. G., KOLSKAR, K. K., KROKEN, R. A., LAGERBERG, T. V., LOBERG, E. M., NORDVIK, J. E., SANDERS, A. M., ULRICHSEN, K., ANDREASSEN, O. A., WESTLYE, L. T. & KAROLINSKA SCHIZOPHRENIA, P. 2020. A previsão da idade cerebral revela a matéria branca cerebral aberrante na esquizofrenia e no transtorno bipolar: A Multisample Diffusion Tensor Imaging Study. *PSIQUIATRIA Biológica - Neurociência Cognitiva e Neuroimagem,* 5, 1095-1103.

2.6 Imagem por transferência de magnetização na esquizofrenia

2.6.1 Introdução à MTI

Sture Forsen e Ragnar Hoffman apresentaram em 1963 um método de ressonância magnética dupla aplicável a sistemas em que um spin nuclear se transfere reversivelmente entre duas moléculas não equivalentes A e B (Forsen e Hoffman, 1963).

O tempo de relaxação do spin (TIA) na molécula A foi obtido através do estudo da relaxação do spin-A após excitação súbita do spin-B por radiofrequência RF. Descreveram uma teoria simples baseada nas equações de Bloch, que descrevia a troca de hidroxilprotões no sistema Salicilaldeído e 2-hidroxi-acetofenona (Forsen e Hoffman, 1963).

Em 1992, Komu analisou a relaxação da transferência de magnetização em tecido humano a 0,1 tesla (Komu, 1992). Determinou os parâmetros de relaxação dos protões da água (aq) utilizando o método de transferência magneto-spin introduzido por Forsen e Hoffman (Komu, 1992).

Utilizou a seguinte equação diferencial para a taxa de transferência de spin resultante MTR (eng. Magnetic Transfer Rate):

$$MTR = \frac{dM(t)}{dt} = -\frac{(M(t)_{aq} - M_o)}{T1_{aq}} - R_{aq,m} \cdot M_{aq}(t)$$

Onde:

M_o A magnetização dos protões da água (aq) em t=0,

$Maq(o) = M_O$,

$T1_{aq}$ O tempo de relaxação do protão-água (aq) sem acoplamento
para a fase macromolecular

R-aq.mA   taxa de transferência de spin da magnetização do
                da fase aquosa para a fase macromolecular

$M_{aq}(t)$ O impulso de magnetização que decai exponencialmente para o valor de equilíbrio M_s de acordo com a equação:

$$M_{aq}(t) = M_a \cdot e^{-t/T1a} + M_s$$

Onde:

$$T1a = \left(\frac{1}{T1_{aq}} + R_{aq,m}\right)^{-1}$$

$$M_s = M_o / \left(1 + T1_{aq} \cdot R_{aq,m}\right)$$

$$M_o = M_a + M_s$$

Tla é o tempo aparente de relaxação protónica dos protões da fase macromolecular com irradiação RF ligada. Os valores de Tlaq e Raq,m podem ser obtidos a partir das equações anteriores (Komu, 1992).

Os parâmetros de relaxação Tla, Ma Ms e Mo podem ser determinados medindo Maq(t) em função da largura do impulso MT e ajustando as intensidades medidas à equação:

$$M_{aq}(t) = M_a \cdot e^{-t/T1a} + M_s$$

O tempo de relaxação protónica da água livre $T1_{aq}$, a taxa de transferência de magnetização Raq,m e o contraste MTC= Ma/Mo podem então ser calculados a partir das seguintes equações:

$$T1_{aq} = T1a \cdot (M_0/M_S)$$

$$R_{aq,m} = (1 - M_S/M_0)/T1a$$

Na imagiologia por RM, a intensidade do voxel da imagem é proporcional ao produto:

$$M_z(t) \cdot exp(- TE/T2).$$

No entanto, o fator exponencial $exp(- TE/T2)$ é constante e não afecta o valor de Tla, Tlaq ou Raq,m (Komu, 1992).

2.6.2 Resumo da MTI e da esquizofrenia

A imagiologia por transferência de magnetização (MTI) é particularmente sensível a anomalias da mielina e axonais (Foong et al., 2000).

Deficiência de mielina na Esquizofrenia detectada e quantificada com um método rápido de mapeamento por RM. Os resultados mostram que a hipo-mielinização microscópica global da matéria cerebral branca e cinzenta caracteriza a Esquizofrenia crónica, que está associada à duração da doença e aos sintomas negativos (Smirnova et al., 2021).

A maior importância do MTI reside nos resultados da sua combinação com o DTI, que mostram concentrações extracelulares mais elevadas de água livre, indicando a presença de neuroinflamação (Raghava et al., 2021).

A neuroinflamação pode ser um sinal precoce da esquizofrenia. Se for abordada suficientemente cedo no decurso da doença, pode levar à recuperação e talvez prevenir o desenvolvimento de uma doença crónica. Este facto tem aumentado o foco no tratamento anti-inflamatório da Esquizofrenia (Pasternak et al., 2016).

2.6.3 Conclusões sobre a MTI e a esquizofrenia

A grande importância do MTI são os resultados da sua combinação com o DTI, que mostram concentrações extracelulares mais elevadas de água livre, indicando a presença de neuro-inflamação na Esquizofrenia (Raghava et al., 2021).

Se a neuro-inflamação for tratada no início da doença, pode levar a uma possível recuperação e talvez impedir a progressão para uma doença crónica.

2.6.4 Referências sobre a MTI e a esquizofrenia

FOONG, J., MAIER, M., BARKER, G. J., BROCKLEHURST, S., MILLER, D. H. & RON, M. A. 2000. In vivo investigation of white matter pathology in schizophrenia with magnetisation transfer imaging. *Journal of Neurology Neurosurgery and Psychiatry,* 68, 70-74.

FORSEN, S. & HOFFMAN, R. A. 1963. Estudo de reacções de troca química moderadamente rápidas por meio de ressonância magnética nuclear dupla. *Journal of Chemical Physics,* 39, 2892-&.

KOMU, M. 1992. Análise de constantes de taxa de relaxamento longitudinal a partir de imagens de RM de transferência de magnetização de tecidos humanos a 0,1-T. *Magnetic Resonance Imaging,* 10, 35-40.

PASTERNAK, O., KUBICKI, M. & SHENTON, M. E. 2016. Imagem in vivo da neuroinflamação na esquizofrenia. *Schizophrenia Research,* 173, 200212.

RAGHAVA, J. M., MANDL, R. C. W., NIELSEN, M. O., FAGERLUND, B., GLENTHOJ, B. Y., ROSTRUP, E. & EBDRUP, B. H. 2021. Avaliação multimodal da microestrutura da substância branca em pacientes com esquizofrenia sem antipsicóticos e efeitos de confusão do uso de drogas recreativas. *Brain Imaging and Behavior,* 15, 36-48.

SMIRNOVA, L. P., YARNYKH, V. L., PARSHUKOVA, D. A., KORNETOVA, E. G., SEMKE, A. V., USOVA, A. V., PISHCHELKO, A. O., KHODANOVICH, M. Y. & IVANOVA, S. A. 2021. Hipomielinização global da substância branca e cinzenta do cérebro na esquizofrenia: imagiologia quantitativa utilizando a fração de protões macromoleculares. *Psiquiatria Translacional,* 11.

2.7 [1]Espectroscopia H-MR e esquizofrenia

2.7.1 O espetro[1] H-NMR do cérebro humano

Em 2001, Tkac e colaboradores mostraram o resultado de uma espetroscopia de hidrogénio *in vivo*[1] H-NMR do cérebro humano a 7 tesla. Padrões espectrais característicos de um grande número de neuro-metabolitos discernidos neste espetro *in vivo* (Tkac et al., 2001).

Este método foi desenvolvido para se tornar uma ferramenta de fácil utilização para a espetroscopia de ressonância magnética nuclear (RMN) de[1] H de rotina do cérebro humano. A análise de um espetro de[1] H NMR *in vivo* medido no cérebro humano a 7 tesla pode fornecer uma quantificação fiável de mais de quinze metabolitos diferentes, como se mostra na Figura 2-6 (Tkac e Gruetter, 2005).

Na espetroscopia de[1] H-MR de proteínas e metabolitos em solução aquosa, o composto químico DSS (ácido 4,4-dimetil-4-silanepentano-1-sulfónico) foi utilizado como padrão de calibração (0 ppm). A Tabela 2-1 explica a interpretação das abreviaturas dos metabolitos cerebrais apresentados na Figura 2-6.

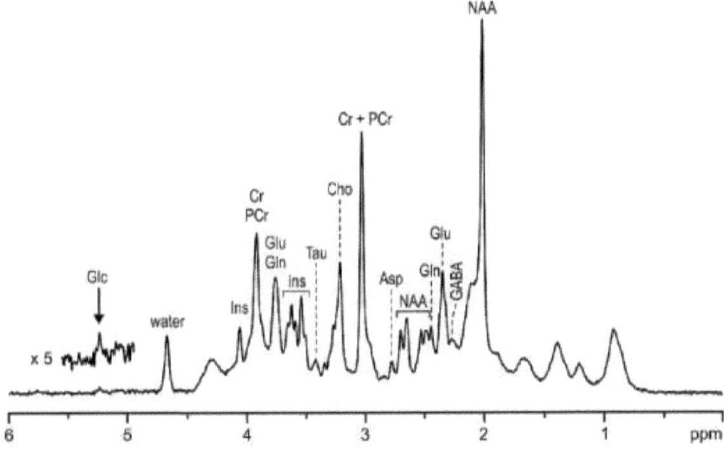

Figura 2-6

Espectro de RMN in vivo[1] H medido no cérebro humano a 7 tesla (Tkac e Gruetter, 2005) (Figura do autor com autorização).

Tabela 2-1

A interpretação das abreviaturas dos metabolitos cerebrais apresentados na figura 26 é feita de acordo com o quadro seguinte.

	Abreviatura	**Metabolito**	**ppm**
1	NAA	N-acetil-aspartato	2.03
2	NAAG	N-acetil-aspartil-glutamato	
3	Cr	Creatina	3.0
4	PCr	Fósforo - Creatina	3.0
5	Cho	Colina	3.2
6	Glu	Glutamato	3,8
7	Gln	Glutamina	2.2-2.4
8	Glx	Glutamato + Glutamina	3.8
9	Glx	Glutamato + Glutamina	2.2-2.4
10	Glx	Glutamato + Glutamina	
11	GABA	Ácido gama-aminobutírico	2.2-2.4
12	mI	Mioinositol	3.5
12	Ins	Inositol	
13	GSH	Glutatião	2,95
14	Glicose	Glicina	
15	Ser	Serina	
16	Tau	Taurina	

17	Lábio	Lípidos	1.3
18	Laca	Lactato	1.3
19	Ala	Alanina	1.48
20		Citratos	2.6
21	Glc	Glicose	3.44

2.7.2 N-acetil-aspartato "NAA"

O pico dominante a 2 ppm no espetro de[1] H-MR do cérebro tem origem no N-acetilaspartato (NAA), um metabolito específico do sistema nervoso. O NAA é a forma acetilada do aminoácido ácido aspártico (abreviado Asp ou D), cujo anião, sais e ésteres são designados por aspartato. A sua fórmula química é apresentada na figura 2-7. O NAA é um precursor direto do N-acetilaspartil glutamato (NAAG), que é o neuropeptídeo mais comum no cérebro humano.

Os neurónios apresentam concentrações elevadas de NAA, que é um marcador da atividade neuronal. Os processos que destroem os neurónios, como os tumores altamente malignos, as metástases cerebrais e o linfoma primário do SNC, bem como a necrose induzida por radiação, reduzem a concentração de NAA.

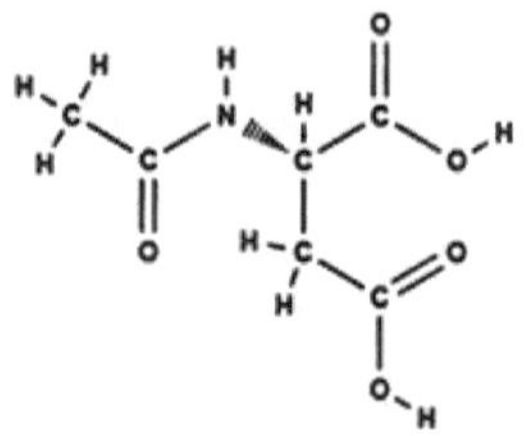

Figura 2-7.

Fórmula estrutural química do NAA (peso molecular 173 Da na forma iónica). A parte do acetato (CH3CO), à esquerda, está ligada ao azoto amina na molécula de aspartato. No espetro[1] H-MR, os 3 átomos de hidrogénio metilo do grupo acetato contribuem com um desvio de frequência de 2,02 ppm em relação ao padrão MRS DSS (Molview).

O NAA nos neurónios parece ser um elo fundamental nas diferentes características bioquímicas do metabolismo do SNC. Durante o desenvolvimento inicial do sistema nervoso central (SNC), a produção de NAA aumenta nos neurónios e é utilizada na síntese de ácidos gordos e esteróides. Os ácidos gordos e os esteróides produzidos continuam a ser utilizados para a síntese dos lípidos da mielina. Uma vez concluída a mielinização pós-natal, o NAA pode continuar a estar envolvido na renovação dos lípidos da mielina em adultos, mas parece também assumir outros papéis, incluindo um papel bioenergético nas mitocôndrias neuronais.

O NAA e o metabolismo do ATP parecem estar indiretamente ligados, uma vez que a acetilação do aspartato pode facilitar a sua remoção das mitocôndrias neuronais, favorecendo assim a conversão do glutamato em alfa-cetoglutarato, que pode entrar no ciclo do ácido tricarboxílico para produção de energia. No seu papel como mecanismo para aumentar a produção de energia mitocondrial a partir do glutamato, o NAA tem uma posição-chave como marcador de espetroscopia de ressonância magnética da saúde neuronal (Moffett et al., 2007).

Resumo de NAA[1] H-MRS e esquizofrenia

Foram encontradas diferenças significativas entre a concentração caudal e rostral de NAA na parte dos gânglios basais conhecida como ACC accumbens em doentes com Esquizofrenia, mas não em indivíduos saudáveis de controlo. Esta diferença indica que as diferenças de densidade ou integridade neuronal entre sub-regiões do ACC podem ser características da Esquizofrenia (Hardy et al., 2011).

A análise estatística mostrou que os níveis de NAA na região parieto-occipital em pacientes com esquizofrenia estavam negativamente correlacionados (r= -0,84, p=0,005) com a gravidade dos sintomas negativos. No entanto, não foram observadas relações significativas entre os níveis de NAA e a dosagem de medicação antipsicótica clássica ou atípica ou o uso de benzodiazepinas (Marsman et al., 2014).

Uma meta-análise mostra que as concentrações de NAA são mais baixas no lobo frontal e no tálamo em doentes com primeiro episódio de psicose, em comparação com os controlos. Na esquizofrenia crónica, os níveis de NAA são mais baixos do que nos controlos na maioria das regiões corticais, bem como na substância branca frontal. As pessoas com elevado risco de psicose apresentam níveis de NAA mais baixos no hipocampo do que os controlos. Estes resultados indicam que a Esquizofrenia está associada a uma menor atividade metabólica neural que afecta múltiplas áreas cerebrais à medida que a doença progride (Whitehurst et al., 2020).

Num estudo com 49 indivíduos,[1] H-MRS do cérebro da região occipital examinada. Além disso, o NAA circulante foi medido por espetrometria de massa. no plasma sanguíneo de indivíduos em jejum Os resultados do estudo indicam que os níveis de NAA circulante não reflectem os níveis de NAA central (occipital), a função cognitiva ou a doença dos pequenos vasos cerebrais em humanos (Rebelos et al., 2022).

Conclusão sobre o NAA *in vivo*[1] H-MRS e a esquizofrenia

Os resultados mostram que as concentrações de NAA são mais baixas no lobo frontal e no tálamo de doentes com o primeiro episódio de psicose, em comparação com os controlos, o que indica que a esquizofrenia está associada a uma menor atividade metabólica neural. À medida que a doença progride, mais áreas cerebrais podem ser afectadas.

Verificou-se que os níveis de NAA na área Parieto-Occipital estavam negativamente correlacionados (r= -0,84, p=0,005) com a gravidade dos sintomas negativos.

2.7.3 Glutamato "GLU

O ácido glutâmico (abreviado como Glu ou E), com os códons GAA e GAG, é um dos aminoácidos proteinogénicos.

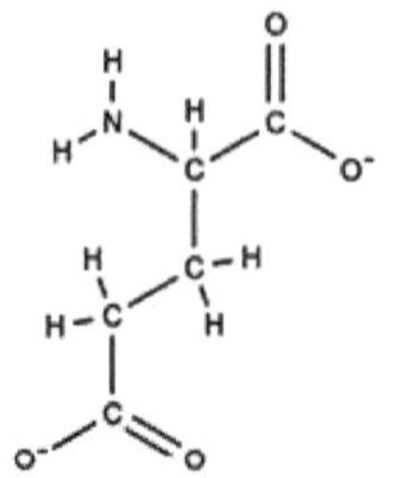

Figura 2-8.

Fórmula química estrutural do glutamato na forma iónica.

O ácido glutâmico é um aminoácido não essencial cujos sais de caboclato são chamados glutamatos. O glutamato é o neurotransmissor excitatório mais importante e encontra-se em mais de metade de todo o tecido nervoso. O glutamato de sódio (glutamato mono-sódico ou MSG, também E621) é utilizado principalmente para realçar o sabor dos alimentos.

O glutamato também é utilizado pelo cérebro para sintetizar GABA (ácido gama-amino-butírico), que é o principal neurotransmissor inibitório no sistema nervoso central dos mamíferos. O GABA desempenha um papel importante na regulação da excitabilidade neuronal em todo o sistema nervoso, sendo também diretamente responsável pela regulação do tónus muscular nos seres humanos.

Resumo da[1] H-MRS in vivo do glutamato na esquizofrenia

Quando o recetor N-metil-D-aspartato (NMDA) está a funcionar corretamente, a ligação do glutamato aos receptores NMDA nos neurónios inibitórios desencadeia a libertação de GABA, que por sua vez modera a libertação de glutamato dos neurónios excitatórios adjacentes. No entanto, se os receptores NMDA nos interneurónios GABA inibitórios forem hipoactivos, a libertação de GABA é inibida e os neurónios excitatórios adjacentes ficam hiperexcitados, o que pode resultar num excesso de glutamato que é metabolizado em glutamina. (Bissonnette et al., 2022).

No entanto, uma revisão sistemática de todos os estudos de[1] H-MRS até ao ano de 2022 sobre as alterações do glutamato em doentes com psicose em fase inicial não revelou qualquer evidência definitiva de alterações do glutamato em áreas do *hipocampo, cerebelo, tálamo* e região pré-frontal medial (Bissonnette et al., 2022).

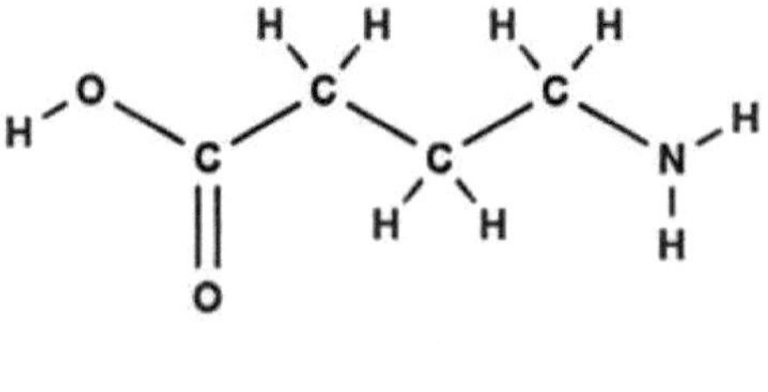

Figura 2-9

Fórmula estrutural química do ácido gama-aminobutírico (GABA) (Molview)

2.7.4 Ácido gama-aminobutírico "GABA"

O ácido gama-aminobutírico (GABA) é a principal substância sinalizadora inibitória no sistema nervoso central dos mamíferos. Desempenha o papel principal na redução da excitabilidade neuronal em todo o sistema nervoso. Nos seres humanos, o GABA é também diretamente responsável pela regulação da tensão muscular. Embora o GABA seja quimicamente um aminoácido, não se incorpora nas estruturas proteicas.

O GABA exógeno não penetra na barreira hemato-encefálica, mas é sintetizado no cérebro a partir do glutamato pela enzima *L-ácido glutâmico descarboxilase* (GAD) com a forma ativa da vitamina B6, o fosfato de piridoxal PLP, como cofator. Este processo converte o neurotransmissor excitatório glutamato em GABA, que é um neurotransmissor inibitório. No entanto, o GABA volta a converter-se em glutamato através de uma via metabólica conhecida como derivação GABA.

$$HOOC\text{-}CH2\text{-}CH2\text{-}CH(NH_2)\text{-}COOH \rightarrow CO_2 + HOOC\text{-}CH_2\text{-}CH_2\text{-}CH_2NH_2$$

Glutamic acid   **GABA**

The GABA-shunt

Nos vertebrados, o GABA actua nas sinapses inibitórias do cérebro ligando-se a receptores transmembranares específicos na membrana plasmática dos processos neuronais pré e pós-sinápticos. Esta ligação provoca a abertura de canais iónicos para permitir o fluxo de iões cloreto de carga negativa para a célula ou de iões potássio de carga positiva para fora da célula. Esta ação resulta numa alteração negativa do potencial transmembranar, que normalmente causa hiperpolarização.

São conhecidas duas classes gerais de receptores GABA: Os receptores GABA-A, em que o recetor faz parte de um complexo de canais iónicos ligados a um ligando, e os receptores GABA-B metabotrópicos, que são receptores acoplados à proteína G que abrem ou fecham canais iónicos através de proteínas G intermediárias.

Resumo do GABA in vivo[1] H-MRS e esquizofrenia

Num estudo que mediu os rácios de concentração GABA/Creatina (Cr) nos córtices pré-frontal e parieto-occipital, foram observados rácios GABA/Cr significativamente mais baixos em doentes com esquizofrenia no córtex pré-frontal em comparação com controlos saudáveis. O quociente GABA/Cr no córtex pré-frontal correlacionou-se negativamente com a função cognitiva dos doentes. No córtex parietal-occipital não se registou qualquer alteração significativa do quociente GABA/Cr. Os níveis de glutamato, NAA, creatina e colina no córtex pré-frontal e no córtex parieto-occipital também não foram diferentes nos doentes e nos controlos (Marsman et al., 2014).

As pontuações da Cambridge Gambling Task (CGT) não se correlacionaram significativamente com o rácio GABA/Cr ou Glx/Cr no córtex occipital ou no córtex intermédio. Os resultados do seu estudo sugerem que as concentrações de

GABA e Glx desempenham um papel distinto na regulação da impulsividade e da assunção de riscos durante o comportamento de tomada de decisões em condições de risco (Fujihara et al., 2015).

2.7.5 Glutamina "GLN"

A glutamina (abreviada como Gln ou Q) codificada pelos códons CAA e CAG) é um a-aminoácido essencial utilizado na biossíntese de proteínas. Contém um grupo a-amino (que se encontra na forma protonada $_{-NH3}^{+}$ em condições biológicas), um grupo a-ácido carboxílico (que se encontra na forma desprotonada -COO⁻ em condições biológicas) e uma amida de cadeia lateral que substitui o hidroxilo da cadeia lateral do ácido glutâmico por um grupo funcional amina, classificando-a como um aminoácido de carga neutra e polar (a pH fisiológico).

Normalmente, o organismo consegue sintetizar quantidades suficientes de glutamina, mas em certos casos de stress aumenta a necessidade de glutamina, que é fornecida através da alimentação. No sangue humano, a glutamina é o aminoácido livre mais abundante, com uma concentração de aproximadamente 500-900 pmol/l.

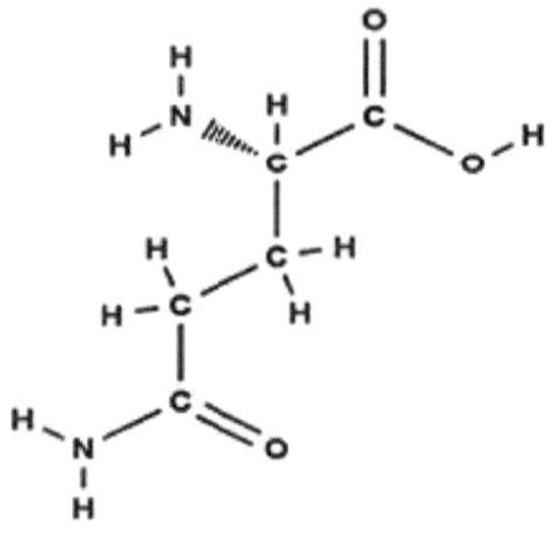

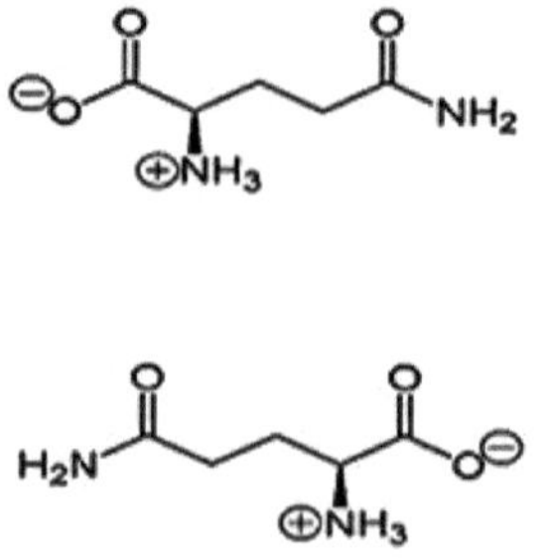

Figura 2-10a
Glutamina
Figura 2-10b
Glutamina na forma zwitteriónica a pH neutro: L-glutamina (em cima) e D-glutamina (em baixo)

Resumo da Glutamina *in vivo*[1] H-MRS e Esquizofrenia

Significativamente, foram observados níveis elevados de glutamina em doentes com esquizofrenia, bem como um rácio elevado de glutamina para glutamato, enquanto o nível de glutamato se manteve inalterado em comparação com controlos saudáveis.

Os níveis de glutamina estão correlacionados positivamente com a gravidade dos sintomas psicóticos, o que é consistente com o aumento da libertação sináptica glutamatérgica na Esquizofrenia, de acordo com a disfunção do recetor NDMA (Bustillo et al., 2014).

2.7.6 Colina "Cho"

A colina é um nutriente solúvel em água que pertence aos sais de amónio quaternário, 2-hidroxi-N,N,N-trimetil-etano-1 -amónio.

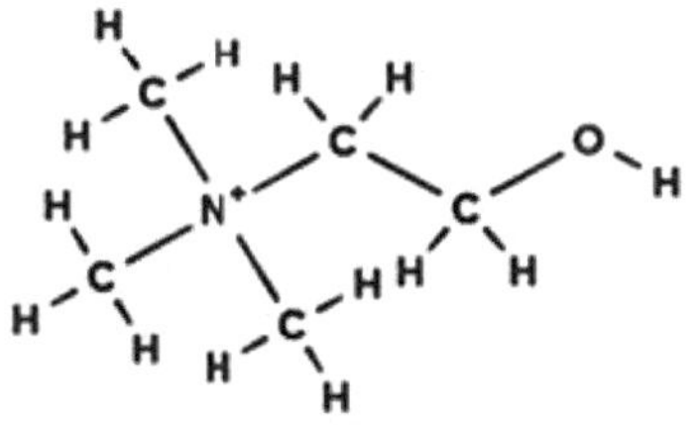

Figura 2-11
Fórmula simplificada da colina (Molvew)

A colina é a molécula precursora da substância sinalizadora acetilcolina, que funciona como um neurotransmissor no cérebro e na junção neuromuscular dos músculos do corpo.

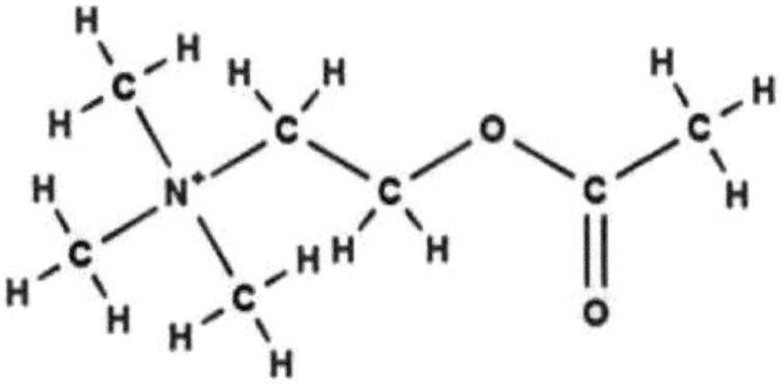

Figura 2-12 Fórmula simplificada da acetilcolina

As células nervosas libertam acetilcolina para enviar sinais a outras células. O seu nome deriva da sua estrutura química como um éster de ácido acético e colina. As partes do corpo que utilizam ou são afectadas pela acetilcolina são chamadas colinérgicas. As substâncias que interferem com a atividade da acetilcolina são chamadas anticolinérgicas.

Colina "Cho"[1] H-MRS e esquizofrenia

Smucny e colaboradores mostraram em 2022, com MRS, níveis aumentados de colina nos córtices pré-frontal dorsolateral e visual em doentes com esquizofrenia de início recente (Smucny et al., 2022).

Examinaram os níveis de N-acetilaspartato (NAA), mio-inositol, glutamato, colina e creatina por espetroscopia de ressonância magnética (MRS) de 3 tesla no córtex pré-frontal dorsolateral (DLPFC) e no córtex visual (VC) de indivíduos com SZ de início recente (n = 40) e de controlos saudáveis (HC) (n = 47).

Os indivíduos com SZ apresentaram colina significativamente mais elevada tanto no DLPFC como no CV, mas sem diferenças no mio-inositol, glutamato ou creatina em qualquer das regiões. Em doentes com sintomas negativos de esquizofrenia, surge uma tendência para níveis mais baixos de NAA no DLPF.

Os resultados sugerem que a colina aumenta nos córtices pré-frontal e occipital durante a SZ de início recente. O aumento observado nos compostos de colina no DLPFC e no CV durante o curso posterior da SZ pode refletir o aumento da remodelação da membrana na microglia activada e nos astrócitos em resposta à neuroinflamação (Smucny et al., 2022).

Tabela 2-2

Valores de creatina normalizados do voxel do córtex pré-frontal dorsolateral em 37 pacientes e 42 controlos saudáveis (41 para NAA). ** p < 0,001 (Smucny et al., 2022).

Creatina - Normalizada	Controlador saudável	Doentes com esquizofrenia
Valores	Valor médio ± DP	Valor médio ± DP
NAA / Creatina	1.478 ± 0.016	1.474 ± 0.017
Glutamato / Creatina	1.225 ± 0.015	1.203 ± 0.016
Mio-inositol / Creatina	0.835 ± 0.010	0.854 ± 0.011
Colina / Creatina	0.234 ± 0.003**	0.250 ± 0.004**

Tabela 2-3

Valores normalizados de creatina no voxel do córtex visual em 36 doentes e 40 saudáveis

controlos (39 para o glutamato) * p = 0,015 (Smucny et al., 2022).

Creatina - Normalizada	Controlador saudável	Doentes com esquizofrenia
Valores	Valor médio ± DP	Valor médio ± DP
NAA / Creatina	1.509 ± 0.014	1.516 ± 0.015
Glutamato / Creatina	1.122 ± 0.017	1.091 ± 0.019
Mio-inositol / Creatina	0.767 ± 0.008	0.779 ± 0.009
Colina / Creatina	0.162 ± 0.003*	0.170 ± 0.003*

Freedman e colegas relataram em 2022 a importância da colina, do ácido fólico e da vitamina D para o desenvolvimento cerebral fetal do espetro da psicose (Freedman et al., 2022).

A colina, o ácido fólico e a vitamina D são importantes para o desenvolvimento do cérebro fetal, que pode ser o primeiro passo na patogénese do espetro psicótico. As deficiências de micronutrientes têm sido associadas a alterações no desenvolvimento do cérebro fetal, que se manifestam em problemas precoces no comportamento e na cognição na infância e, mais tarde, no aumento da incidência de perturbações psicóticas e de doenças do espetro do autismo.

Os suplementos de micronutrientes não só previnem as carências, como também podem influenciar positivamente o desenvolvimento do cérebro em associação com outros factores de risco da mãe, como a infeção, o stress, a inflamação e o abuso de substâncias.

Muitos genes associados a doenças psicóticas posteriores são altamente expressos no cérebro fetal, onde são responsáveis por vários mecanismos de neurodesenvolvimento.

Para além dos seus efeitos no desenvolvimento do cérebro, as vitaminas de micronutrientes têm efeitos noutros aspectos da gravidez e do desenvolvimento fetal, incluindo a prevenção do parto prematuro e de outras anomalias do desenvolvimento.

As vitaminas complementares de micronutrientes devem, por conseguinte, fazer parte dos bons cuidados maternos, o que já aconteceu com o ácido fólico e a vitamina D e é agora defendido também para a colina.

Os benefícios destes micronutrientes incluem a proteção do desenvolvimento cerebral e a possibilidade de reduzir o risco de futuras perturbações psicóticas em crianças genética ou ambientalmente vulneráveis (Freedman et al., 2022).

Resumo de Choline "Cho"[1] H-MRS e esquizofrenia

Os resultados dos estudos de[1] H-MRS sugerem que a colina aumenta tanto no córtex pré-frontal como no córtex occipital durante a SZ de início recente, indicando sinais de neuroinflamação.

Os resultados dos estudos sobre a colina na gravidez convergem para as seguintes recomendações de Fredman para contrariar o desenvolvimento cerebral fetal do espetro da psicose:

• A suplementação com colina ou fosfatidilcolina é necessária para que a maioria das mulheres atinja os níveis ideais para apoiar eficazmente o desenvolvimento do cérebro do feto, especialmente durante gravidezes com elementos de stress, infeção e abuso;

• A suplementação alimentar deve ser iniciada o mais cedo possível durante a gravidez para apoiar o desenvolvimento do cérebro do feto;

• Com base nos dados atualmente disponíveis, uma dose óptima de fosfatidilcolina é de 4200 mg por dia, começando antes da conceção ou o mais cedo possível durante a gravidez. Esta forma produz os níveis plasmáticos mais elevados de colina e os níveis mais baixos de óxido de trimetilamina (Freedman et al., 2022).

2.7.7 Referências de 1H-MRS e esquizofrenia

BISSONNETTE, J. N., FRANCIS, A. M., MACNEIL, S., CROCKER, C. E., TIBBO, P. G. & FISHER, D. J. 2022. Alterações de glutamato e N-acetilaspartato observadas na psicose de fase inicial: Uma revisão sistemática dos estudos de espetroscopia de ressonância magnética de protões. *Psychiatry Research: Neuroimagem,* 321.

BUSTILLO, J. R., CHEN, H., JONES, T., LEMKE, N., ABBOTT, C., QUALLS,

C., CANIVE, J. & GASPAROVIC, C. 2014. Aumento da glutamina em pacientes submetidos a tratamento de longo prazo para esquizofrenia Um estudo de espetroscopia de ressonância magnética de prótons em 3 T. *Jama Psychiatry,* 71, 265272.

FREEDMAN, R., HUNTER, S. K., LAW, A. J., CLARK, A. M., ROBERTS, A. & HOFFMAN, M. C. 2022. Choline, folic acid, Vitamin D, and fetal brain development in the psychosis spectrum. *Schizophrenia Research,* 247, 16.

FUJIHARA, K., NARITA, K., SUZUKI, Y., TAKEI, Y., SUDA, M., TAGAWA, M., UJITA, K., SAKAI, Y., NARUMOTO, J., NEAR, J. & FUKUDA, M. 2015. Relação das concentrações de ácido gama-aminobutírico e glutamato mais glutamina no córtex cingulado anterior perigenual com o desempenho da Cambridge Gambling Task. *Neuroimage,* 109, 102-108.

HARDY, C. J., TAL, A., BABB, J. S., PERRY, N. N., MESSINGER, J. W., ANTONIUS, D., MALASPINA, D. & GONEN, O. 2011. Espectroscopia de RM de prótons multivoxel usada para distinguir anormalidades metabólicas do cingulado anterior em pacientes com esquizofrenia. *Radiology,* 261, 542-550.

MARSMAN, A., MANDL, R. C. W., KLOMP, D. W. J., BOHLKEN, M., BOER, V. O., ANDREYCHENKO, A., CAHN, W., KAHN, R. S., LUIJTEN, P. R. & POL, H. E. H. 2014. GABA e glutamato na esquizofrenia: A 7 T H-1-MRS study. *neuroimage-clinical,* 6, 398-407.

MOFFETT, J. R., ROSS, B., ARUN, P., MADHAVARAO, C. N. & NAMBOODIRI, A. M. A. 2007. N-acetilaspartato no SNC: From neurodiagnostics to neurobiology. *Progresso em Neurobiologia,* 81, 89-131.

PERSSON, B. 1982. *Medicinska tillampningar av karnspinnresonans - NMR (em sueco),* Lund, Suécia, Studentlitteratur.

REBELOS, E., DANIELE, G., CAMPI, B., SABA, A., KOSKENSALO, K., IHALAINEN, J., SAUKKO, E., NUUTILA, P., BACKES, W. H., JANSEN, J. F. A., DAGNELIE, P. C., KOHLER, S., DE GALAN, B. E., VAN SLOTEN, T. T., STEHOUWER, C. D. A. & FERRANNINI, E. 2022. Circulating N-Acetylaspartate does not track brain NAA concentrations, cognitive function or features of small vessel disease in humans. *Scientific Reports,* 12, 1-10.

SMUCNY, J., CARTER, C. S. & MADDOCK, R. J. 2022. Magnetic resonance spectroscopic evidence of increased choline in the dorsolateral prefrontal and visual cortices in recent onset schizophrenia. *Neuroscience letters,* 770, 136410.

TKAC, I., ANDERSEN, P., ADRIANY, G., MERKLE, H., UGURBIL, K. & GRUETTER, R. 2001. In vivo H-1 NMR spectroscopy of the human brain at 7 T. *Magnetic Resonance in Medicine,* 46, 451-456.

TKAC, I. & GRUETTER, R. 2005. Metodologia da espetroscopia H-1 NMR do cérebro humano em campos magnéticos muito elevados. *Applied Magnetic Resonance,* 29, 139-157.

WHITEHURST, T. S., OSUGO, M., TOWNSEND, L., SHATALINA, E., VAVA, R., ONWORDI, E. C. & HOWES, O. 2020. Espectroscopia de Ressonância

Magnética de Prótons de N-acetil Aspartato em Esquizofrenia Crônica, Primeiro Episódio de Psicose e Alto Risco de Psicose: A Systematic Review and Meta-Analysis. *Neuroscience and biobehavioral reviews,* 119, 255-267.

2.8 Métodos de imagem combinados e esquizofrenia

2.8.1 Métodos de ressonância nuclear e magnética

Em 1997, Liddle efectuou um estudo de neuroimagem dinâmica com PET, SPECT e fMRI (Liddle, 1997).

Os resultados revelam uma função anormal em muitas áreas do córtex de associação e núcleos subcorticais relacionados. Além disso, os padrões de atividade cerebral durante tarefas como a geração de palavras indicam que a Esquizofrenia se caracteriza por uma coordenação aberrante da atividade cerebral em diferentes áreas cerebrais (Liddle, 1997).

Buchsbaum e colaboradores apresentaram em 1998 um estudo DTI da substância branca do cérebro com anisotropia de difusão combinada com PET metabólica na esquizofrenia (Buchsbaum et al., 1998).

As imagens de tensor de difusão, em mapas de probabilidade estatística, mostraram uma anisotropia de difusão significativamente mais baixa na substância branca do córtex pré-frontal em doentes esquizofrénicos do que em controlos normais.

Os exames de sMRI e[19] F-deoxyglucose PET co-registados revelaram coeficientes de correlação significativamente mais baixos entre as taxas metabólicas no córtex pré-frontal e no striatum nos doentes do que nos controlos. Estes resultados indicam uma redução da conetividade fronto-estriatal na Esquizofrenia (Buchsbaum et al., 1998).

Em 2016, Pasternak e colaboradores descreveram um modelo para imagiologia in vivo da neuroinflamação na esquizofrenia (Pasternak et al., 2016).

Utilizaram:

- Tomografia por emissão de positrões (PET) com ligandos que se ligam à microglia activada, que inicia a cascata inflamatória.

- A imagem por transferência magnética (MTI) pode identificar alterações no conteúdo de água, que se espera que aumente devido à neuroinflamação.

- Imagens de tensor de difusão (DTI) que identificam alterações no teor de água através de alterações microestruturais que afectam a difusividade das moléculas de água.

Pasternak utilizou o modelo de imagem de água livre para identificar o volume extracelular, que é provavelmente mais específico da neuroinflamação do que as alterações no conteúdo total de água (Pasternak et al., 2016).

PET do recetor D2 e DTI

Em 2022, Plaven-Sigrey e colegas apresentaram uma meta-análise e um estudo da disponibilidade de receptores Dopamina D2 no tálamo de doentes com esquizofrenia (Plaven-Sigrey et al., 2022).

Uma meta-análise, incluindo os resultados do seu próprio estudo, confirmou uma disponibilidade significativamente mais baixa de D2-R no tálamo dos doentes.

As imagens de tensor de difusão (DTI) estudadas num subgrupo de 11 doentes e 15 controlos sugeriram que os doentes apresentavam valores de anisotropia fraccionada inferiores aos dos controlos na radiação talâmica anterior.

Os resultados apoiam a hipótese de uma desregulação da neurotransmissão dopaminérgica no tálamo de doentes com esquizofrenia, que pode estar subjacente a uma perturbação da conetividade talamocortical (Plaven-Sigrey et al., 2022).

2.8.2 Combinações com sMRI e fMRI

Em 2020, Nenadic e colegas apresentaram um artigo de revisão com os resultados actuais sobre as perturbações das redes neuronais a nível estrutural e funcional na esquizofrenia.

Resumo do significado clínico dos resultados relativos à Esquizofrenia:

• Os novos desenvolvimentos metodológicos da morfometria por RM permitem uma análise cada vez mais diferenciada das alterações estruturais precoces do cérebro (por exemplo, a girificação).

• Estudos longitudinais mostram reduções de volume, especialmente nas áreas do córtex pré-frontal e temporal superior, por vezes mesmo antes do início da doença, mas que depois aumentam durante os primeiros anos da Esquizofrenia.

• O treino cognitivo melhora a ativação das tarefas cognitivas.

• Os padrões estruturais do cérebro podem prever a resposta às terapias (Nenadic, 2020).

Combinação de sMRI/CBF e fMRI

Em 2022, Chen e colaboradores estudaram o acoplamento alterado do fluxo sanguíneo cerebral e da atividade funcional em doentes com Esquizofrenia de primeiro episódio com alucinações auditivas-verbais (AVH) (Chen et al., 2022).

Os seus resultados apontam para a diferença na conetividade neurovascular entre os doentes com HVA e os doentes sem HVA. A disfunção de um modelo baseado no papel preditivo e computacional do cerebelo pode aumentar a excitabilidade no córtex auditivo, o que pode ajudar a entender o mecanismo neuropatológico da HVA (Chen et al., 2022).

Combinação de sMRI, fMRI e variabilidade da frequência cardíaca

Em 2020, Bengtsson e colaboradores relataram estudos sobre a relação entre a variabilidade da frequência cardíaca e a conetividade funcional e estrutural no cérebro com redes de modulação autonómica em pacientes com esquizofrenia (Bengtsson et al., 2020).

A variabilidade da frequência cardíaca (VFC) é uma medida da atividade do sistema nervoso autónomo (SNA), que está reduzida em doentes com esquizofrenia. Verificou-se uma associação negativa significativa entre a dosagem de medicação antipsicótica, a VFC e os resultados de todas as medidas de neuroimagem relacionadas com a VFC.

Concluem que a conetividade do ACC parece estar afetada na Esquizofrenia, tanto estrutural como funcionalmente, e que a conetividade ACC-cerebelo, bem como a função cerebelar, está associada à regulação do sistema nervoso autónomo (SNA) em doentes com Esquizofrenia (Bengtsson et al. , 2020).

2.8.3 Combinações com DTI

Combinação de fMRI e DTI

Em 2013, Leroux e colaboradores apresentaram os resultados de um estudo combinado de DTI e fMRI sobre anomalias na rede de linguagem em doentes com esquizofrenia (Leroux et al., 2013).

Em comparação com os participantes saudáveis, os doentes com esquizofrenia apresentam uma menor atividade de fMRI e valores de difusão mais baixos. Principalmente, uma relação funcional de difusão alterada observada em pacientes na região temporal média esquerda. A correlação entre o DTI e a fMRI na região temporal média esquerda do cérebro em doentes com esquizofrenia mostrou, contra o grau de ativação cerebral da fMRI, uma correlação positiva significativa para a anisotropia fraccionada (FA; r=0,64) e uma correlação negativa para a difusividade radial (RD; r=-0,49).

Os seus resultados indicam uma relação estreita entre a difusão e os défices funcionais em pacientes com esquizofrenia, sugerindo que a perturbação da integridade da ADM pode ser uma causa de alterações funcionais na rede de linguagem em pacientes com esquizofrenia (Leroux et al., 2013).

Combinação de sMRI e DTI

Em 2020, Gurholt e colaboradores relataram os resultados de estudos de sMRI e DTI de água livre na substância branca microestrutural e ligações a estruturas subcorticais na Esquizofrenia crónica (Gurholt et al., 2020).

Aplicaram a regressão linear múltipla para examinar as relações entre:

- Estado do doente e microestrutura regional da substância branca do cérebro,
- Dose do medicamento ou sintomas clínicos da microestrutura da substância branca em doentes
- Para as interacções entre os volumes subcorticais e o diagnóstico nas regiões microestruturais da substância branca que apresentam diferenças significativas entre as verificações dos doentes.

Os doentes apresentavam uma anisotropia fraccionada corrigida para a água livre FA significativamente reduzida, devido a uma redução da difusividade axial. A parte anterior esquerda da cápsula interna (ALIC) e o Fórnix mostraram um aumento da difusividade radial RD em comparação com os controlos.

Nos doentes, os sintomas positivos foram associados a um aumento localizado da água livre e os sintomas negativos a uma diminuição localizada da anisotropia fraccionada FA e a um aumento da difusividade radial RD.

Os resultados sugerem um padrão específico de degeneração axonal e desmielinização da substância branca frontal e desmielinização do fórnix (Gurholt et al., 2020).

Combinação de fMRI, sMRI e DTI

Em 2017, Vitolo e colegas apresentaram uma meta-análise de estudos de sMRI e DTI da substância branca do cérebro em doentes com esquizofrenia (Vitolo et al., 2017). Os feixes de substância branca em ambos os estudos de sMRI e DTI mostraram uma perturbação generalizada na esquizofrenia, envolvendo circuitos cerebrais específicos em vez de regiões bem definidas (Vitolo et al., 2017).

Em 2019, Ho e colaboradores relataram o uso de sMRI estrutural e, conetividade funcional DTI no estado de repouso da amígdala na Esquizofrenia e transtorno bipolar (Ho et al., 2019). Eles encontraram volumes reduzidos de amígdala esquerda, direita e total em pacientes com esquizofrenia, em relação a controles saudáveis. Em geral, eles observaram redução da conetividade funcional amígdala-orbitofrontal na Esquizofrenia (Ho et al., 2019).

Combinações com DTI e MTI

Raghava e colaboradores apresentaram, em 2021, uma avaliação multimodal da microestrutura da substância branca em doentes com esquizofrenia não afectados por antipsicóticos e os efeitos da utilização de medicamentos para automedicação (Raghava et al., 2021).

Combinaram o DTI e o MTI para investigar a integridade da WM com um scanner de RM de 3 tesla. Com o método *de correlação de mínimos quadrados parciais* (PLSC), identificaram diferenças de grupo e associações com psicopatologia utilizando as seguintes medidas derivadas:.

- Anisotropia fraccionada (FA),
- Difusividade axial (AD),
- Difusividade radial (RD),
- Anisotropia (MO) e
- Rácio de transferência de magnetização (MTR)

A análise secundária das diferenças entre os grupos de PLSC sem utilizadores de drogas mostrou um padrão significativo de menor FA e maior AD, RD, MO, MTR nos doentes (p = 0,04). Este padrão nos doentes sem substâncias é consistente com concentrações extracelulares mais elevadas de água livre, o que pode refletir neuroinflamação. Não foram observadas associações significativas com a psicopatologia. A automedicação parece ser um fator de confusão, que requer atenção em futuros estudos sobre a MW (Raghava et al., 2021).

Na análise PLSC do grupo de amostra completa entre doentes (N=51) e controlos (N=55), encontraram uma variável latente significativa, LV1 (p = 0,04; covariância entre blocos = 46,3%), na qual os doentes apresentavam um padrão de baixa FA, AD, MO e alta RD em comparação com os controlos. A MTR não contribuiu de forma fiável para o padrão.

2.8.4 Combinações com MRS

MRS e fMRI combinadas

Em 2000, Callicott e colegas investigaram a disfunção fisiológica do córtex pré-frontal dorsolateral na Esquizofrenia (Callicott et al., 2000).

A patologia neuronal no *córtex pré-frontal* (CPF) é frequentemente observada na Esquizofrenia, mas a forma como esta patologia aparece em experiências de neuroimagem fisiológica permanece controversa. Os investigadores investigaram a função do CPF na esquizofrenia utilizando a ressonância magnética funcional

(fMRI) e uma versão paramétrica da tarefa "n-back working memory". Num grupo de doentes com um desempenho relativamente bom nesta tarefa, foram observados três desvios básicos do padrão "saudável" de ativação do CPF por RMf para diferentes graus de dificuldade da memória de trabalho.

Os doentes tinham o CPF dorsal e o NAA significativamente mais baixos do que os controlos, o que indica que as respostas anormais do CPF provêm de neurónios anormais do CPF. Estes dados sugerem que, em determinadas condições, as consequências fisiológicas da patologia neuronal do CPF dorsal na esquizofrenia incluem uma atividade cortical excessiva e ineficaz, particularmente do CPF dorsal (Callicott et al., 2000).

Em 2000, Sauer e Volz estudaram a fMRI e a espetroscopia de ressonância magnética na esquizofrenia (Sauer e Volz, 2000).

Nos estudos de fMRI, os sintomas ou disfunções neuropsicológicas na Esquizofrenia estão relacionados com áreas específicas do cérebro com ativação anormal.

Efeitos induzidos na amígdala e durante tarefas motoras padronizadas no córtex sensório-motor. Enquanto os neurolépticos típicos reduziram ainda mais a ativação nesta área, os compostos atípicos não o fizeram, uma observação que deve ser de relevância clínica.

No que respeita à espetroscopia de ressonância magnética (MRS), a descoberta mais consistente da[1] H-MRS é uma diminuição do N-aspartilaspartato (NAA), que é frequentemente considerado um marcador neuronal, em diferentes regiões cerebrais. Outros resultados promissores, mas preliminares, sugerem uma alteração do glutamato na esquizofrenia (Sauer e Volz, 2000).

Avram e colaboradores demonstram em 2021 que um sistema colinérgico desregulado é um potencial mecanismo fisiopatológico para as dificuldades cognitivas na Esquizofrenia.

Em particular, os *núcleos* colinérgicos *basal-forebrain-nuclei-* (BFCN) que são a fonte de várias funções cognitivas, desde a atenção à tomada de decisões. Os autores colocaram a hipótese de a integridade estrutural dos BFCN estar alterada na Esquizofrenia e associada a perturbações da atenção dos doentes.

Os resultados mostram volumes mais baixos de BFCN na Esquizofrenia, o que está relacionado com os distúrbios de atenção dos pacientes. Os dados sugerem que um sistema colinérgico desregulado pode contribuir para dificuldades cognitivas na Esquizofrenia por meio de BFCN prejudicado (Avram et al., 2021).

MRS e DTI combinados

Em 2001, Steel e colaboradores estudaram o DTI e a espetroscopia de ressonância magnética de protões ([1] H-MRS) em doentes esquizofrénicos e controlos normais (Steel et al., 2001).

[1]A H-MRS revelou consistentemente concentrações de NAA reduzidas em 10-15%, embora não significativas, na substância branca pré-frontal dos doentes esquizofrénicos. Em contraste, a medição da anisotropia de difusão não revelou tais diferenças entre esquizofrénicos e controlos.

Assim, as anomalias da "conetividade" referidas nos estudos de imagiologia cerebral da esquizofrenia podem não ser apenas atribuídas a anomalias estruturais da substância branca, mas o NAA reduzido na substância branca pré-frontal pode também refletir uma função anormal de neurónios estruturalmente intactos (Steel et al., 2001).

2.8.5 Combinações com estudos de RMN e genéticos

Em 2007, Tan e colegas estudaram os sistemas corticais pré-frontais disfuncionais e compensatórios, os genes e a patogénese na Esquizofrenia (Tan et al., 2007).

Os resultados mostram que certos genes têm suscetibilidade à esquizofrenia, especialmente a catecol-o-metiltransferase COMT e o recetor metabotrópico de glutamato 3 GRM3 estão envolvidos.

A variação na COMT influencia estratégias neurais variáveis para a memória de trabalho e altera os padrões de correlações funcionais intracorticais. O GRM3, glutamato sináptico, interage com a COMT. Estas descobertas fornecem novos conhecimentos sobre a modulação do processamento da memória de trabalho em conjuntos corticais e fornecem uma ligação mecanicista entre os genes de suscetibilidade e a fisiopatologia cortical relacionada com a Esquizofrenia (Tan et al., 2007).

Se estas associações genéticas complexas imitarem fenómenos biológicos relacionados com a Esquizofrenia, sugerem que a neurobiologia da Esquizofrenia envolve alterações dinâmicas dos sistemas corticais. A resposta pré-frontal desproporcionadamente ineficaz associada aos genótipos deletérios combinados de COMT e GRM3 está subjacente ao efeito de interacções entre genes, cada um com pouco efeito individual. Assim, o COMT, o GRM3 e/ou eventos moleculares a jusante estreitamente relacionados podem desempenhar papéis importantes na memória de trabalho humana e na patogénese da esquizofrenia e podem dar início a outras investigações clinicamente relevantes (Tan et al., 2007).

Kaupp e colegas referem em 2013 uma redução da ativação do lobo temporal medial em portadores do alelo BDNF Val(66)Met durante a codificação da memória (Kauppi et al., 2013).

A ressonância magnética funcional (fMRI) examinou a ativação do lobo temporal medial (MTL) em participantes saudáveis com idades compreendidas entre os 55 e os 75 anos durante uma tarefa episódica de codificação e recuperação de nomes de rostos.

O alelo Met do polimorfismo Val(66)Met do fator neurotrófico derivado do cérebro (BDNF) tem sido associado a uma diminuição da secreção dependente da atividade da proteína BDNF e a um menor desempenho da memória.

Em conclusão, o alelo Met do BDNF mostrou uma influência negativa na função do MTL, preferencialmente durante os processos de codificação, o que pode traduzir-se numa função de memória episódica afetada (Kauppi et al., 2013).

Em 2014, Fernandes e colaboradores estudaram a associação da variante rs1344706 ZNF804A com funções cognitivas e índices DTI da microestrutura da substância branca em duas populações saudáveis independentes (Fernandes et al., 2014).

Fernandes fez o genótipo de 670 indivíduos noruegueses adultos saudáveis e de 1753 indivíduos suecos adultos saudáveis para o rs1344706 e testou as associações com fenótipos cognitivos, incluindo capacidades intelectuais gerais, funções de memória e inibição cognitiva.

Não aparecem associações significativas entre o rs1344706 e as características cognitivas ou a microestrutura da substância branca. (Fernandes et al., 2014).

Lopez-Garcia e colaboradores relataram em 2016 a influência do genótipo COMT na atividade cerebral funcional subjacente ao processamento do contexto em doentes com esquizofrenia e seus familiares (Lopez-Garcia et al., 2016).

O seu estudo visava explorar o efeito do polimorfismo Val(158)Met-COMT na ativação cerebral durante a realização de uma tarefa de processamento em indivíduos saudáveis, em doentes do espetro da esquizofrenia e nos seus familiares saudáveis. O alelo Val foi associado a mais erros de processamento de contexto em controlos saudáveis e em familiares, em comparação com os doentes.

O polimorfismo Val(158)Met-COMT afecta o processamento do contexto e a sua ativação cerebral subjacente, mostrando um menor recrutamento das áreas frontais nos indivíduos com o genótipo associado a uma menor disponibilidade de dopamina no CPF (Lopez-Garcia et al., 2016).

Em 2019, Ward e colaboradores relataram novas associações de todo o genoma para anedonia, correlação genética com distúrbios psiquiátricos e associação poligénica com a estrutura cerebral (Ward et al., 2019).

A anedonia (incapacidade de sentir prazer) é um sintoma central de várias perturbações psiquiátricas, mas a sua base biológica continua a ser mal compreendida.

Ward realizou um estudo de associação do genoma da anedonia em 375.275 participantes do biobanco do Reino Unido e testou a associação da carga genética para a anedonia durante uma tarefa de processamento. Utilizaram a ressonância magnética (sMRI), a imagem por tensor de difusão (DTI) para medir a integridade da substância branca e a atividade funcional da ressonância magnética.

Identificaram 11 novos loci associados à anedonia com significado a nível do genoma, com uma estimativa de hereditariedade de 5,6%. Foram encontradas fortes correlações genéticas positivas entre a anedonia e a depressão major, a esquizofrenia e a perturbação bipolar, mas não com a perturbação obsessivo-compulsiva ou a doença de Parkinson.

Em conclusão, a identificação de novos loci associados à anedonia expande grandemente a compreensão da base biológica da anedonia. As correlações genéticas com várias perturbações psiquiátricas confirmam a utilidade deste fenótipo como marcador transdiagnóstico de vulnerabilidade à doença mental. Eles também fornecem a primeira evidência de que o risco genético para anedonia afeta a estrutura do cérebro, inclusive em regiões associadas ao processamento de recompensa e prazer (Ward et al., 2019).

Em 2021, Sebenius e colaboradores mostraram como os modelos de redes neurais gráficas (GNN) que incorporam vários tipos de imagens cerebrais se aplicam à classificação de imagens cerebrais por RM de pacientes com esquizofrenia e controlos saudáveis. Demonstram que o modelo GNN que utiliza vários dados de imagiologia cerebral melhora a deteção de perturbações mentais e aumenta a compreensão dos seus fundamentos biológicos e etiologia (Sebenius et al., 2021).

2.8.6 Referências de métodos de imagiologia combinados

AVRAM, M., GROTHE, M. J., MEINHOLD, L., LEUCHT, C., LEUCHT, S., BORGWARDT, S., BRANDL, F. & SORG, C. 2021. Menores volumes colinérgicos do prosencéfalo basal estão relacionados com dificuldades cognitivas na esquizofrenia. *Neuropsychopharmacology,* 46, 2320-2329.

BENGTSSON, J., BODEN, R., OLSSON, E. M. G., MARTENSSON, J., GINGNELL, M. & PERSSON, J. 2020. Redes de modulação autonómica na esquizofrenia: A relação entre a variabilidade da frequência cardíaca e a conetividade funcional e estrutural no cérebro. *Psychiatry Research-Neuroimaging,* 300.

BUCHSBAUM, M. S., TANG, C. Y., PELED, S., GUDBJARTSSON, H., LU, D. F., HAZLETT, E. A., DOWNHILL, J., HAZNEDAR, M., FALLON, J. H. & ATLAS, S. W. 1998. MRI white matter diffusion anisotropy and PET metabolic rate in schizophrenia. *Neuroreport,* 9, 425-430.

CALLICOTT, J. H., BERTOLINO, A., MATTAY, V. S., LANGHEIM, F. J. P., DUYN, J., COPPOLA, R., GOLDBERG, T. E. & WEINBERGER, D. R. 2000. Physiological dysfunction of the dorsolateral prefrontal cortex in schizophrenia revisited. *Cerebral Cortex,* 10, 1078-1092.

CHEN, J., XUE, K., YANG, M., WANG, K., XU, Y., WEN, B., CHENG, J., HAN, S. & WEI, Y. 2022. Acoplamento alterado do fluxo sanguíneo cerebral e força de conetividade funcional em pacientes com esquizofrenia de primeiro episódio com alucinações verbais auditivas. *Front Neurosci,* 16, 821078.

FERNANDES, C. P. D., WESTLYE, L. T., GIDDALURU, S., CHRISTOFOROU, A., KAUPPI, K., ADOLFSSON, R., NILSSON, L. G., NYBERG, L., LUNDERVOLD, A. J., REINVANG, I., STEEN, V. M., LE HELLARD, S. & ESPESETH, T. 2014. Falta de associação da variante rs1344706 ZNF804A com funções cognitivas e índices DTI da microestrutura da substância branca em duas populações saudáveis independentes. *Psychiatry research-neuroimaging, 222*, 60-66.

GURHOLT, T. P., HAUKVIK, U. K., LONNING, V., JONSSON, E. G., PASTERNAK, O. & AGARTZ, I. 2020. Matéria branca microestrutural e ligações com estruturas subcorticais na esquizofrenia crônica: Uma abordagem de imagem de água livre. *Fronteiras em Psiquiatria, 11.*

HO, N. F., CHONG, P. L. H., LEE, D. R., CHEW, Q. H., CHEN, G. Y. & SIM, K. 2019. A amígdala na esquizofrenia e no transtorno bipolar: Uma síntese de ressonância magnética estrutural, imagem por tensor de difusão e achados de conetividade funcional em estado de repouso. *Harvard Review of Psychiatry, 27*, 150164.

KAUPPI, K., NILSSON, L. G., ADOLFSSON, R., LUNDQUIST, A., ERIKSSON, E. & NYBERG, L. 2013. Diminuição da ativação do lobo temporal medial em portadores do alelo BDNF (66) Met durante a codificação da memória. *Neuropsychologia, 51*, 2462-2468.

LEROUX, E., DELCROIX, N., ALARY, M., RAZAFIMANDIMBY, A., BRAZO, P., DELAMILLIEURE, P. & DOLLFUS, S. 2013. Anormalidades funcionais e de substância branca na rede de linguagem em pacientes com esquizofrenia: Um estudo combinado com imagem por tensor de difusão e ressonância magnética funcional. *Schizophrenia Research, 150*, 93100.

LIDDLE, P. F. 1997. Neuroimagem dinâmica com PET, SPET ou fMRI. *International Review of Psychiatry, 9*, 331-337.

LOPEZ-GARCIA, P., CRISTOBAL-HUERTA, A., ESPINOZA, L. Y., MOLERO, P., ORTUNO SANCHEZ-PEDRENO, F. & HERNANDEZ- TAMAMES, J. A. 2016. A influência do genótipo COMT na atividade cerebral funcional subjacente ao processamento do contexto na esquizofrenia e em parentes. *Progress in NEURO-PSYCHOPHARMACOLOGY & Biological Psychiatry, 71*, 176-182.

NENADIC, I. 2020. Bildgebung bei Schizophrenie. *Der Nervenarzt, 91*, 18-25.

PASTERNAK, O., KUBICKI, M. & SHENTON, M. E. 2016. Imagem in vivo da neuroinflamação na esquizofrenia. *Schizophrenia Research, 173*, 200212.

PLAVEN-SIGREY, P., VICTORSSON, P. I., SANTILLO, A., MATHESON, G. J., LEE, M. R., COLLSTE, K., FATOUROS-BERGMAN, H., SELLGREN, C. M., ERHARDT, S., AGARTZ, I., HALLDIN, C., FARDE, L. & CERVENKA, S. 2022. Thalamic dopamine D2-recetor availability in schizophrenia: a study on antipsychotic-naive patients with first-episode psychosis and a meta-analysis. *Molecular Psychiatry, 27*, 1233-1240.

RAGHAVA, J. M., MANDL, R. C. W., NIELSEN, M. O., FAGERLUND, B., GLENTHOJ, B. Y., ROSTRUP, E. & EBDRUP, B. H. 2021. Avaliação multimodal da microestrutura da substância branca em pacientes com esquizofrenia sem antipsicóticos e efeitos de confusão do uso de drogas recreativas. *Brain Imaging and Behavior, 15*, 36-48.

SAUER, H. & VOLZ, H. P. 2000. Functional magnetic resonance imaging and magnetic resonance spectroscopy in schizophrenia. *Current Opinion in Psychiatry,* 13, 21-26.

SEBENIUS, I., CAMPBELL, A., MORGAN, S. E., BULLMORE, E. T. & LIO, P. 2021. Coarsening de gráfico multimodal para rede neural de gráfico cerebral interpretável e baseada em ressonância magnética. IEEE.

STEEL, R. M., BASTIN, M. E., MCCONNELL, S., MARSHALL, I., CUNNINGHAM-OWENS, D. G., LAWRIE, S. M., JOHNSTONE, E. C. & BEST, J. J. K. 2001. Diffusion tensor imaging (DTI) and proton magnetic resonance spectroscopy (H-1 MRS) in schizophrenic subjects and normal controls. *Psychiatry research-neuroimaging,* 106, 161-170.

TAN, H. Y., CALLICOTT, J. H. & WEINBERGER, D. R. 2007. Sistemas corticais pré-frontais disfuncionais e compensatórios, genes e a patogénese da esquizofrenia. *Cerebral Cortex,* 17, I171-I181.

VITOLO, E., TATU, M. K., PIGNOLO, C., CAUDA, F., COSTA, T., ANDO, A. & ZENNARO, A. 2017. Matéria branca e esquizofrenia: Uma meta-análise de estudos de morfometria baseada em voxel e imagem por tensor de difusão. *Psychiatry research-neuroimaging,* 270, 8-21.

WARD, J., LYALL, L. M., BETHLEHEM, R. A. I., FERGUSON, A., STRAWBRIDGE, R. J., LYALL, D. M., CULLEN, B., GRAHAM, N., JOHNSTON, K. J. A., BAILEY, M. E. S., MURRAY, G. K. & SMITH, D. J. 2019. Novas associações de todo o genoma para anedonia, correlação genética com distúrbios psiquiátricos e associação poligênica com a estrutura cerebral. *Psiquiatria Translacional,* 9.

Capítulo III

Metabolismo e esquizofrenia

3.1 Metabolismo na esquizofrenia

3.1.1 Introdução

Apesar da forte ligação entre a *Hipótese da Dopamina* e a Esquizofrenia, hoje em dia surge frequentemente uma visão mais multifatorial, onde se incluem outras monoaminas, como o Glutamato e o GABA, com um enfoque nas interacções dos neurotransmissores em circuitos neuronais complexos.

Os sintomas positivos primários da Esquizofrenia não envolvem necessariamente nenhum destes neurotransmissores de forma direta, mas podem parecer estar relacionados com um defeito mais geral, como ligações neuronais deficientes no seu desenvolvimento e origem. Uma identificação mais precisa das anomalias dos neurotransmissores na Esquizofrenia fornecerá provavelmente pistas para uma melhor compreensão da doença e para o desenvolvimento de novas estratégias de tratamento e prevenção (Carlsson et al., 2001).

Assim, pode ser interessante rever também o efeito de diferentes metabolitos na esquizofrenia.

Os resultados da espetroscopia de ressonância magnética (MRS) mostram concentrações de glutamato significativamente mais baixas no Hipocampo na Esquizofrenia. Os estudos bioquímicos também indicam que o sistema excitatório no Hipocampo está associado à fisiopatologia da Esquizofrenia. A área do Giro Dentado DG do Hipocampo, em particular, parece ser um local de patologia da Esquizofrenia (Stan et al., 2015). *O Giro Dentado (DG) faz parte da formação hipocampal no lobo temporal do cérebro, que também inclui o Hipocampo e o Subículo* (Wikipédia).

Utilizando[1] H-MRS a 7 tesla, os rácios GABA/Creatina (CR) pré-frontais parecem ser mais baixos em doentes medicados com Esquizofrenia.

Os rácios GABA/Cr também estão associados ao nível da função cognitiva (QI). Os doentes com um funcionamento elevado que têm rácios mais baixos de GABA para Cr também têm um QI elevado. Isto sugere que o nível de GABA desempenha um papel nas fases iniciais da Esquizofrenia (Marsman et al., 2014).

O triptofano é um dos aminoácidos essenciais que o organismo não consegue produzir por si próprio e que, por conseguinte, deve ser fornecido através da ingestão de alimentos.

O triptofano é metabolizado através de diferentes vias, sendo que a via da serotonina converte o triptofano (TPH) em 5-hidroxitriptofano (5-HTP), que é descarboxilado para formar a serotonina 5HT (5-hidroxitriptamina).

Na via da quinurenina, a conversão do triptofano em quinurenina ocorre em 90% no fígado e os restantes 10% no cérebro e no trato gastrointestinal. No sangue, o triptofano liga-se à albumina sanguínea.

Nas células *enterocromafins* (CE) do intestino, o triptofano (TPH) é libertado inalterado na circulação sanguínea, onde é decomposto no fígado e noutros tecidos periféricos em quinurenina e seus metabolitos.

O triptofano (TPH) é transportado através da barreira hemato-encefálica (BHE) para os astrócitos através da enzima *transportadora de aminoácidos grandes e neutros* (Lat-1). Nos neurónios e na glia, o triptofano (TPH) é convertido em serotonina através da enzima TPH2, ou catabolizado através da via de degradação da quinurenina em ácido quinurénico. A maior parte do ácido quinolínico do cérebro deriva do catabolismo do triptofano (TPH) na microglia (Roth et al., 2021). Há também indicações de uma relação negativa entre o volume da massa cinzenta e os níveis plasmáticos de quinurenina e triptofano na esquizofrenia (Zhou et al., 2022).

3.1.2 Referências da introdução

CARLSSON, A. & LINDQVIST, M. 1963. Efeito da Clorpromazina ou do Haloperidol na formação de 3-metoxitiramina e normetanefrina no cérebro do rato. *Ata Pharmacologica Et Toxicologica,* 20, 140-&.

CARLSSON, A., WATERS, N., HOLM-WATERS, S., TEDROFF, J., NILSSON, M. & CARLSSON, M. L. 2001. Interacções entre monoaminas, glutamato e GABA na esquizofrenia: novas provas. *Annu Rev Pharmacol Toxicol,* 41, 237-60.

FORSEN, S. & HOFFMAN, R. A. 1963. Estudo de reacções de troca química moderadamente rápidas por meio de ressonância magnética nuclear dupla. *Journal of Chemical Physics,* 39, 2892-&.

MARSMAN, A., MANDL, R. C. W., KLOMP, D. W. J., BOHLKEN, M., BOER, V. O., ANDREYCHENKO, A., CAHN, W., KAHN, R. S., LUIJTEN, P. R. & POL, H. E. H. 2014. GABA e glutamato na esquizofrenia: A 7 T H-1-MRS study. *neuroimage-clinical,* 6, 398-407.

ROTH, W., ZADEH, K., VEKARIYA, R., GE, Y. & MOHAMADZADEH, M. 2021. Tryptophan Metabolism and Gut-Brain Homeostasis. *REVISTA INTERNACIONAL DE CIÊNCIAS MOLECULARES,* 22, 2973.

STAN, A. D., GHOSE, S., ZHAO, C., HULSEY, K., MIHALAKOS, P., YANAGI, M., MORRIS, S. U., BARTKO, J. J., CHOI, C. & TAMMINGA, C. A. 2015. Espectroscopia de ressonância magnética e concentrações de proteínas teciduais juntas sugerem menor sinalização de glutamato no giro dentado na esquizofrenia. *Molecular Psychiatry,* 20, 433-439.

ZHOU, S., HUANG, Y., KUANG, Q., YAN, S., LI, H., WU, K., WU, F. & HUANG, X. 2022. Os metabolitos da via da quinurenina estão associados ao volume da massa cinzenta em indivíduos com esquizofrenia. *FRONTEIRAS EM PSIQUIATRIA,* 13, 941479.

3.2 Glutamato e GABA na esquizofrenia

3.2.1 Interacções com o glutamato e o GABA

Glutamato "GLU"

O ácido glutâmico (abreviado como Glu ou E) é um dos 20-23 aminoácidos proteínicos, com os códons GAA e GAG.

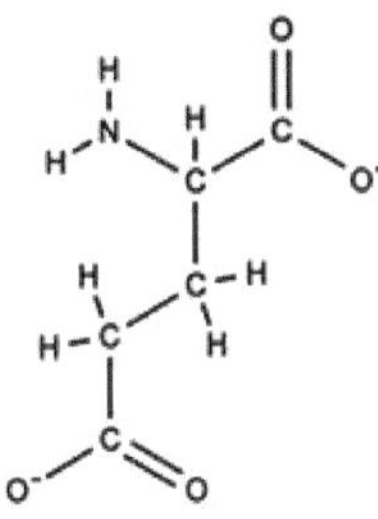

Figura 3-1

Fórmula química estrutural do glutamato na forma iónica.

O ácido glutâmico é um aminoácido não essencial cujos sais se chamam glutamatos. O glutamato é o neurotransmissor excitatório mais importante e encontra-se em mais de metade de todo o tecido nervoso. Para realçar o sabor dos alimentos, são utilizados como aditivo, principalmente como glutamato de sódio, que em inglês é designado por mono glutamato de sódio e abreviado para MSG, ou como aditivo alimentar também E621.

No cérebro, o glutamato também se sintetiza em ácido gama-aminobutírico GABA, que é a principal substância sinalizadora inibitória no sistema nervoso central. O GABA desempenha um papel importante na regulação da excitabilidade neuronal em todo o sistema nervoso.

A hipótese do glutamato

Os primeiros modelos para a etiologia da esquizofrenia centraram-se na neurotransmissão da dopamina, devido ao poderoso efeito dos antagonistas da dopamina nos sintomas psicóticos ditos positivos.

No entanto, observações posteriores indicam cada vez mais um efeito principalmente glutamatérgico nos chamados sintomas negativos da esquizofrenia, em que o desequilíbrio dopaminérgico constitui um efeito secundário.

Este facto deu origem à "*hipótese do glutamato*", que associa os mecanismos patológicos da esquizofrenia aos sinais glutamatérgicos. A hipótese do glutamato para a esquizofrenia envolve um mecanismo disfuncional pelo qual a hipofunção dos receptores NMDA (NMDAR) leva a uma desregulação dos neurónios sensíveis ao GABA, afectando a produção de glutamato. Uma ativação excessiva dos NMDARs implica o risco de neurotoxicidade, que provoca alterações neuropatológicas. No entanto, alguns dos chamados receptores metabotrópicos de glutamato podem ter um efeito modulador sobre os NMDARs sem uma ativação excessiva (Gaspar et al., 2009).

[1] H-MRS in vivo do glutamato e do GABA na esquizofrenia

Quando o recetor N-Metil-D-Aspartato (NMDA) funciona corretamente, a ligação do glutamato aos receptores NMDA nos neurónios inibitórios desencadeia a libertação de GABA, que por sua vez modera a libertação de glutamato dos neurónios excitatórios adjacentes. No entanto, se os receptores NMDA nos interneurónios GABA inibitórios estiverem hipoactivos, a libertação de GABA é inibida e os neurónios excitatórios adjacentes ficam hiperexcitados, o que pode resultar num excesso de Glutamato metabolizado em Glutamina (Bissonnette et al., 2022).

No entanto, em 2022, uma revisão sistemática de todos os estudos de[1] H-MRS sobre as alterações do glutamato em doentes com psicose em fase inicial não revelou provas definitivas de alterações do glutamato em áreas do hipocampo, cerebelo, tálamo e região pré-frontal medial (Bissonnette et al., 2022).

Ácido Gama-Amino-Butírico (GABA)

O ácido gama-aminobutírico (GABA) é o principal neurotransmissor inibitório do sistema nervoso central dos mamíferos. Desempenha o papel principal na redução da excitabilidade neuronal em todo o sistema nervoso. Nos seres humanos, o GABA é também diretamente responsável pela regulação da tensão muscular. Embora o GABA seja, quimicamente, um aminoácido incorporado em estruturas proteicas.

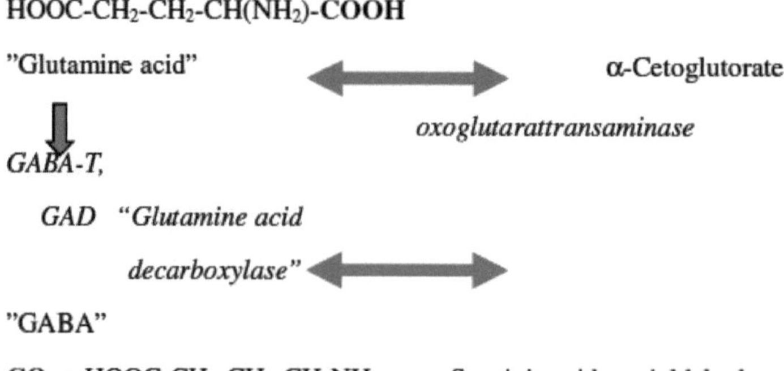

Figura 3-2
Fórmula estrutural química do ácido gama-aminobutírico
(Ácido Y-aminobutírico, em Eng. GABA) (MolView)

O GABA exógeno não penetra na barreira hemato-encefálica, mas é sintetizado no cérebro a partir do glutamato pela enzima *descarboxilase do ácido L-GLUTÂMICO* (GAD) com a forma ativa da vitamina B6, o fosfato de piridoxal (PLP), como cofator. Este processo converte o neurotransmissor excitatório glutamato em GABA, que é um neurotransmissor inibitório.

No entanto, o GABA converte-se novamente em glutamato através de uma via metabólica conhecida como derivação do GABA:

HOOC-CH$_2$-CH$_2$-CH(NH$_2$)-COOH

"Glutamine acid"   α-Cetoglutorate

oxoglutarattransaminase

GABA-T,

GAD "*Glutamine acid*

decarboxylase"

"GABA"

CO$_2$ + HOOC-CH$_2$-CH$_2$-CH$_2$NH$_2$ Succinic acid semialdehyde

As reacções de derivação do GABA são responsáveis pela síntese, armazenamento e metabolismo do GABA.

Nos vertebrados, o GABA actua nas sinapses inibitórias do cérebro ligando-se a receptores transmembranares específicos na membrana plasmática nos processos neuronais pré e pós-sinápticos. Esta ligação provoca a abertura de canais iónicos para permitir o fluxo de iões cloreto de carga negativa para a célula ou de iões potássio de carga positiva para fora da célula. Esta ação resulta numa alteração negativa do potencial transmembranar, que normalmente provoca uma hiperpolarização.

Existem duas classes gerais de receptores GABA:

• GABA-A, em que o recetor faz parte de um complexo de canais iónicos ligados a um ligando, e

• Receptores metabotrópicos GABA-B,

São ambos receptores acoplados à proteína G que abrem ou fecham canais iónicos através de proteínas G intermediárias.

3.2.2 Apresentações de glutamato e GABA na esquizofrenia

2001

Em 2001, Carlsson e os seus colegas da Universidade de Lund descobriram novas interacções entre as monoaminas Glutamato e GABA na Esquizofrenia, o que esteve na origem da *Hipótese da Dopamina* (Carlsson et al., 2001).

Apesar da forte ligação entre a hipótese da dopamina e a esquizofrenia, hoje em dia surge frequentemente uma visão mais multifatorial, em que se incluem outras monoaminas, como o glutamato e o GABA, com um enfoque nas interacções dos neurotransmissores em circuitos neuronais complexos.

Os sintomas positivos primários na Esquizofrenia não envolvem necessariamente nenhum destes neurotransmissores diretamente, mas podem atuar com um defeito mais geral, por exemplo, através de ligações defeituosas no desenvolvimento dos neurónios.

Para além da identificação de anomalias dos neurotransmissores, as anomalias metabólicas na Esquizofrenia são susceptíveis de fornecer pistas para uma melhor compreensão da doença e para o desenvolvimento de novas estratégias de tratamento e prevenção (Carlsson et al., 2001).

2011

Estudos de MRS das anomalias metabólicas do Cingulado em doentes

Em 2011, Hardy e colaboradores apresentaram a utilização da espetroscopia de protão-RM multivoxel para testar se as sub-regiões do Córtex Cingulado Anterior ( ) em doentes com Esquizofrenia são metabolicamente diferentes das dos controlos saudáveis.

O estudo incluiu vinte e dois pacientes com esquizofrenia e onze indivíduos de controlo. Todos eles foram submetidos a ressonância magnética (RM) e espetroscopia de protão-RM de 3 tesla para medir as concentrações de N-acetil-aspartato (NAA), creatina (Cr) e colina (Cho) no Accumbens (ACC).

Os doentes com esquizofrenia apresentavam concentrações significativamente mais baixas de NAA e de Cr no CCA rostral do que no CCA caudal, mas não para as concentrações de Cho. Entre as medições caudais e rostrais, apenas o NAA diferia nos doentes em relação aos controlos, permitindo distinguir os doentes com esquizofrenia dos controlos saudáveis com uma sensibilidade de 68% e uma especificidade de 91%.

Foram encontradas diferenças significativas entre a concentração caudal e rostral de NAA no CAC de pacientes com esquizofrenia, mas não no CAC de controlos saudáveis, indicando que as diferenças de densidade ou integridade neuronal entre sub-regiões do CAC podem ser características da doença (Hardy et al., 2011).

O núcleo Accumbens (em latim: *nucleus accumbens*) faz parte dos *gânglios basais*, juntamente com o *Putamen* (núcleo da concha) e o *Globus Pallidus* (núcleo pálido) e é considerado parte do sistema *límbico*. O nome vem do latim *accumbo*, que se traduz aproximadamente como "deitar-se *à mesa em conjunto*". Isto significa que o núcleo Accumbens está à mesa com a cabeça do núcleo Caudado, bem como com o Putamen.

O Pálido Ventral (PV) está situado nos Gânglios Basais, bem posicionado como intermediário entre os circuitos corticais da *Amígdala* e do *Estriado* para a ação cognitiva e os circuitos mesencefálicos para a motivação e o reforço.

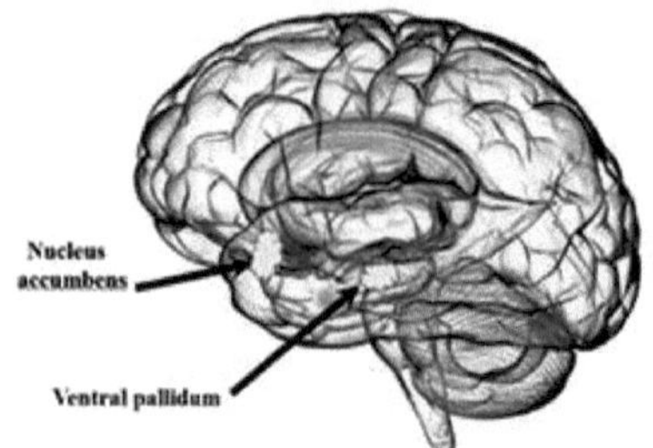

Figura 3-3
O núcleo Accumbens (em latim: *nucleus accumbens*) faz parte dos gânglios basais juntamente com o putamen (núcleo da concha) e o Globus Pallidus (núcleo pálido) e é considerado como parte do sistema límbico.

O pálido ventral (VP) está localizado nos gânglios basais. Hipocampo analisado por espetroscopia de ressonância magnética nuclear[13] C, cromatografia líquida (HPLC) e cromatografia gasosa-espetrometria de massa.

Uma redução acentuada da glicólise aparece apenas em PTCX, onde[13] C a marcação de glicose, lactato e alanina diminui. No entanto, o[13] C enriquecimento em Lactato reduziu-se em todas as áreas investigadas. As maiores reduções na marcação do Glutamato aparecem no FCX e no PTCX, enquanto no Hipocampo, Striatum e Nucleus Accumbens[13] C a marcação do glutamato foi apenas ligeiramente, mas significativamente reduzida.

O tálamo foi a única região em que a marcação do glutamato não foi afetada. A marcação do ácido gama-aminobutírico (GABA) diminuiu em todas as áreas, mas principalmente no FCX.

A renovação da dopamina diminuiu no FCX e no tálamo, enquanto a renovação da serotonina se manteve inalterada em todas as regiões.

Em resumo, os resultados mostram que o metabolismo dos neurotransmissores na alça *córtico-estriato-talâmica-cortical* está gravemente comprometido no modelo animal de hipofunção do recetor NMDA MK-801 (Dizocilpina) para a esquizofrenia (Eyjolfsson et al., 2011).

Neurolépticos em cérebros post-mortem de doentes com esquizofrenia

Em 2011, Chan e colegas relataram os efeitos dos medicamentos antipsicóticos no tecido cerebral post-mortem de doentes com esquizofrenia (Chan et al., 2011).

O córtex pré-frontal dorsolateral (DLPFC ou DL-PFC) é uma área do córtex pré-frontal do cérebro. Tecido cerebral DLPFC de duas coortes de pacientes com esquizofrenia agrupados pela sua dose antipsicótica ao longo da vida, juntamente com tecido de pacientes com perturbação bipolar (BPD) e controlos normais com 10 indivíduos por grupo.

Utilizaram métodos de cromatografia líquida-espetrometria de massa e de espetroscopia de ressonância magnética de[1] H para examinar o tecido. Ambas as técnicas revelaram alterações profundas nos tecidos de doentes com esquizofrenia com baixa medicação cumulativa (L-Scz), mas poucas alterações nos tecidos de doentes com medicação cumulativa média (M-Scz).

A expressão proteica foi validada por Western blot e investigada num terceiro grupo de indivíduos que receberam medicação cumulativa elevada (H-Scz) ao longo da sua vida. Na sua proteína, a expressão e os níveis de metabolitos correlacionaram-se positivamente com a dose cumulativa de antipsicóticos ao longo da vida.

A maioria destes marcadores de aminoácidos está especificamente alterada na esquizofrenia (SCZ), mas de forma diferente entre os grupos L-Scz, M-Scz e de controlo

Em comparação com os controlos e os doentes com L-Scz:

- diminuição dos níveis de Alanina
- aumento dos níveis de Glutamina e Creatina

Em comparação com os controlos e os doentes com M-Scz

- aumento dos níveis de Glutamina e Taurina

(Chan et al., 2011).

2012

Alterações metabólicas no córtex visual durante a estimulação visual.

Em 2012, Lin e colaboradores investigaram as alterações metabólicas devidas à estimulação visual utilizando a espetroscopia de ressonância magnética de protões funcional a 7 tesla (Lin et al., 2012).

Utilizando[1] H-MRS a 7 T durante uma estimulação visual única e repetida, observaram no córtex visual:

Aumentos de:

- Lactato,

* Glutamato e
* Glutatião

Reduções de:

* Aspartato,
* Glutamina e
* Glicina,

Além disso, observaram reduções na glicose e aumentos no ácido gama-amino-butírico (GABA), mas sem atingir significância.

As alterações do glutamato e do aspartato indicam um aumento da atividade do vaivém malato-aspartato, que, juntamente com as alterações opostas da glicose e do lactato, reflectem o aumento esperado do metabolismo energético do cérebro.

Além disso, os aumentos do glutamato e do GABA, combinados com a diminuição da glutamina, foram interpretados em termos de aumento da atividade dos ciclos de neurotransmissores.

O aumento do Glutatião durante estímulos visuais prolongados é uma observação completamente nova. A semelhança entre o seu curso temporal e o do glutamato sugere que pode ser uma resposta ao aumento da libertação de glutamato ou ao aumento da produção de espécies reactivas de oxigénio. Em conjunto, estas observações constituem a análise mais pormenorizada até à data das alterações funcionais nos metabolitos do cérebro humano (Lin et al., 2012).

Os recentes avanços nas intensidades dos campos magnéticos até 7 tesla e as melhorias na tecnologia clínica de RMN tornaram possível examinar o cérebro num estado dinâmico utilizando 1H-MRS (/MRS) funcional. Esta revisão centra-se no desafio de utilizar a espetroscopia de ressonância magnética de protões (^{1}H-MRS) para investigar a neuroquímica cerebral local. Os estudos das alterações do glutamato (Glu), que é o principal neurotransmissor excitatório no cérebro, têm implicações na fisiopatologia de perturbações psiquiátricas, como a esquizofrenia (Lin et al., 2012).

2013
^{1}H-MRS e esquizofrenia crónica

Szulc e colaboradores mostraram em 2013 como a espetroscopia de ressonância magnética de protões (^{1}H-MRS) permite avaliar a função cerebral *in vivo*. O objetivo do seu estudo era comparar os doentes com esquizofrenia que responderam clinicamente após um tratamento antipsicótico de curta duração com os que não responderam, bem como com controlos saudáveis.

Examinaram um grupo de 47 doentes diagnosticados com esquizofrenia, tendo sido possível efetuar o acompanhamento de 42 doentes.

Os doentes foram examinados duas vezes:

* Uma vez após um período de pelo menos 7 dias sem neurolépticos e
* A segunda vez, pelo menos 4 semanas após o tratamento com doses estáveis de medicação.

Com[1] medições H-MRS, os seguintes rácios de metabolitos foram avaliados nos lobos frontal e temporal esquerdos, bem como no tálamo:

* NAA (N-Acetil Aspartato),
* Glx (complexo de GABA, glutamina e glutamato),
* Rácio Cho (colina) e mI (mio-inositol) para creatinina (Cr)

As medições de base da MRS dos doentes com resposta clínica foram comparadas com as dos doentes que não responderam e com o grupo de controlos saudáveis (N = 26). Os doentes com resposta clínica mostraram um rácio significativamente mais baixo de Glx frontal para o nível de Cr na linha de base do que os não respondedores. Ambos os grupos apresentaram um rácio NAA/Cr significativamente mais baixo no lobo frontal do que os controlos, mas apenas os não respondedores apresentaram um rácio NAA/Cr significativamente mais baixo no tálamo.

Os resultados confirmam a ligação entre o sistema glutamatérgico e a fisiopatologia da esquizofrenia e sugerem um valor significativo do exame[1] H-MRS na avaliação do efeito do tratamento (Szulc et al., 2013).

2014
GABA e glutamato na esquizofrenia

A esquizofrenia caracteriza-se por uma redução do volume cerebral, que pode ser devida a um processo fisiopatológico em curso. A redução do volume cerebral pode dever-se a uma redução da neurópila em vez de uma perda neuronal, o que sugere uma plasticidade sináptica anormal e microcircuitos corticais.

Um mecanismo possível é a hipofunção dos receptores de glutamato do tipo NMDA, que reduz a excitação dos interneurónios GABAérgicos inibitórios, resultando numa desinibição dos neurónios piramidais glutamatérgicos. A desinibição das células piramidais pode resultar numa estimulação excessiva do glutamato, que, por sua vez, pode causar danos neuronais ou morte celular por excitotoxicidade.

Em 2014, Marsman e colegas publicaram os resultados de um estudo com 17 doentes com esquizofrenia e 23 controlos saudáveis que foram examinados com espetroscopia de ressonância magnética de protões a uma força de campo magnético ultraelevado de 7 tesla. Foram observados os rácios GABA/Creatina, bem como os níveis de Glutamato, NAA, Creatina e Colina nas partes pré-frontal e parieto-occipital do córtex.

Foi observada uma relação mais baixa entre os níveis de GABA e Cr no córtex pré-frontal de doentes com esquizofrenia, em comparação com controlos saudáveis. Além disso, observou-se nos doentes que os rácios GABA/Cr se correlacionam negativamente com a sua função cognitiva, medida pela pontuação do QI.

No entanto, não se observaram alterações significativas no rácio GABA/Cr no córtex parieto-occipital entre doentes e controlos. Os níveis de glutamato, NAA, creatina e colina também não foram diferentes nos doentes e nos controlos nas partes pré-frontal e parietal-occipital do córtex.

As suas descobertas apoiam um mecanismo que envolve níveis alterados de GABA distintos dos níveis de glutamato no córtex pré-frontal medial na Esquizofrenia, particularmente em pacientes com alto rendimento. Um papel (compensatório?) para o GABA através da neurotransmissão inibitória alterada no córtex pré-frontal pode estar em curso em pacientes com QI mais elevado (Marsman et al., 2014).

Além disso, o rácio pré-frontal dos níveis de GABA para Cr em pacientes com esquizofrenia diminui significativamente com o aumento do QI total, quando se corrige a idade, o sexo e as fracções de matéria cinzenta e branca (Marsman et al., 2014).

Em conclusão, utilizando[1] H-MRS a 7 tesla, os rácios GABA/Cr pré-frontais parecem ser mais baixos em doentes medicados com Esquizofrenia em comparação com controlos saudáveis, em contraste com elevações previamente relatadas em doentes não medicados.

Os rácios entre os níveis de GABA e Cr também estão associados ao nível de função cognitiva, com os doentes com elevado desempenho a apresentarem rácios mais baixos entre os níveis de GABA e Cr, indicando um QI elevado. Isto sugere um papel para o GABA nas fases iniciais da doença na Esquizofrenia, sendo necessários mais estudos para avaliar os efeitos da medicação antipsicótica, do envelhecimento e da sintomatologia (Marsman et al., 2014).

2015
^{1}H-MRS de neurotransmissores e moduladores na Esquizofrenia

Em 2015, Wijtenburg e colaboradores apresentaram um tutorial básico de[1] H-MRS, com uma descrição dos métodos disponíveis para medir o glutamato, a glutamina, o ácido gama-aminobutírico, a glutationa, o N-acetilaspartil glutamato, a glicina e a serina no cérebro com forças de campo magnético de 3 tesla ou superiores. Em resumo, as descobertas neuroquímicas com[1] H-MRS foram promissoras para a produção de biomarcadores que podem servir como alvos de tratamento, previsão do início ou progressão da doença na Esquizofrenia (Wijtenburg et al., 2015).

A olanzapina provoca alterações a longo prazo nos níveis de glutamato e GABA

Os medicamentos para o tratamento de *perturbações antipsicóticas atípicas* (AAPD) são amplamente utilizados em crianças e adolescentes para tratar uma variedade de perturbações psiquiátricas. A olanzapina provoca, em experiências com ratos, perturbações comportamentais e neurobiológicas a longo prazo nos dias 28-49 após o nascimento, em condições de dosagem equivalentes às utilizadas terapeuticamente nos seres humanos.

Os medicamentos atualmente aprovados para a esquizofrenia exercem os seus efeitos terapêuticos principalmente através das suas actividades dopaminérgicas. No entanto, são acompanhados de anomalias na transmissão glutamatérgica (GLUérgica) e do ácido gama-amino-butírico (GABAérgica).

Xu e colaboradores apresentaram em 2015 os resultados de uma investigação[1] H-MRS dos efeitos nos níveis de GABA e Glutamato da administração de Olanzapina em experiências com ratos. Os resultados mostraram que o tratamento causou reduções duradouras nos níveis de glutamato e GABA no núcleo accumbens (NAc) de ratos adultos tratados com olanzapina durante a adolescência (Xu et al., 2015).

O núcleo accumbens (NAc ou NAcc), também conhecido como *núcleo accumbens* ou como *núcleo accumbens septi* (latim para núcleo adjacente ao septo) é uma região no prosencéfalo basal rostral à área pré-ótica do hipotálamo. O NAc tem um papel importante no processamento cognitivo da motivação, do prazer e da aprendizagem da recompensa e do reforço e, por conseguinte, tem um papel importante na dependência (*Nucleus accumbens*. Da Wikipédia, a enciclopédia livre).

O núcleo accumbens é um nó chave no "*sistema de recompensa*" do cérebro, cuja função também é perturbada na Esquizofrenia.

A sua análise mostra que, no Nucleus accumbens, o tratamento com Olanzapina na adolescência causa diminuições grandes, significativas e a longo prazo nas concentrações de GABA e GLU (Xu et al., 2015).

^{1}H-MRS e concentrações de proteínas nos tecidos

Em 2015, Stan e colegas investigaram a neurotransmissão excitatória e inibitória do Hipocampo em indivíduos com Esquizofrenia (Stan et al., 2015).

O estudo foi efectuado em parte in vivo com a ajuda da espetroscopia de ressonância magnética de protões (MRS) e em parte com amostras de tecido hipocampal post-mortem, que foram examinadas in vitro com bioquímica de tecidos.

Os resultados da MRS mostram concentrações de glutamato significativamente mais baixas no Hipocampo na Esquizofrenia, e a bioquímica in vitro mostra níveis mais baixos da proteína GluN1 seletivamente no Giro Dentado (DG), ver Figura 3-4b.

Estes resultados fornecem fortes indicações de que o sistema excitatório no Hipocampo está associado à fisiopatologia da Esquizofrenia, com o DG em particular a parecer ser um local de patologia da Esquizofrenia (Stan et al., 2015).

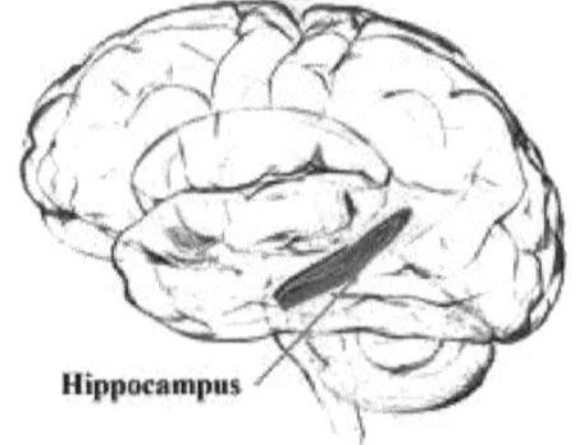

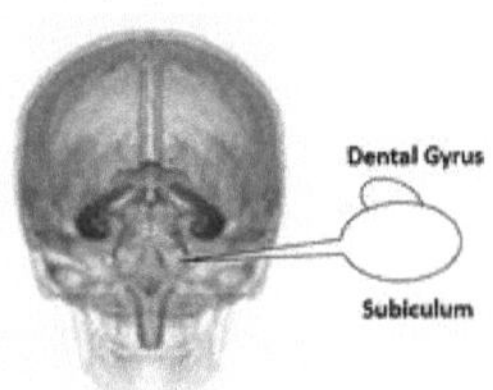

Figura 3-4a
O hipocampo
Figura 3-4b
O giro denteado (GD) faz parte do hipocampo

"O hipocampo é uma elevação convexa de tecido de matéria cinzenta no giro parahipocampal, no corno temporal inferior do ventrículo lateral. Podemos descrevê-lo de forma mais holística como uma fatia curva e recortada do córtex que se dobra na superfície medial do lobo temporal.

O giro denteado (GD) faz parte da formação do hipocampo no lobo temporal do cérebro, que também inclui o hipocampo e o subículo. O GD faz parte do circuito trissináptico do hipocampo e pensa-se que contribui para a formação de novas memórias episódicas, para a exploração espontânea de novos ambientes e para outras funções.

(https://en.wikipedia.org/wiki/Subiculum, 2022, 18 de janeiro)."

GABA e glutamato no córtex cingulado

O córtex cingulado anterior (ACC), constituído pelo ACC perigenual (pgACC) e pelo ACC médio (ou seja, áreas afectivas e cognitivas, respetivamente), desempenha um papel significativo no desempenho de tarefas de jogo, que são utilizadas para medir o comportamento de tomada de decisões em condições de risco. O córtex cingulado anterior (ACC) é fundamental para o processamento emocional e as suas actividades anormais contribuem para as perturbações do humor.

O ACC divide-se em três sub-regiões: ACC dorsal (dACC), ACC perigenual (pgACC) e ACC sub-genual (sgACC). Embora estas regiões estejam implicadas no processamento emocional, a dACC está mais envolvida nas funções cognitivas, enquanto as outras duas regiões são importantes na fisiopatologia das perturbações do humor.

Estudos recentes sugeriram que o sgACC e o pgACC apresentam padrões de atividade opostos relacionados com a emoção e que uma interação entre o ACC e a Amígdala é crítica para as funções do ACC relacionadas com a emoção.

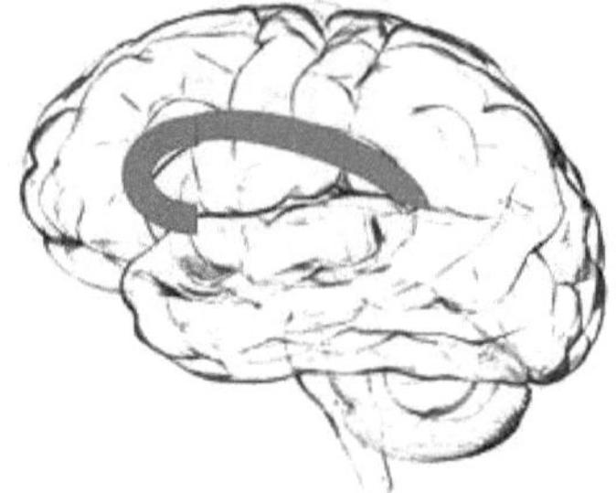

Figura 3-5

No cérebro humano, o córtex cingulado anterior é a parte anterior do córtex cingulado que se assemelha a um "colarinho" que rodeia a parte anterior do corpo caloso. É constituído pelas áreas de Brodmann

Em 2015, Fujihara e colegas apresentaram um estudo de espetroscopia de ressonância magnética envolvendo 20 homens saudáveis. Investigaram a relação entre as concentrações de GABA e de glutamato + glutamina (Glx) no pgACC, no ACC médio e no córtex occipital (OC) com vários índices do comportamento de tomada de decisões em condições de risco com o Cambridge Gambling Task

(CGT) (Fujihara et al., 2015).

Os resultados mostram que o rácio entre os níveis de GABA e Creatina (Cr) no pgACC se correlacionou negativamente com as pontuações de aversão ao atraso. O rácio entre os níveis de Glutamato + Glutamina (Glx) e Creatina (Cr) no pgACC correlacionou-se negativamente com as pontuações de ajustamento ao risco. Isto parece refletir a capacidade de alterar o montante da aposta em função da probabilidade de ganhar ou perder.

Em resumo, os resultados do seu estudo sugerem que no pgACC, mas não no mid-ACC ou OC, as concentrações de GABA e Glx desempenham um papel distinto na regulação da impulsividade e da tomada de riscos durante o comportamento de tomada de decisões em condições de risco (Fujihara et al., 2015).

Análise de imagens de Neuroquímica e Esquizofrenia

Em 2015, Salvati e colegas apresentaram uma revisão sistemática das anomalias cognitivas em doentes com esquizofrenia, utilizando estudos centrados em

- [1]Espectroscopia de ressonância magnética de protões H-MRS
- Tomografia por emissão de positrões PET
- Tomografia computorizada de emissão de fotões únicos SPECT

A revisão mostra indícios de uma neurotransmissão dopaminérgica, GABAérgica e glutamatérgica anormal em doentes com esquizofrenia que não tomam antipsicóticos, em comparação com controlos saudáveis.

O recetor NMDA hipoactivo provoca uma atividade hiperglutamatérgica a jusante, levando à conversão do glutamato em glutamina pela enzima *glutaminase*. Isto aumenta os níveis de glutamina, que, no entanto, não exerce efeitos neurotóxicos.

Para equilibrar a atividade excitatória com a atividade inibitória, o glutamato converte-se em GABA, que é o principal neurotransmissor inibitório.

Os receptores NMDA regulam a dopamina extracelular localizada no neurónio dopaminérgico.

Os receptores NMDA hipoactivos na via cortical do tronco cerebral reduzem a inibição dos neurónios dopaminérgicos tónicos na via meso-cortical, levando a um aumento da libertação de DA. Para suprimir a libertação de dopamina, a densidade dos receptores D2/3 é aumentada (Salavati et al., 2015).

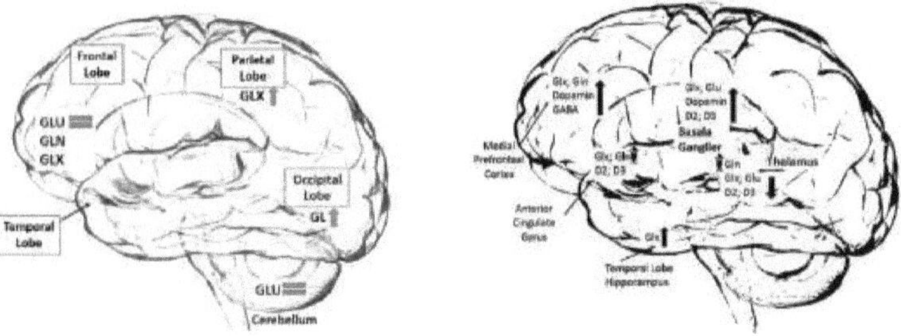

Figura 3-6

Alterações nas substâncias transmissoras Glu, Gln, Glx, GABA e Dopamina, bem como nos receptores de dopamina D2; D3 em doentes com Esquizofrenia em relação a controlos saudáveis em diferentes regiões cerebrais. Figura baseada num estudo de Salavati e colaboradores (Salavati et al., 2015).

2019

Deteção do ácido gama-aminobutírico (GABA) por MRS

Tapper e colaboradores apresentaram em 2019 um método para a eliminação retrospetiva de artefactos de dados de MRS (Tapper et al., 2019).

O seu método retrospetivo baseia-se numa abordagem que combina análises "jackknife" com a correlação de janelas espectrais, sendo por isso designado por "JKC".

Doze voluntários saudáveis efectuaram três protocolos de medição distintos utilizando um sistema de RM de 3T. Um protocolo consistiu em duas medições MEGA-PRESS cerebelares: uma de referência e uma medição que incluía movimentos da cabeça. Um terço dos conjuntos de dados influenciados por artefactos foram tratados como dados de treino para a implementação do método JKC e os restantes foram utilizados para validação.

O método JKC implementado caracterizou corretamente a maioria dos dados de validação. Além disso, após a eliminação dos artefactos detectados, as concentrações resultantes estavam muito mais próximas das calculadas para os conjuntos de dados de referência. Além disso, quando o método JKC é aplicado aos dados de referência, afecta as concentrações estimadas, em comparação com as médias padrão.

O método JKC implementado aplica dados MRS, independentemente de o conjunto de dados ter sido contaminado por artefactos. Além disso, os resultados sugerem que o método JKC atua como um controlo de qualidade de um conjunto de dados, ou como uma indicação de que ocorreu uma mudança na colocação do voxel durante a medição (Tapper et al., 2019).

2021

Níveis corticais de GABA e glutamato nos sintomas de esquizofrenia.

Em 2021, Kozhuharova e colegas investigaram os níveis de GABA e Glutamato no córtex pré-frontal medial com MRS em pessoas com diferentes graus de sintomas de Esquizofrenia. Também investigaram a relação entre a resiliência ao stress e as concentrações de metabolitos GABA e a Esquizofrenia (Kozhuharova et al., 2021).

Em comparação com os indivíduos com um baixo grau de sintomas de esquizofrenia, os indivíduos com um grau mais elevado de sintomas apresentaram níveis mais baixos de metabolitos GABA e glutamato pré-frontais corticais. Além disso, os participantes com níveis elevados de GABA apresentavam níveis mais baixos de sintomas de Esquizofrenia em comparação com os participantes com níveis baixos de GABA e elevada resiliência ou GABA elevado.

Estes resultados mostram que níveis elevados de sintomas de esquizofrenia estão associados a um funcionamento anormal dos sistemas inibitório (GABA) e excitatório (glutamato) e sugerem que estes transmissores estão envolvidos num traço de personalidade que se pensa estar associado a um maior risco de psicose

(Kozhuharova et al., 2021).

2022

Níveis de glutamato intra-corticais em pacientes com TRS

Matrone relatou em 2022 que os pacientes com início precoce de Esquizofrenia resistente ao tratamento (TRS) tiveram um melhor desempenho em comparação com os pacientes adultos. Particularmente em testes cognitivos, como a codificação de símbolos, em relação à gravidade dos sintomas, especialmente os sintomas negativos (Matrone et al., 2022).

A imagem de tensor de difusão com RM mostrou valores baixos de anisotropia fraccionada (FA) em doentes com TRS em comparação com HC nas seguintes áreas:

Em resumo, a MRS mostrou baixos níveis de glutamato e o DTI baixos valores de FA em pacientes com TRS. O TRS de início adulto diferiu pouco do TRS de início precoce na maioria das medidas; o que indica que podem ter ocorrido mudanças desde que a esquizofrenia começou a constituir uma assinatura biológica de resistência ao tratamento. (Matrone et al., 2022).

3.2.3 Resumo do glutamato e do GABA na esquizofrenia

^{1}H-MRS e esquizofrenia crónica

[1]A H-MRS mostra que todos os doentes com esquizofrenia apresentavam uma relação significativamente mais baixa entre os níveis de N-acetil-aspartato (NAA) e de creatina (Cr) do que os controlos no lobo frontal. Os doentes que responderam à terapêutica, os chamados "respondedores", apresentaram um rácio frontal significativamente mais baixo de Glutamato + Glutamina (Glx) para os níveis de Cr do que os não respondedores que, no entanto, tinham um rácio significativamente mais baixo de NAA para os níveis de Cr no Tálamo.

Os resultados indicam que existe uma ligação entre o sistema glutamatérgico e a fisiopatologia da Esquizofrenia. Além disso, os resultados mostram a importância do exame[1] H-MRS na avaliação da resposta ao tratamento em doentes com Esquizofrenia (Szulc et al., 2013).

MRS das anomalias metabólicas do cingulado em doentes

Aparecem diferenças significativas entre a concentração caudal e rostral de N-acetilaspartato (NAA) no CAC de doentes com esquizofrenia, mas não no CAC de controlos saudáveis, o que indica que as diferenças de densidade ou integridade neuronal entre sub-regiões do CAC podem ser características da doença (Hardy et al., 2011).

GABA e glutamato na esquizofrenia

Foram observadas relações mais baixas entre os níveis de GABA e de creatina (Cr) no córtex pré-frontal de doentes com esquizofrenia em comparação com controlos saudáveis. Além disso, nos doentes, os rácios GABA/Cr observados correlacionavam-se negativamente com a sua função cognitiva, medida pela pontuação do QI.

Os resultados indicam níveis mais baixos de GABA, mas níveis inalterados de

103

glutamato no córtex pré-frontal medial na Esquizofrenia, especialmente em pacientes com alto rendimento. A neurotransmissão inibitória alterada no córtex pré-frontal causa alterações no GABA que podem ocorrer em pacientes com QI mais elevado (Marsman et al., 2014).

Em conclusão, utilizando[1] H-MRS a 7 tesla, o rácio pré-frontal dos níveis de GABA para Cr parece ser mais baixo em doentes medicados com Esquizofrenia. Os rácios GABA/Cr estão também associados ao nível de função cognitiva (QI). Os indivíduos com elevado desempenho que apresentam rácios GABA/Cr mais baixos têm também um QI elevado. Isto sugere que o nível de GABA desempenha um papel nas fases iniciais da Esquizofrenia (Marsman et al., 2014).

Em resumo,[1] O exame e a análise do sistema glutamatérgico por H-MRS contribuem com informações significativas tanto para o diagnóstico como para a avaliação do efeito do tratamento na esquizofrenia.

^{1}H-MRS e concentrações de proteínas nos tecidos

Os resultados *in vivo* da MRS mostram concentrações significativamente mais baixas de glutamato no hipocampo na esquizofrenia, e os resultados da bioquímica *in vitro* mostram níveis mais baixos de proteína GluN1 seletivamente no giro dentado (DG).

Num modelo de rato com um gene GRIN1 no DG, uma redução selectiva da proteína GluN1 no DG foi suficiente para reduzir as concentrações de glutamato em todo o Hipocampo.

Estes resultados fornecem fortes indicações de que o sistema excitatório no Hipocampo está associado à fisiopatologia da Esquizofrenia, com o DG em particular a parecer ser um local de patologia da Esquizofrenia (Stan et al., 2015).

3.2.4 Referências sobre o glutamato e o GABA na esquizofrenia

CARLSSON, A., WATERS, N., HOLM-WATERS, S., TEDROFF, J., NILSSON, M. & CARLSSON, M. L. 2001. Interacções entre monoaminas, glutamato e GABA na esquizofrenia: novas provas. *Annu Rev Pharmacol Toxicol,* 41, 237-60.

CHAN, M. K., HARRIS, L. W., GUEST, P. C., BAHN, S., TSANG, T. M. & HOLMES, E. 2011. Evidência de efeitos de doenças e medicamentos antipsicóticos no cérebro post-mortem de pacientes com esquizofrenia. *Molecular Psychiatry,* 16, 1189-1202-1202.

EYJOLFSSON, E. M., NILSEN, L. H., KONDZIELLA, D., BRENNER, E., HABERG, A. & SONNEWALD, U. 2011. Altered C-13 glucose metabolism in the cortico-striato-thalamo-cortical loop in the MK-801 rat model of schizophrenia. *JOURNAL OF CEREBRAL BLOOD FLOW AND METABOLISM,* 31, 976-985.

FUJIHARA, K., NARITA, K., SUZUKI, Y., TAKEI, Y., SUDA, M., TAGAWA, M., UJITA, K., SAKAI, Y., NARUMOTO, J., NEAR, J. & FUKUDA, M. 2015. Relação das concentrações de ácido gama-aminobutírico e glutamato mais glutamina no córtex cingulado anterior perigenual com o desempenho da Cambridge Gambling Task. *Neuroimage,* 109, 102-108.

GASPAR, P. A., BUSTAMANTE, M. L., SILVA, H. & ABOITIZ, F. 2009.

Mecanismos moleculares subjacentes à disfunção glutamatérgica na esquizofrenia: Therapeutic implications. *Journal of Neurochemistry,* 111, 891-900.

HARDY, C. J., TAL, A., BABB, J. S., PERRY, N. N., MESSINGER, J. W., ANTONIUS, D., MALASPINA, D. & GONEN, O. 2011. Espectroscopia de RM de prótons multivoxel usada para distinguir anormalidades metabólicas do cingulado anterior em pacientes com esquizofrenia. *Radiology,* 261, 542-550.

KOZHUHAROVA, P., DIACONESCU, A. O. & ALLEN, P. 2021. GABA e glutamato corticais reduzidos na esquizotipia elevada. *Psychopharmacology,* 238, 2459-2470.

LIN, Y., STEPHENSON, M. C., XIN, L., NAPOLITANO, A. & MORRIS, P. G. 2012. Investigating the metabolic changes due to visual stimulation using functional proton magnetic resonance spectroscopy at 7 T. *Journal of Cerebral Blood Flow and Metabolism,* 32, 1483-1495.

MARSMAN, A., MANDL, R. C. W., KLOMP, D. W. J., BOHLKEN, M., BOER, V. O., ANDREYCHENKO, A., CAHN, W., KAHN, R. S., LUIJTEN, P. R. & POL, H. E. H. 2014. GABA e glutamato na esquizofrenia: A 7 T H-1-MRS study. *neuroimage-clinical,* 6, 398-407.

MATRONE, M., KOTZALIDIS, G. D., ROMANO, A., BOZZAO, A., CUOMO, I., VALENTE, F., GABAGLIO, C., LOMBARDOZZI, G., TROVINI, G., AMICI, E., PERRINI, F., DE PERSIS, S., IASEVOLI, F., DE FILIPPIS, S. & DE BARTOLOMEIS, A. 2022. Esquizofrenia resistente ao tratamento: Abordagem da integridade da substância branca, níveis de glutamato intracorticais, perfis clínicos e cognitivos entre doentes com início precoce e adultos. *Progresso em NEUROPSICOFARMACOLOGIA e psiquiatria biológica,* 114.

SALAVATI, B., RAJJI, T. K., PRICE, R., SUN, Y., GRAFF-GUERRERO, A. & DASKALAKIS, Z. J. 2015. Neuroquímica baseada em imagens na esquizofrenia: Uma revisão sistemática e implicações para a potenciação disfuncional de longo prazo. *Schizophrenia Bulletin,* 41, 43-56.

STAN, A. D., GHOSE, S., ZHAO, C., HULSEY, K., MIHALAKOS, P., YANAGI, M., MORRIS, S. U., BARTKO, J. J., CHOI, C. & TAMMINGA, C. A. 2015. Espectroscopia de ressonância magnética e concentrações de proteínas teciduais juntas sugerem menor sinalização de glutamato no giro dentado na esquizofrenia. *Molecular Psychiatry,* 20, 433-439.

SZULC, A., KONARZEWSKA, B., GALINSKA-SKOK, B., LAZARCZYK, J., WASZKIEWICZ, N., TARASOW, E., MILEWSKI, R. & WALECKI, J. 2013. Medidas de espetroscopia de ressonância magnética de prótons relacionadas ao resultado sintomático de curto prazo na esquizofrenia crônica. *Neuroscience Letters,* 547, 37-41.

TAPPER, S., TISELL, A., HELMS, G. & LUNDBERG, P. 2019. Eliminação retrospetiva de artefactos no MEGA-PRESS utilizando uma abordagem de correlação. *Ressonância Magnética em Medicina,* 81, 2223-2237.

WIJTENBURG, S. A., YANG, S., FISCHER, B. A. & ROWLAND, L. M. 2015.

Avaliação in vivo de neurotransmissores e moduladores com espetroscopia de ressonância magnética: Aplicação à esquizofrenia. *Neuroscience and Biobehavioral Reviews,* 51, 276-295.

XU, S., GULLAPALLI, R. P. & FROST, D. O. 2015. O tratamento antipsicótico com olanzapina em ratos adolescentes causa alterações a longo prazo nos níveis de glutamato e GABA no núcleo accumbens. *Schizophrenia Research,* 161, 452-457.

3.3 Catabolismo do triptofano (TRYCAT) e esquizofrenia

3.3.1 Triptofano

O triptofano (TPH) é um dos aminoácidos essenciais, que o organismo não consegue produzir por si só, pelo que deve ser fornecido através da ingestão de alimentos. O TPH é caracterizado pelo aminoácido Alanina que está ligado a um grupo Indole e é identificado por qualquer um dos quatro códons genéticos GCU, GCC, GCA e GCG. No sangue, o triptofano está ligado à albumina sanguínea.

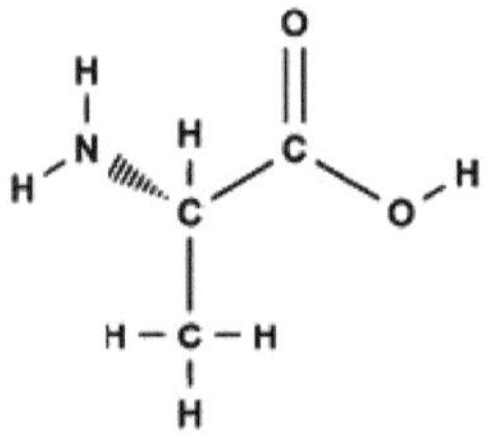

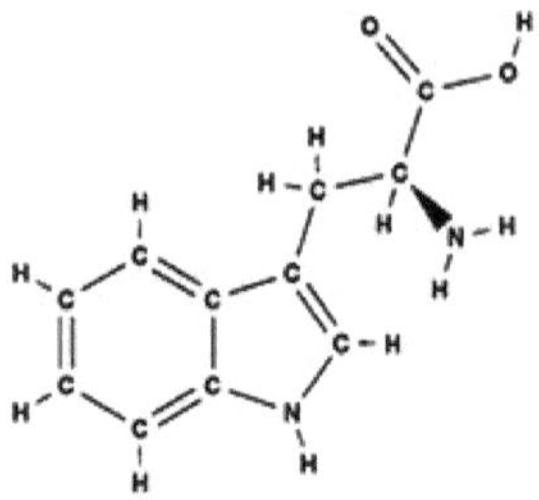

Figura 3-7a

A alanina é um α-aminoácido (ácido 2-aminopropanóico) (MolView)

Figura 3-7b

O triptofano tem um dos hidrogénios de metilo da alanina substituído por um indole (MolView)

3.3.2 A via da serotonina

Na via da serotonina, o triptofano (TPH) é convertido em 5-hidroxitriptofano (5-HTP) pela enzima TPH1 nas células enterocromafins ou pela TPH2 nos neurónios entéricos ou centrais. O 5-hidroxitriptofano é depois descarboxilado para formar 5-hidroxitriptamina (5-HT), que é equivalente à serotonina.

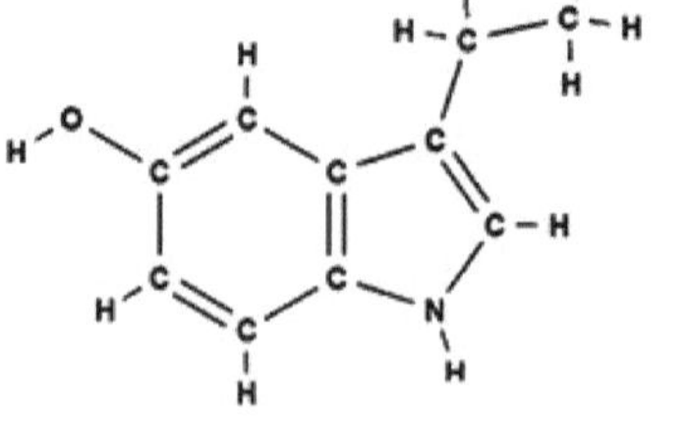

Figura 3-8

Serotonina equivalente à 5-hidroxitriptamina (5-HT) (MolView)

A serotonina (5-HT) pode ainda ser metabolizada para formar melatonina, ou decomposta pela MAO em ácido 5-hidroxil-indol-acético (5-HIAA), que é excretado na urina.

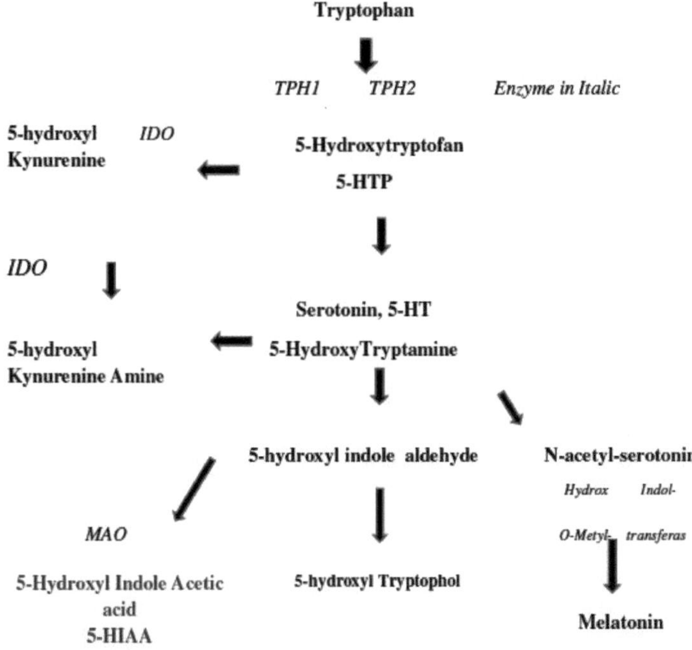

Figura 3-9 Conversão do triptofano através da via da serotonina

3.3.3 A via da quinurenina

Na via da quinurenina, 90% da degradação do triptofano ocorre através da conversão em quinurenina pela enzima *triptofano-2,3-dioxigenase* (TDO) no fígado. Os restantes 10% são convertidos em quinurenina pela enzima *Indolamina 2,3-dioxigenase* (IDO) no cérebro, no trato gastrointestinal e no fígado.

A quinurenina é posteriormente metabolizada em ácido quinurénico pelas isoenzimas da *quinurenina-amino-transferase* (KAT). Também é metabolizada em ácido quinolínico QA, que é neurotóxico. O ácido quinolínico é convertido em *nicotinamida-adenina-dinucleótido* (NAD), que é uma coenzima central para o metabolismo. O NAD existe em duas formas: uma forma oxidada, abreviada como NAD+, e uma forma reduzida, NADH (H para hidrogénio).

Em alternativa, a quinurenina é convertida em 3-hidroxiquinurenina (3-HK) e depois em ácido xanturénico (XA) (ver fórmulas no APÊNDICE).

A Figura 3-10 mostra as várias etapas da conversão do triptofano através da via da quinurenina.

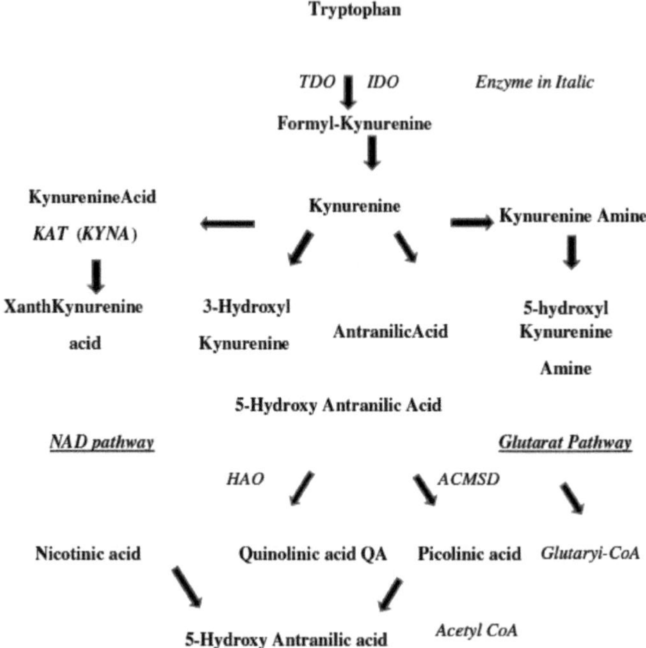

Figura 3-10 Conversão do triptofano através da via da quinurenina

3.3.4 A via intestino-micróbio

Os micróbios do intestino expressam várias enzimas que metabolizam o triptofano em indole e derivados de indole.

A conversão do triptofano (TPH) em ácido indole-3-propiónico (IPA) é inicialmente realizada pela enzima *aromático-amino-ácido-descarboxilase* (ArAT) e forma o ácido indole-3-pirúvico (IPYA), que é depois convertido em ácido indole-3-lático (ILA) e ácido indole-3-acrílico (IA) antes da conversão em ácido indole-3-propiónico (IPA).

Através de outras enzimas que degradam o triptofano, a indole-3-acetamida (IAM) pode ser convertida em ácido indole-3-acético (IAA) e depois em indole-3-aldeído (IAld).

O indole-3-acetaldeído (IAAld), formado pela triptamina, pode também ser convertido em indole-3-ácido acético (IAA) e depois em indole-3-aldeído (IAld). Os micróbios podem também transformar diretamente o triptofano (TPH) em indole.

A Figura 3-11 mostra a conversão do triptofano através da via intestinal-micróbio.

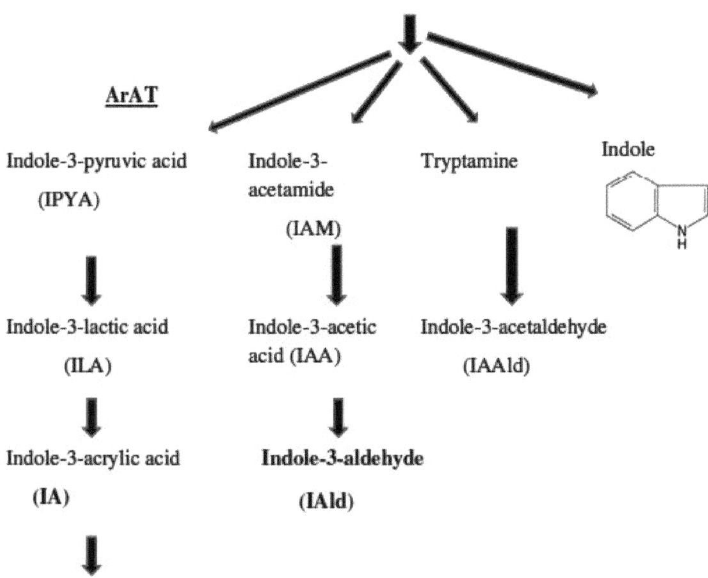

Figura 3-11 Conversão do triptofano através da via intestinal-micróbio

A ingestão dietética de triptofano (TPH) é absorvida no epitélio do intestino delgado. Nas células enterocromafins (CE) do intestino, o triptofano (TPH) é libertado inalterado na circulação sanguínea, onde é metabolizado no fígado e noutros tecidos periféricos em quinurenina e seus metabolitos.

Em alternativa, converte-se em serotonina (5-HT) nas CE através da enzima *triptofano hidroxilase-1* (TPH1). O triptofano livre (TPH) é transferido através da barreira hemato-encefálica (BBB) para os astrócitos através da enzima *Lat-1* (grande transportador de aminoácidos neutros). Nos neurónios e na glia, o triptofano (TPH) é convertido em serotonina através do TPH2, ou catabolizado através da via de degradação da quinurenina em ácido quinurénico. A maior parte do ácido quinolínico do cérebro deriva do catabolismo do triptofano (TPH) na microglia (Roth et al., 2021).

3.3.5 Publicações sobre a ingestão e a absorção de triptofano

A importância do metabolismo do triptofano para a cognição

Em 2021, Gostner e os seus colegas estudaram as células T-helper do tipo 1 (Th1) que produzem interferão-gama, interleucina (IL-2) e fator de necrose tumoral (TNF-a), que activam os macrófagos e são responsáveis pela imunidade mediada por células e pela proteção imunitária dependente dos fagócitos. Durante as respostas imunitárias do tipo Th1, a enzima de degradação do triptofano

Indoleamina2,3-dioxigenase (IDO) também acelera a decomposição do triptofano em quinurenina, resultando num aumento da concentração de quinurenina em triptofano.

As baixas concentrações de triptofano ocorrem em doentes que sofrem de imunopatologias, como infecções virais, síndromes auto-imunes e certos tipos de cancro. Nestas condições clínicas, existe uma relação entre o aumento da degradação do triptofano e as perturbações do humor.

Os compostos antioxidantes, incluindo as vitaminas C e E, bem como alguns corantes alimentares, podem inibir a ativação imunitária do tipo Th1, o que pode causar uma inibição da atividade da IDO (Gostner et al., 2015).

A dieta pode aumentar a neurotransmissão serotoninérgica na depressão

Shabbir apresentou em 2013 que uma dieta rica em Hidratos de Carbono, Triptofano e Vitamina-B6 reduz os sintomas de depressão. O neurotransmissor Serotonina (5-HT), sintetizado no cérebro a partir do triptofano (Figura 3-9), desempenha um papel importante no alívio dos distúrbios de humor, na saciedade e na regulação do sono. Embora a dieta seja rica em serotonina (5-HT), esta não está prontamente disponível para o SNC devido à barreira hemato-encefálica. No entanto, o precursor da serotonina, o triptofano, pode atravessar a barreira hemato-encefálica. No cérebro, o triptofano é convertido em serotonina (5-HT) pelas enzimas *triptofano hidroxilase* e *5-HT descarboxilase*, respetivamente, na presença de fosfato de piridoxal, derivado da vitamina B6.

As dietas ricas em hidratos de carbono desencadeiam respostas da insulina para aumentar a biodisponibilidade do triptofano no SNC, o que é responsável pelo aumento do desejo por dietas com hidratos de carbono. A dieta rica em triptofano e a vitamina B6 são importantes para aumentar a neurotransmissão serotoninérgica associada à depressão e a várias doenças neurodegenerativas (Shabbir et al., 2013).

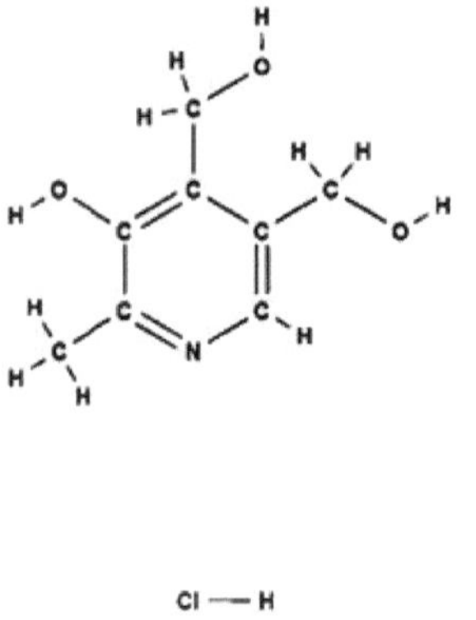

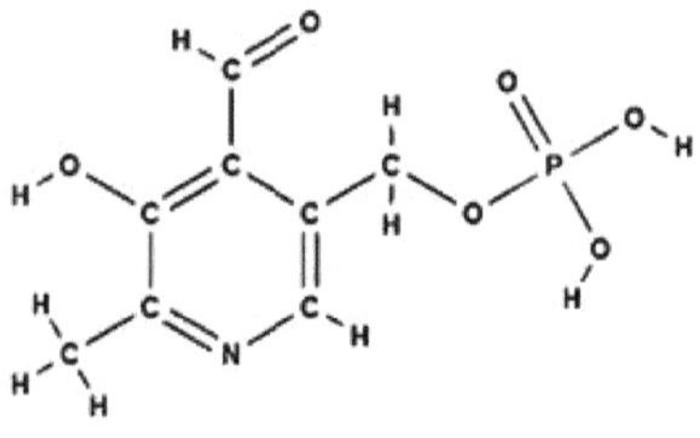

Figura 3-12a
Vitamina B6 HCl
Figura 3-12b
Fosfato de piridoxal

**O aumento do nível plasmático de triptofano reduz
o risco de doenças cardiovasculares**

Em 2017, Yu apresentou um estudo sobre a relação entre os metabolitos da via triptofano-kinurenina e as doenças cardiovasculares associadas ao consumo da dieta mediterrânica ("MedDiet").

Estudou as concentrações plasmáticas de triptofano, cinurenina, ácido cinurénico, ácido 3-hidroxiantranílico e ácido quinolínico antes e depois de um ano de intervenção com uma "MedDiet".

Após um ano de "MedDiet", o aumento da concentração de triptofano no plasma foi significativamente associado a uma redução do risco de doença cardiovascular. Uma "MedDiet" pode assim contrariar os efeitos nocivos dos baixos níveis de triptofano no plasma sanguíneo (Yu et al., 2017).

Nível de triptofano no leite materno após um parto normal e pré-termo

Em 2018, O'Rourke e colegas estudaram o aminoácido essencial triptofano no leite materno. Os baixos níveis de triptofano no leite materno, que é a única fonte de alimento para os bebés, podem ter consequências para o seu neurodesenvolvimento.

O objetivo do seu estudo era comparar a relação entre o triptofano e os seus metabolitos neuroactivos quinurenina (Kyn) e ácido quinurénico (KynA) no leite materno durante os primeiros 14 dias após o parto normal e prematuro, bem como a relação entre o metabolismo do triptofano e o stress materno e o estado imunitário.

A Kyn, a KynA e o rácio Kyn/TRP aumentaram significativamente no leite materno do dia 7 para o dia 14 ($p<0,05$) no parto normal, mas não no parto pré-termo. O TNF-a, a IL-6 e a IL-8 foram mais elevados no dia 7 em comparação com o dia 14 no leite materno, tanto em partos normais como em partos pré-termo. No entanto, não houve diferenças significativas entre os níveis de cortisol no leite materno em partos normais e pré-termo.

A baixa disponibilidade de triptofano no leite materno após o nascimento pré-termo em comparação com o normal, combinada com níveis mais elevados de marcadores inflamatórios no 7º dia, pode ter implicações para o desenvolvimento neurológico dos bebés pré-termo (O'Rourke et al., 2018).

Regulação do metabolismo do triptofano pelo microbiota intestinal

Em 2018, Agus e colaboradores estudaram as vias do metabolismo do triptofano no intestino que conduzem à serotonina (5-hidroxitriptamina), à quinurenina (Kyn) e aos derivados do indole sob controlo direto ou indireto da microbiota (Agus et al., 2018).

O recetor de hidrocarbonetos arilo (AhR ou recetor de dioxinas), codificado pelo gene AHR, é um fator de transcrição que regula a expressão genética. Vários derivados endógenos do indole, como a quinurenina, activam (ou desactivam) o AhR.

Para além de regular as enzimas metabólicas, os AhR desempenham papéis na regulação da imunidade, na manutenção das células estaminais, na diferenciação celular, na homeostase imunitária, na função epitelial, na resistência aos agentes patogénicos e no metabolismo dos xenobióticos,

Em situações em que a IDO está sobreactivada, a disponibilidade de TRP gastrointestinal diminui, o que pode contribuir para uma menor produção de agonistas AhR pela microbiota intestinal. No entanto, a manipulação baseada na microbiota das vias IDO1 e 5-HT no intestino requer um melhor conhecimento dos microrganismos envolvidos (Agus et al., 2018).

Metabolismo do triptofano e da serotonina na função gastrointestinal

Keszthelyi e colaboradores estudaram em 2009 o triptofano, que é o precursor de uma vasta gama de metabolitos que estão envolvidos numa variedade de aspectos da nutrição humana. Os metabolitos do triptofano, nomeadamente a serotonina (5-hidroxitriptamina), desempenham um papel importante na fisiopatologia intestinal. As alterações do metabolismo da serotonina podem dar origem a disfunções gastrointestinais.

No entanto, outros metabolitos do triptofano, principalmente da via da quinurenina, também desempenham um papel na regulação da função intestinal.

Os suplementos probióticos, por exemplo, podem ter como objetivo substituir ou reduzir os produtos de degradação do triptofano potencialmente tóxicos de bactérias como a *E. coli* e a *Clostridia*. Assim, a modulação nutricional da dieta pode oferecer uma ferramenta para melhorar a compreensão da função gastrointestinal. No entanto, para melhorar os efeitos benéficos e minimizar os efeitos negativos, são necessários mais conhecimentos sobre os processos subjacentes à conversão bacteriana do triptofano. (Keszthelyi et al., 2009).

Uma vez na circulação periférica, o triptofano está 80-90% ligado à albumina e o resto está livre em solução. Através do transportador de aminoácidos do tipo L (LAT1/Lat1), o triptofano livre atravessa a barreira hemato-encefálica (BBB) para o sistema nervoso central (SNC).

Lat1 expressa por neurónios, astrócitos e microglia, que formam uma barreira secundária à captação de triptofano no cérebro.

A triptofano hidroxilase (TPH) catalisa a etapa inicial e limitadora da taxa de conversão do triptofano em serotonina. No intestino, as células enterocromafins (CE) expressam a *triptofano hidroxilase* (*TPH1*), enquanto no sistema nervoso central (SNC) e no sistema nervoso entérico (SNE), os neurónios serotoninérgicos expressam *A TPH2*. Tanto *A TPH1* como *A TPH2* convertem o triptofano no produto intermédio L- 5-hidroxitriptofano (5-HTP). A enzima *L-aminoácido descarboxilase* converte depois o 5-HTP em 5-hidroxitriptamina (5-HT), ou seja, em serotonina.

Na glândula pineal, o triptofano é convertido pela *TPH1* em serotonina, que por sua vez pode ser convertida em melatonina, que é o principal regulador endógeno do início do sono e do ritmo circadiano. A serotonina é catabolizada alternativamente pela *monoamina oxidase (MAO)* em 5-hidroxiindol acetaldeído e posteriormente pela *aldeído desidrogenase* em ácido 5-hidroxiindol acético (5-HIAA), que é excretado na urina (Keszthelyi et al., 2009).

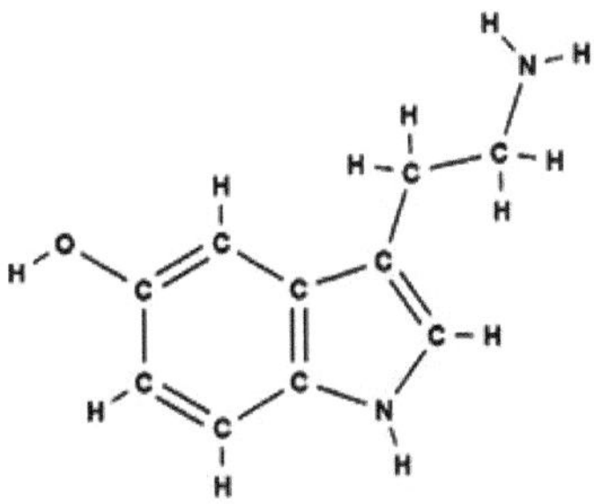

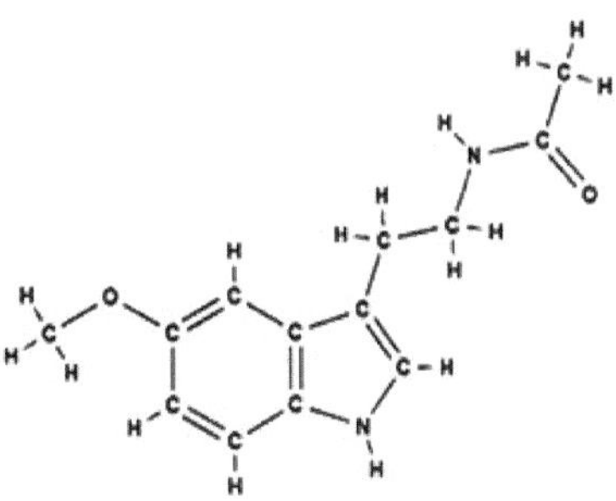

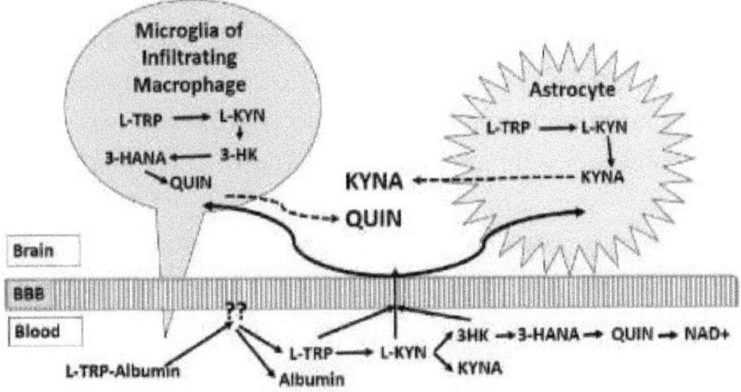

Figura 3-13a
Serotonina 5-Hidroxitriptamina (5- HT)
Figura 3-13b
Melatonina

3.3.6 Publicações sobre a via do triptofano para o cérebro

Triptofano circulante ligado à albumina em ratos e coelhos

Em 1990, Pardridge & Fierer estudaram o triptofano, que é o único aminoácido na circulação ligado à albumina. Estudos anteriores sugeriram que o fornecimento de triptofano ao cérebro é uma função do triptofano livre ou do triptofano ligado à albumina no sangue. No entanto, uma vez que a molécula de albumina não consegue atravessar a parede capilar do cérebro, ou seja, a barreira hemato-encefálica (BHE), o triptofano deve dissociar-se da albumina imediatamente antes da passagem pela BHE.

As medições da constante de dissociação (Kg) para a ligação da albumina ao[14] C-triptofano mostram que o triptofano é transportado para o cérebro a partir do triptofano ligado à albumina em circulação através de um mecanismo de dissociação que varia entre diferentes espécies animais, bem como com a anestesia e a hemodinâmica cerebral (Pardridge e Fierer, 1990).

Metabolismo do triptofano no sistema nervoso central

Em 2006, Ruddick e colegas estudaram o metabolismo do aminoácido L-triptofano, que é um processo fisiológico altamente regulado, que leva à geração de vários processos neuroactivos no sistema nervoso central.

Figura 3-14

113

Metabolismo do triptofano (L-TRP) em quinurenina (L-KYN), 3-hidroxi-quinurenina (3-HK), ácido 3-hidroxiantranílico (3-HANA), ácido quinolínico (QUIN) e ácido quinurénico (KYNA) (Ruddick et al., 2006)

Estas envolvem a substância sinalizadora serotonina (5-hidroxitriptamina, 5- HT), bem como produtos da via da quinurenina, tais como:
3-hidroxiquinurenina, ácido 3-hidroxi-antranílico, ácido quinolínico e ácido quinurénico. Assim como a melatonina e a triptamina. Os mecanismos moleculares envolvidos na regulação do metabolismo do triptofano e as implicações médicas estão associados à desregulação das vias serotoninérgica e quinurénica do metabolismo do triptofano.
Assim, a via cinurénica no sistema nervoso central tem consequências importantes para a fisiologia e o comportamento relacionados com a demência, a doença de Huntington e a doença de Alzheimer (Ruddick et al., 2006).

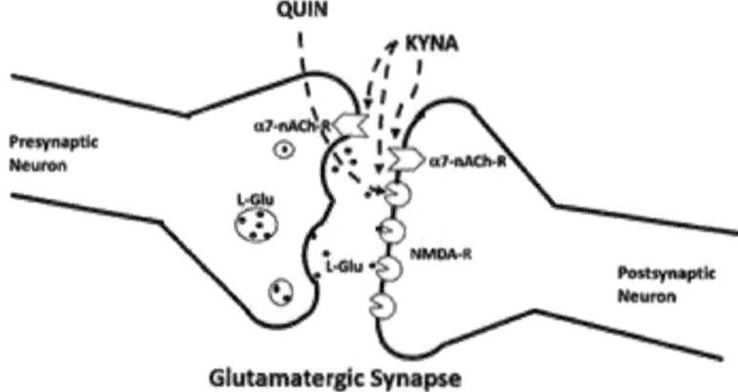

Figura 3-15
A influência do ácido quinolínico (QUIN) e do ácido quinurénico (KYNA) numa sinapse glutamatérgica no cérebro, o KYNA afecta o recetor alfa-7 nicotínico da acetilcolina (a7-nACh-R), enquanto o L-Glutamato e o QUIN afectam o recetor N-metil-D-aspartato (NMDA-R) (Ruddick et al., 2006).

Regulação da síntese de serotonina

Boadle-Biber estudou em 1993 a forma como a serotonina no sistema nervoso central actua como um modulador, que pode afetar o nível de resposta sensorial ou a atividade motora. Os receptores 5-HT acoplados à proteína G regulam o papel modulador da serotonina.

A serotonina tem um vasto repertório de acções no sistema nervoso central. No entanto, a sinalização metabotrópica pode não exigir que a saída do transmissor seja regulada com o mesmo grau de precisão que a sinalização ionotrópica, que transmite a informação rapidamente através do sistema nervoso. O desafio futuro consiste em compreender a ligação na regulação dos receptores 5-HT no neurónio (Boadle-Biber, 1993).

Regulação dos circuitos dos gânglios basais pelos receptores 5-HT2A

Guilhemsang e colaboradores relataram em 2023 como os roedores transmitem informação cortical à "*Substantia nigra pars reticulata*" (SNr) através de circuitos motores e pré-frontais mediais (mPF) dos gânglios basais (BG) envolvidos em comportamentos motores e cognitivamente motivados, respetivamente.

Os receptores serotoninérgicos 5-HT2A estão localizados nestas duas redes neuronais e apresentam diferenças topográficas, com uma expressão elevada nos territórios associativos/límbicos e uma expressão muito baixa no núcleo subtalâmico. Guilhemsang e colaboradores investigaram se a estimulação dos receptores 5-HT2A poderia ter uma assinatura específica na regulação dinâmica dos circuitos BG, que modulam preferencialmente o processamento da informação mPF através das vias transestriatais.

Em conjunto, os seus resultados sugerem que os receptores 5-HT2A têm uma ação moduladora preferencial na regulação dinâmica dos circuitos dos gânglios basais (BG).

Os circuitos motor e pré-frontal medial (mPF) dos gânglios basais (BG) desempenham um papel importante em funções cerebrais integradoras, como o controlo do movimento e o comportamento cognitivo/motivacional, respetivamente. Embora estas redes neuronais expressem receptores 5-HT2A, a expressão é maior nas estruturas associativas/límbicas do que nas motoras.

Os resultados do estudo mostram uma dissociação dependente da topografia nos efeitos provocados pelo agonista 5HT2A TCB-2, (ver Figura 3-16), que aumenta especificamente a atividade dos neurónios *da pars reticulata da substância negra medial* e tem um efeito preferencial no processamento da informação da mPF através da via direta estriato-nigral. Trata-se muito provavelmente de efeitos mediados pelo receptor 5-HT2A que requerem a mobilização do sistema 5-HT endógeno.

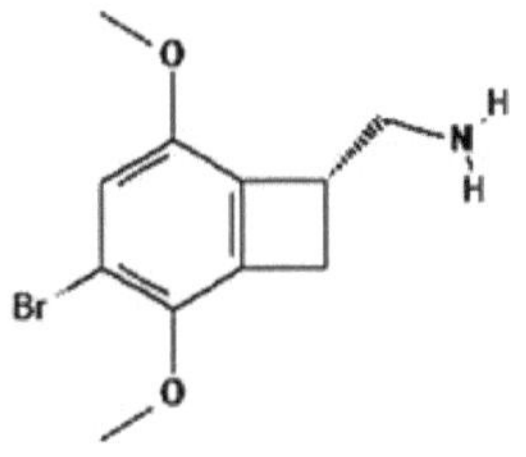

Figura 3-16
O agonista 5HT2A TCB-2 ((r)-4-Bromo-3,6-dimetoxibenzo- Ciclobuten-1 -il)-Metilamina (Moleview)

Os seus resultados demonstram que a assinatura específica dos receptores 5-HT2A afecta a regulação dinâmica dos circuitos dos gânglios basais (BG) (Guilhemsang et al., 2023).

Serotonina, metabolismo do triptofano e o eixo cérebro-intestino-microbioma

Em 2015, O'Mahony e colegas estudaram o eixo cérebro-intestino, que constitui um sistema de comunicação bidirecional entre o sistema nervoso central e o trato gastrointestinal. A serotonina actua como um neurotransmissor importante em ambos os terminais desta rede, com um papel crucial para o microbioma intestinal na regulação do funcionamento normal deste eixo (O'Mahony et al., 2015).

Em particular, torna-se claro que a influência microbiana no metabolismo do triptofano e no sistema serotoninérgico é importante na regulação do sistema do eixo cérebro-intestino.

Existe também uma sobreposição considerável entre os comportamentos influenciados pelo microbiota intestinal e os que dependem de uma neurotransmissão serotoninérgica intacta. O sistema serotoninérgico em desenvolvimento pode ser vulnerável a padrões diferenciais de colonização microbiana antes do aparecimento de uma microbiota intestinal estável semelhante à do adulto.

Nos idosos, a diversidade e a estabilidade reduzidas do microbiota intestinal podem ditar problemas de saúde relacionados com a serotonina. No entanto, os mecanismos subjacentes a este facto requerem um estudo mais aprofundado.

A capacidade do microbiota intestinal de controlar o metabolismo do triptofano do hospedeiro através da via da quinurenina pode, assim, reduzir simultaneamente a porção disponível para a síntese da serotonina e aumentar a produção de metabolitos neuroactivos.

Tabela 3-1

Localização de diferentes tipos de receptores de serotonina (5-HT) no SNC e sua função

Tipo de Recetor	Localização/Função no SNC
5-HT1A	Hipocampo, septo, núcleos dorsais da rafe e amígdala; autoreceptores, inibição neuronal; regulação do humor, cognição, dor, sono, função neuroendócrina
5-HT1B	Estriado, córtex pré-frontal; autoreceptor
5-HT1D	Núcleos da rafe, vasos intracranianos; Autoreceptor, Contração do músculo liso vascular
5-HT1E	Caudado, Putamen; função pouco clara
5-HT1F	Neocórtex; informações sensório-motoras ou aferentes associadas às funções límbicas
Tipo 5-HT1	Vasos intracranianos; Inibição da libertação de norepinefrina, contração do músculo liso
5-HT1P	N/A
5-HT2A	Cerebelo, septo lateral, hipotálamo, amígdala; Sono, alucinações, efeitos neuroquímicos e comportamentais dos psicoestimulantes
5-HT2B	Núcleo Accumbens, área tegmental ventral, amígdala, medula espinal; modulação da libertação de 5-HT, pode ser necessária para os efeitos comportamentais induzidos pela MDMA, hiperfagia, comportamentos de grooming
5-HT2 C	Córtex cerebral, hipocampo, amígdala, plexo coroide; Humor, ingestão de alimentos, secreção de fluido cerebrospinal
5-HT3	Hipocampo, núcleo motor dorsal da área solitária postrema, medula espinal; Emese, dor, modula a libertação de outros neurotransmissores
5-HT4	O sistema límbico; Humor, cognição
5-HT5A	Córtex, hipocampo, hipotálamo, amígdala e cerebelo; Humor, perceção sensorial, funções neuroendócrinas
5-HT6	Striatum, amígdala, núcleo accumbens, tubérculo olfativo, córtex; Humor
5-HT7	Sistema límbico e regiões talamocorticais; Humor, sono

A influência terapêutica da microbiota intestinal pode ser uma possível estratégia de tratamento para doenças relacionadas com a serotonina, tanto no cérebro como no sistema intestinal (O'Mahony et al., 2015).

Infeção pré-natal, ativação imunitária materna e risco de esquizofrenia

Canetta & Brown estudaram em 2012 uma grande quantidade de literatura epidemiológica que indica uma ligação entre a infeção pré-natal, com a subsequente "ativação imunitária materna" (MIA) e o aumento do risco de esquizofrenia mais tarde na vida. Estes estudos epidemiológicos inspiraram a investigação pré-clínica utilizando modelos de roedores e primatas de infeção pré-natal e MIA.

Os resultados de estudos pré-clínicos indicam que a infeção grave e a ativação imunitária durante a gravidez podem afetar negativamente o desenvolvimento cerebral da descendência e prejudicar o comportamento dos indivíduos adultos.

Este resumo das descobertas epidemiológicas e pré-clínicas sustenta que a infeção sistémica induzida na mãe durante a gravidez é um fator de risco para o desenvolvimento de esquizofrenia nos seus descendentes (Canetta e Brown, 2012).

A ativação imunitária materna (MIA) pode causar esquizofrenia nos seus descendentes

Talukdar e colaboradores relataram em 2021 os resultados de um estudo sobre a ativação imunitária materna (MIA) que conduz a alterações neuro-progressivas e a comportamentos semelhantes aos da esquizofrenia na sua descendência (Talukdar et al., 2021).

O estudo teve por objetivo determinar se a ativação imunitária materna (MIA) induzida por uma infeção pré-natal provoca comportamentos semelhantes aos da esquizofrenia no cérebro da descendência de ratos Sprague Dawley. Através da ativação dos "receptores Toll-like" (TLR) e das vias do inflamassoma com poli-inosínico-policitidílico (poli-[I:C]), lipopolissacárido (LPS) ou solução salina injetados no dia da gravidez.

As crias de mães tratadas com poli-[I:C] e LPS apresentaram um aumento dos comportamentos do tipo ansioso, défices nos comportamentos sociais e na inibição pré-pulso. O hipocampo da descendência de ratos mostrou um aumento da expressão de "receptores do tipo Toll" (TLR) e do inflamassoma:

- Tlr3, Tlr4, Nlrp3, Il1b e Il18 por poli (I:C) e
- Tlr4, Nlrp3, Cas1, Il1b e Il18 de mães tratadas com LPS.

Os resultados sugerem que a MIA devida a uma infeção pré-natal pode desencadear vias TLR e inflamassoma que aumentam o risco de comportamentos semelhantes aos da esquizofrenia nas fases posteriores da vida da descendência (Talukdar et al., 2021).

O polimorfismo do gene TPH1 afecta a
patogénese da esquizofrenia

Galaktionova e colaboradores relataram em 2014 as frequências alélicas e genotípicas de 198 indivíduos esquizofrénicos e 192 indivíduos saudáveis. Os resultados mostraram que os polimorfismos dos genes SLC18A1, TPH1 e RELN estavam associados ao risco de esquizofrenia.

Alguns polimorfismos do TPH1 prejudicam a conversão do triptofano em serotonina, o que afecta a patogénese da esquizofrenia (Galaktionova et al., 2014).

Complemento C3 mediado pela
poda sináptica microglial
e esquizofrenia

A associação genética mais forte da esquizofrenia a nível populacional envolve variações no complexo principal de histocompatibilidade (MHC). Esta associação resulta de muitos alelos estruturalmente diferentes dos genes do componente 4 do complemento (C4). Estes alelos geram níveis muito diferentes de expressão de C4A e C4B no cérebro, estando cada alelo C3 comum associado à Esquizofrenia na proporção da sua tendência para gerar uma maior expressão de C4A. A proteína C3 humana localiza-se em sinapses neuronais, dendritos, axónios e corpos celulares e medeia a eliminação da sinapse C4 durante o desenvolvimento pós-natal.

Em 2016, Sekar e colegas publicaram um estudo de associação abrangente que identificou loci genéticos que envolvem a sobreactivação da poda sináptica microglial mediada pelo complemento C3 e que podem estar envolvidos na patogénese da Esquizofrenia (Sekar et al., 2016).

Os resultados do seu estudo implicam que a atividade excessiva do complemento no desenvolvimento da Esquizofrenia pode contribuir para a redução do número de sinapses no cérebro de indivíduos com Esquizofrenia (Sekar et al., 2016).

Metabolismo do triptofano e homeostasia intestino-cérebro

O triptofano é um aminoácido essencial para a síntese proteica nos seres humanos que emergiu como um ator-chave no eixo microbiota-intestino-cérebro. É o único precursor do neurotransmissor serotonina, que é crucial para o processamento cerebral da regulação emocional, da fome, do sono e da dor, bem como para a motilidade do cólon e a atividade secretora no intestino.

Os catabolitos de triptofano da via de degradação da quinurenina (ver Figura 3-10) também modulam a atividade neural e são activos na cascata inflamatória sistémica. Além disso, o triptofano e os seus metabolitos contribuem para o desenvolvimento dos sistemas nervosos central e entérico.

Consequentemente, a desregulação dos metabolitos do triptofano desempenha um papel central na patogénese de muitas perturbações neurológicas e psiquiátricas. Os micróbios intestinais afectam direta e indiretamente o metabolismo do triptofano, com as correspondentes alterações do comportamento e da cognição. Por conseguinte, o microbioma intestinal tem recebido muita atenção como alvo terapêutico para as perturbações neurológicas e psiquiátricas em que o triptofano e os seus metabolitos desempenham um papel proeminente.

A transmissão vertical do microbioma materno à descendência pode também conduzir a uma disfunção imunitária persistente e a um risco acrescido de sobrepuncionamento sináptico.

É necessária mais investigação para compreender melhor a interação entre os micróbios intestinais, os metabolitos do triptofano e a imunidade do hospedeiro na patogénese da esquizofrenia e de outras perturbações do neurodesenvolvimento (Roth et al., 2021).

3.4 Outros mapeamentos TRYCAT na esquizofrenia

Metabolitos de aminas relacionados com a depressão e o suicídio

Os doentes suicidas, especialmente os que recorrem a métodos violentos, tendem a apresentar níveis mais baixos de ácido 5-hidroxiindolacético (5-HIAA), mas não de ácido homovanílico, no LCR (Banki e Arato, 1983).

O efeito dos níveis de triptofano na agressividade dos macacos

O efeito do triptofano na agressão espontânea foi que os machos de macacos Vervet (*Cercopithecus aethiops*) que se alimentaram sem triptofano eram mais agressivos.

No entanto, durante a competição pela comida, a agressividade tanto dos machos como das fêmeas que receberam comida com excesso de triptofano diminuiu. Estes dados indicam que a 5-hidroxitriptamina cerebral pode influenciar a agressividade mesmo em humanos durante a excitação (Chamberlain et al., 1987).

O ácido cinurénico no FSC está elevado em doentes com esquizofrenia.

O ácido cinurénico foi analisado no líquido cefalorraquidiano (LCR) de 28 doentes esquizofrénicos do sexo masculino e de 17 controlos saudáveis do sexo masculino por cromatografia líquida de alta pressão e deteção de fluorescência. Os doentes esquizofrénicos apresentaram níveis elevados de ácido cinurénico no LCR (1,67nM) em comparação com o grupo de controlo (0,97nM).

Em suma, os resultados do estudo mostram que os níveis de ácido cinurénico no LCR estão elevados na esquizofrenia, o que motiva novas estratégias terapêuticas que visam a síntese de ácido cinurénico no cérebro. Estudos em modelos animais indicam que níveis elevados de triptofano suprimem o comportamento agressivo, provavelmente relacionado com o aumento da disponibilidade central de serotonina (Erhardt et al., 2001).

Erhardt e colaboradores mostraram em 2017 que as alterações adaptativas e comportamentais em ratinhos knockout para a *quinurenina-3-monooxigenase* são relevantes para as perturbações psicóticas (Erhardt et al., 2017).

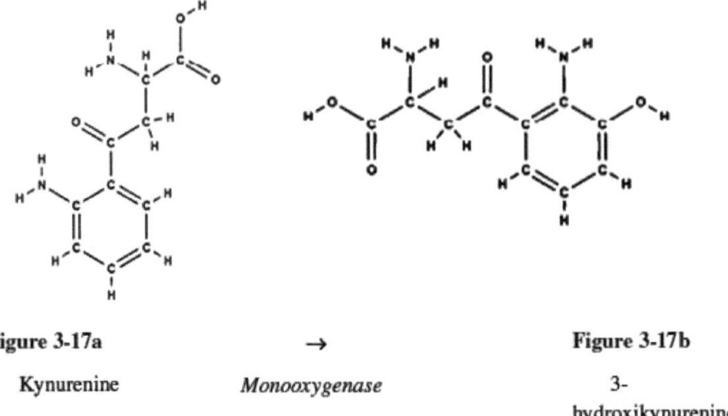

Figure 3-17a $\rightarrow$ Figure 3-17b

Kynurenine *Monooxygenase* 3-hydroxikynurenine

Figura 3-17a
Quinurenina
Monooxigenase
Figura 3-17b
3-
hidroxiquinurenina

A quinurenina-3-monooxigenase converte a quinurenina em 3-hidroxiquinurenina, que está implicada em várias perturbações psiquiátricas. Isto aumenta a síntese de ácido quinurénico, que é um antagonista dos receptores de alfa7-acetilcolina e de N-acetilcolina-D-Aspartato (NADA). Os doentes com perturbações psicóticas, incluindo a esquizofrenia, apresentam níveis elevados de ácido quinurénico no sistema nervoso central.

No estudo, investigaram se as alterações adaptativas e possivelmente reguladoras em ratinhos mutantes do gene Kmo(-/-) sem *quinurenina-3-mono-oxigenase* eram relevantes para estudos sobre a esquizofrenia.

No seu conjunto, os resultados mostram que a eliminação do gene Kmo em ratinhos está associada a várias alterações genéticas e funcionais que parecem imitar a psicopatologia da esquizofrenia e de outras perturbações neuropsiquiátricas (Erhardt et al., 2017).

Catabolismo da purina em doentes no primeiro período de Esquizofrenia

O catabolismo das purinas é um componente da resposta homeostática da mitocôndria ao stress oxidativo associado à patologia da esquizofrenia.

Com a ajuda da cromatografia de alta pressão em combinação com um sistema Coulométrico de eléctrodos múltiplos, seis metabolitos de Purina foram comparados ao mesmo tempo no plasma entre 25 doentes com Esquizofrenia (FENNS) e 30 controlos saudáveis (HC), em parte antes e em parte 4 semanas (4W) após o tratamento antipsicótico. Em ambas as ocasiões, os grupos de doentes apresentam níveis mais elevados de xantosina (Xant) e níveis mais baixos de guanina (G) em comparação com os HC (YAO et al., 2010b).

Durante o catabolismo das purinas, ambas as transformações de guanosina (gr) em guanina (g) e de xantosina (Xant) em xantina (Xan) são reversíveis.

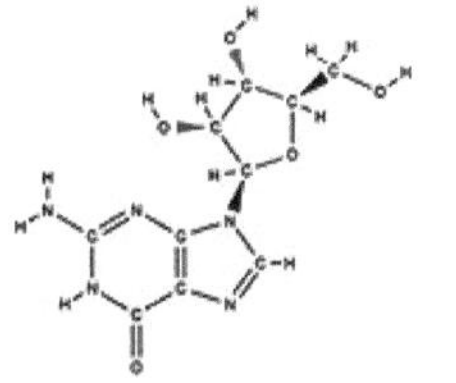

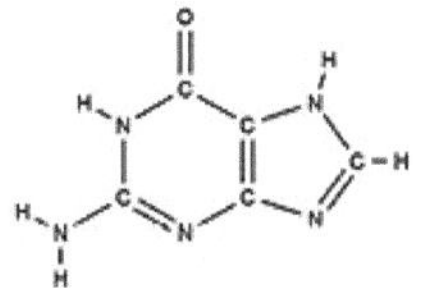

Figura 3-18a Guanosina (Gr) (MolView) **Figura 3-18b** Guanina (G) (MolView)

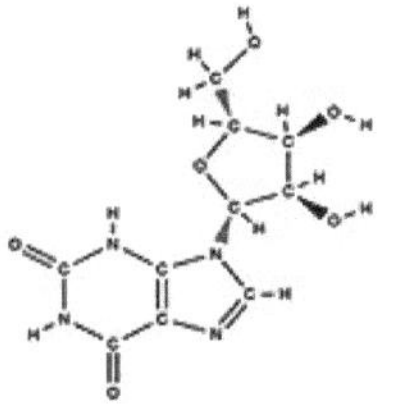

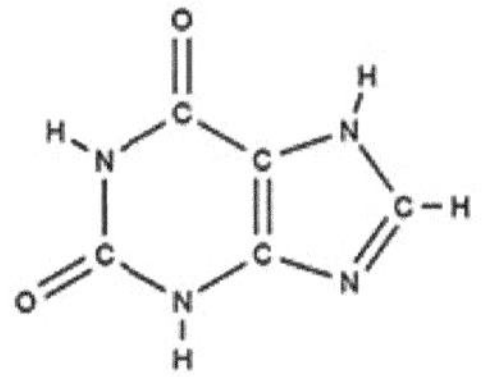

Figura 3-19a Xantosina (Xant) (MolView) **Figura 3-19b** Xantina (Xan) (MolView)

A diminuição dos rácios produto/precursor sugeriu uma transição favorável à produção de Xant a partir de Xan, resultando numa diminuição dos níveis de ácido úrico (UA) na FENNS. Especificamente, o rácio UA/Gr reduzido quase normaliza após 4 semanas de tratamento antipsicótico. Além disso, existem relações estreitamente correlacionadas entre precursores e produtos nas vias das purinas. No entanto, algumas destas correlações persistem ao longo da doença ou do estado da medicação, enquanto outras parecem perder-se na FENNS.

Em conjunto, estes resultados sugerem que o potencial para a formação estável do antioxidante ácido úrico (UA) a partir do catabolismo das purinas se altera no início do curso da doença (Yao et al., 2010b).

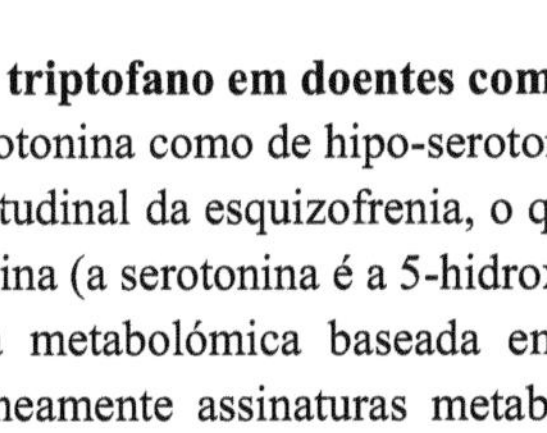

Figura 3-20 Ácido úrico (UA) (MolView)

Metabolitos do triptofano em doentes com esquizofrenia

Tanto os níveis de hiper-serotonina como de hipo-serotonina estão diferencialmente associados à evolução longitudinal da esquizofrenia, o que sugere uma perturbação da função central da serotonina (a serotonina é a 5-hidroxitriptamina; 5-HT).

Utilizando uma plataforma metabolómica baseada em eletroquímica orientada, foram comparadas simultaneamente assinaturas metabólicas constituídas por 13 metabolitos de triptofano (Trp) no plasma entre 25 doentes sem neurolépticos com esquizofrenia de primeiro episódio (FENNS) e 30 controlos saudáveis (HC).

Em comparação com os HC, os rácios de N-acetil-serotonina/triptofano e de melatonina/serotonina eram mais elevados. O rácio Melatonina/N-Acetil-Serotonina foi mais baixo no FENNS-BL, mas não após o tratamento. Os três grupos apresentaram correlações altamente significativas entre a Trp e os seus metabolitos: Melatonina, quinurenina, 3-hidroxiquinurenina e triptamina.

Nos grupos HC mas não nos grupos FENNS:

• A serotonina está fortemente correlacionada com o Trp, a melatonina, a quinurenina ou a triptamina, e

• O ácido 5-hidroxi-indolacético (5HIAA) está fortemente correlacionado com o Trp, o Mel, a quinurenina ou a 3-hidroxi-quinurenina.

Uma diferença significativa entre HC e FENNS-BL aplica-se apenas à correlação Trp- 5HIAA. Assim, algumas interacções de metabolitos na via da Trp parecem alterar-se nos doentes com FENNS-BL. A conversão da serotonina em N-acetil-serotonina pela enzima *Serotonina-N-acetiltransferase* pode estar aumentada em pacientes com FENNS, possivelmente relacionada com a alteração observada na correlação Trp-5HIAA. Considerando a N-Acetil-Serotonina como um potente antioxidante, o seu aumento pode ser uma resposta compensatória ao aumento do stress oxidativo, implicado na patogénese da Esquizofrenia (Yao et al., 2010a).

A esquizofrenia ativa a
via do metabolito do triptofano
(TRYCAT)

A ativação da via do catabolito de triptofano (TRYCAT) parece estar envolvida na fisiopatologia da Esquizofrenia. No entanto, não se sabe ao certo se a ativação da via TRYCAT está associada à Esquizofrenia que envolve sintomas de acordo com o *Esquema da Síndrome do Défice* (SDS).

A SDS é uma perturbação do desenvolvimento caracterizada especificamente por sintomas persistentes de desatenção (como distractibilidade, esquecimento ou desorganização) ou por sintomas de hiperatividade, impulsividade e inquietação.

Kanchanatawan e colaboradores mediram as respostas de IgA ao TRYCAT, nomeadamente ao ácido quinolínico, ao ácido picolínico, ao ácido quinurénico, ao ácido xanturénico e ao ácido antranílico e à 3-hidroxilcinurenina. As suas medições mostraram que os sintomas da esquizofrenia estão associados à ativação da via do catabolito do triptofano (TRYCAT) associada à mucosa, com um aumento muito específico das respostas de IgA dirigidas contra o ácido picolínico, o ácido xanturénico e o ácido quinolínico (Kanchanatawan et al., 2018).

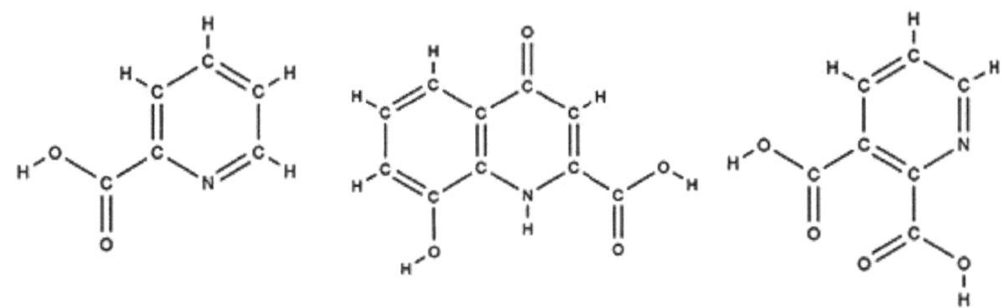

Figura 3-21a
Ácido picolínico
Figura 3-21b
Ácido xanturénico
Figura 3-21c
Ácido quinolínico

O seu estudo envolveu 40 pacientes esquizofrénicos SDS, 40 pacientes com esquizofrenia sem sintomas SDS definidos de acordo com o *Esquema para a Síndrome do Défice* (SDS) e 40 controlos saudáveis.

Uma via TRYCAT activada acompanha os doentes com SDS-esquizofrenia primária em comparação com os doentes com esquizofrenia sem SDS e os controlos.

Em comparação com os doentes com esquizofrenia sem SDS, os doentes com SDS-esquizofrenia apresentam respostas IgA aumentadas a TRYCATS nocivas (neurotóxicas), tais como

- Ácido xanturénico,
- Ácido picolínico
- Ácido quinolínico e
- 3-OH-quinurenina,

e respostas IgA relativamente reduzidas a TRYCATS protectores, tais como:

- Ácido cinurénico e
- Ácido antranílico,

Ambos os subgrupos de esquizofrenia apresentam respostas IgA aumentadas à 3-OH-cinurenina em comparação com os controlos.

As respostas IgA aos TRYCATs nocivos, mas não aos TRYCATs protectores, são significativamente mais elevadas nos doentes com SDS-Esquizofrenia do que nos controlos. Os sintomas negativos da Esquizofrenia estão significativa e positivamente associados a um aumento das respostas de IgA dirigidas ao ácido picolínico e, inversamente, ao ácido antranílico. No entanto, não se registam associações significativas entre os sintomas positivos e as respostas IgA ao TRYCAT.

Em resumo, a SDS-Esquizofrenia ativa principalmente a via TRYCAT que pode resultar num aumento da excitação-toxicidade, citotoxicidade, neuro-toxicidade, inflamação e stress oxidativo.

A esquizofrenia com SDS distingue-se assim da esquizofrenia sem SDS por um padrão TRYCAT muito específico

As alterações específicas nas respostas de IgA ao TRYCAT fornecem mais informações sobre a delimitação biológica da SDS-Esquizofrenia versus Esquizofrenia sem SDS (Kanchanatawan et al., 2018).

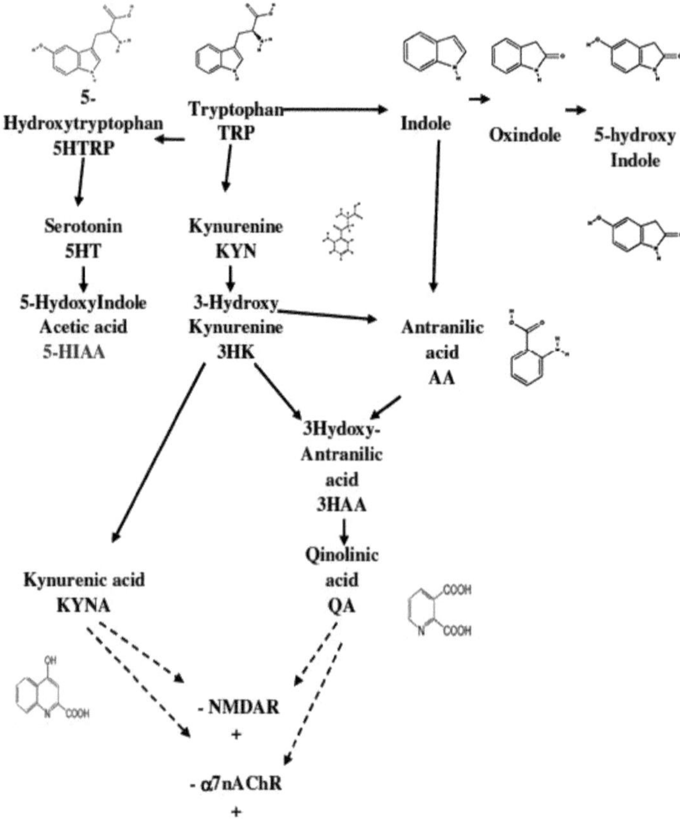

Figura 3-22

Via encurtada do triptofano e efeitos putativos do metabolito neuroactivo nos receptores a7nAChR e NMDAR. A linha pontilhada refere-se a efeitos hipotéticos baseados em dados pré-clínicos. Os sinais positivos indicam o efeito agonista e os sinais negativos indicam o efeito antagonista (Huang et al., 2021).

Metabolitos neuroactivos da via do triptofano na esquizofrenia

A Figura 3-22 mostra uma via encurtada do triptofano e os efeitos putativos dos metabolitos neuroactivos nos receptores a7nAChR e NMDAR.

Vários metabolitos do triptofano são conhecidos por serem neuroactivos e potencialmente associados a défices cognitivos na esquizofrenia. Entre estes metabolitos contam-se o ácido cinurénico (KYNA), o 5-hidroxi-indol (5-HI) e o ácido quinolínico (QUIN).

Estes metabolitos actuam com efeitos diferentes no recetor da a-7nicotinaacetilcolina (a7nAChR) e/ou no recetor do N-metil-D-aspartato (NMDAR).

Pensa-se que o ácido cinurénico (KYNA) contribui para o défice cognitivo na esquizofrenia, enquanto o ácido quinolínico QA, que é um agonista a7nicotínico, parece ter efeitos positivos na neurocognição em pessoas com esquizofrenia (Olincy et al., 2006).

O gene do recetor **a7nicotínico–acetilcolina**, CHRNA7, está associado à transmissão genética da Esquizofrenia e a défices cognitivos e neurofisiológicos relacionados com a ativação sensorial. A disfunção cognitiva é responsável por um prejuízo psicossocial significativo na Esquizofrenia.

A nicotina, que é um agonista de baixa potência do recetor a7nAChR, tem alguns efeitos benéficos nos défices neurofisiológicos e neurocognitivos associados à Esquizofrenia, sugerindo que uma ativação mais eficiente do recetor pode melhorar significativamente a cognição na Esquizofrenia (Olincy et al., 2006).

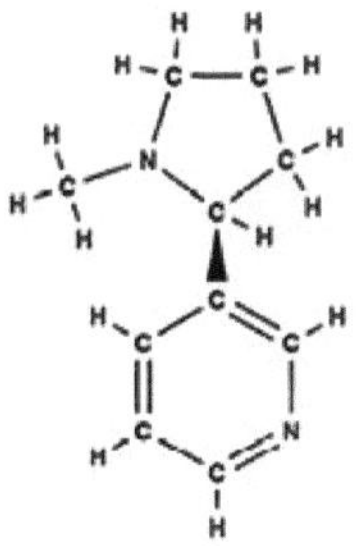

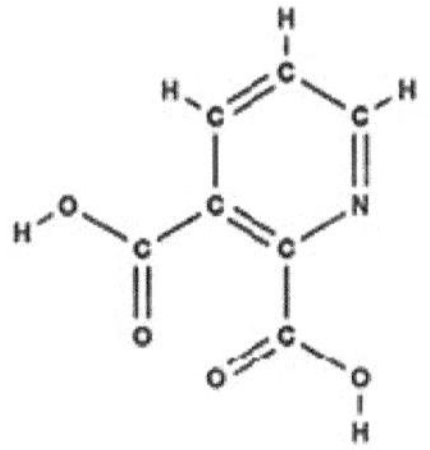

Figura 3-23a
Nicotina, um agonista do recetor ±7νιχοτ΄ νιχο–αχετιλχολινα. (Moleview)
Figura 3-23b
O ácido quinolínico tem um papel como agonista dos receptores NMDA e α7nAChR.
(Moleview)

Um estudo que utilizou cromatografia líquida-espetrometria de massa em tandem para analisar os níveis séricos dos metabolitos do triptofano, incluindo 195 pacientes com esquizofrenia e 170 controlos saudáveis registados:

- Ácido cinurénico (KYNA),
- 5-hidroxiindol (5-HI) e
- Ácido quinolínico (QUIN)

(Huang et al., 2021).

Os doentes com esquizofrenia apresentavam níveis séricos de KYNA e QUIN significativamente mais baixos e rácios aumentados de 5-HI e QUIN para KYNA, em comparação com os controlos saudáveis. Os doentes com níveis elevados de 5-HI e baixos de KYNA tinham melhor memória de trabalho do que os outros subgrupos, o que pode parecer consistente com os seus mecanismos receptores opostos.

As suas descobertas parecem fornecer uma nova visão sobre os papéis dinâmicos dos metabolitos da via do triptofano na cognição, o que pode beneficiar o desenvolvimento de novas terapêuticas que visam o comprometimento cognitivo na esquizofrenia (Huang et al., 2021).

a7-nAChR como alvo terapêutico na esquizofrenia

Os actuais tratamentos medicamentosos para a esquizofrenia centram-se principalmente no alívio dos sintomas positivos, como as alucinações. No entanto, outros sintomas, nomeadamente o défice cognitivo, continuam a contribuir para um sofrimento significativo e para a redução da qualidade de vida dos doentes.

Na procura de novas vias terapêuticas para tratar os défices cognitivos na Esquizofrenia, o recetor alfa7-nicotínico surge como um potencial alvo terapêutico. No entanto, nenhum medicamento que vise este recetor produziu ainda resultados positivos. No entanto, esperam-se novas direcções promissoras para tratar os sintomas cognitivos na Esquizofrenia, continuando a investigar a biologia do recetor nicotínico alfa7 (Tregellas e Wylie, 2019).

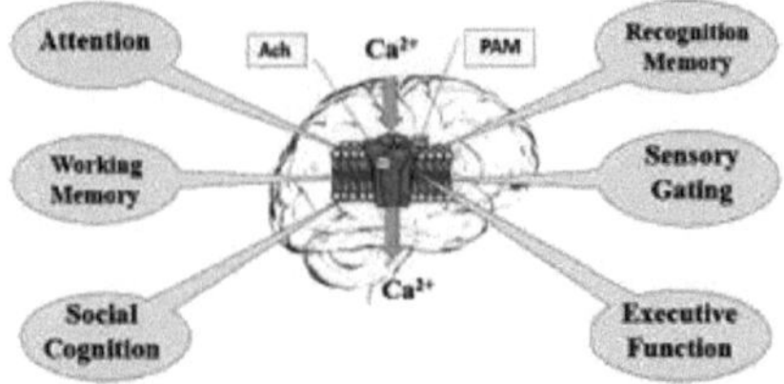

Figura 3-24

Diagrama que ilustra vários domínios da cognição e outros comportamentos relacionados com o recetor nicotínico da acetilcolina (a7-nAChR) na esquizofrenia e noutras perturbações neuropsiquiátricas.

O recetor alfa 7-nicotínico da acetilcolina (a7-nAChR) está localizado nas membranas dos neurónios em áreas como o hipocampo e o córtex pré-frontal que regulam as funções cognitivas. O recetor é constituído por cinco subunidades dispostas em torno de um canal central que se abre quando ligandos endógenos como a acetilcolina ou ligandos exógenos (nicotina ou candidatos a fármacos) se ligam ao recetor. Deste modo, os catiões (por exemplo, Ca^{2+}) fluem através do canal do recetor para o neurónio, o que provoca a sua despolarização.

Os moduladores alostéricos positivos (PAM) estão localizados adjacentes ao recetor, onde servem para influenciar indiretamente (modular) os efeitos do agonista (Terry e Callahan, 2020).

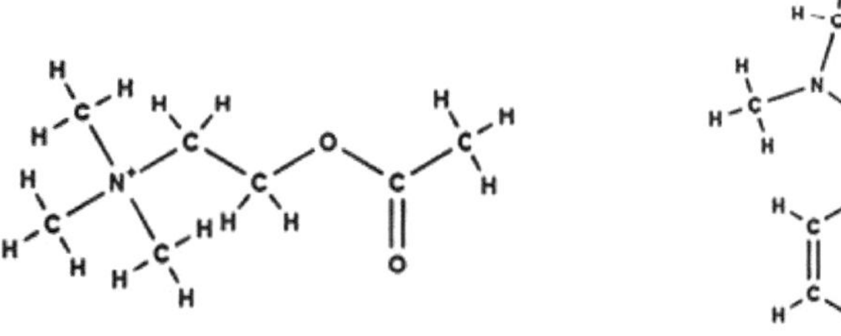

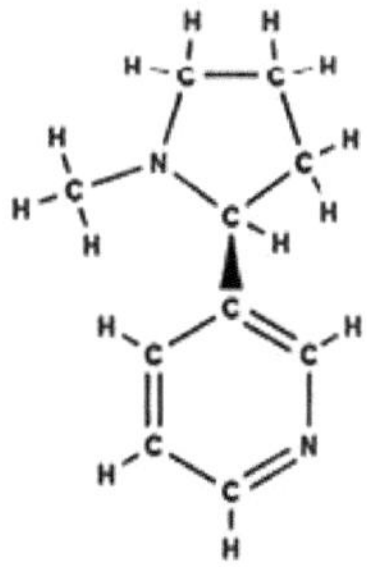

Figura 3-25a Acetilcolina (Ach)
Figura 3-25b Nicotina

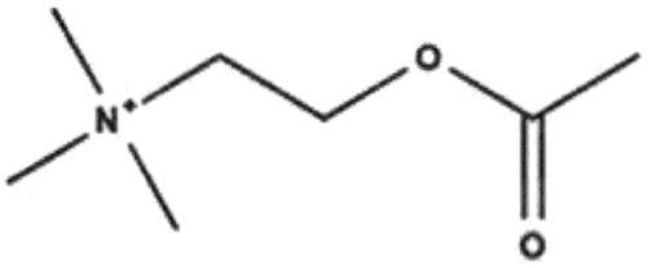

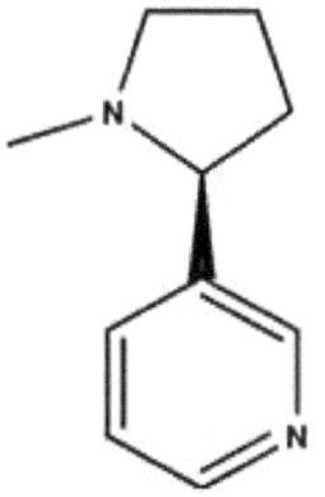

Em 2021, Recio-Barbero e colegas apresentaram uma meta-análise e uma revisão sistemática de dados de 13 ensaios clínicos aleatórios. O estudo incluiu o tratamento com agonistas a7nAChR adicionados ao tratamento antipsicótico em pacientes com diagnóstico de transtorno do espetro da esquizofrenia. Nenhum estudo mostrou qualquer evidência de que este tratamento afectasse o défice cognitivo. No entanto, um pequeno efeito apareceu a favor da utilização de agonistas a7nAChR para o tratamento de sintomas negativos (Recio-Barbero et al., 2021).

O quadro 4-1 abaixo apresenta exemplos de pequenas moléculas agonistas e antagonistas do a7nAChR.

São necessários mais ensaios pré-clínicos e clínicos para determinar de que forma o a7nAChR pode melhorar o défice cognitivo e os sintomas negativos na esquizofrenia (Chien-Hsing e Shih-Ya, 2022).

Quadro 4-1

Exemplos de pequenas moléculas agonistas e antagonistas do a7nAChR

Nome	Fórmula de estrutura
Iodeto de 1,1-dimetil-4-fenilpiperazínio **DMPP** Um agonista do nAChR	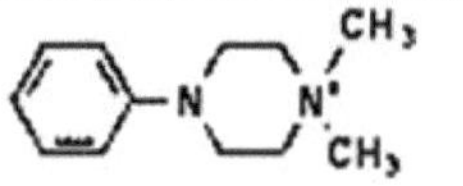

DMAB-anabaseina dihidrocloreto 3-(4)-Dimetilaminobenzilidina-anabaseína Antagonista ou agonista parcial do nAChR	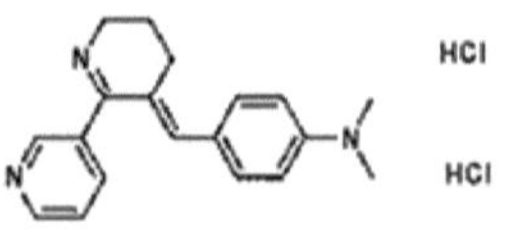
Cloridrato de (-)-Lobelina Um potente antagonista do nAChR	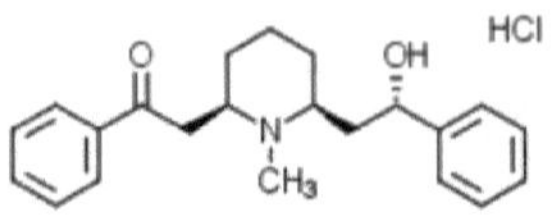
(-)-Citisina, Baphitoxina, Sophorina. Um agonista do AChR e um agonista parcial da subunidade β2	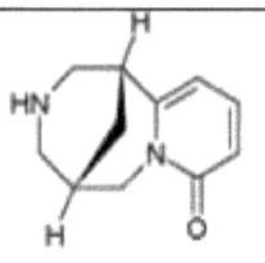
Tartarato de (-)-Nicotina Um agonista do nAChR	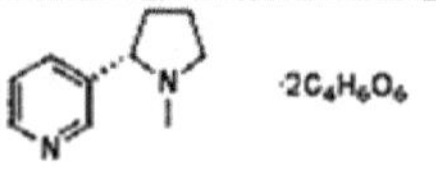
Ácido cinurénico, cinurenato, ácido quinurénico, tristorina Antagonista dos receptores de glutamato ionotrópicos e α7nAChR	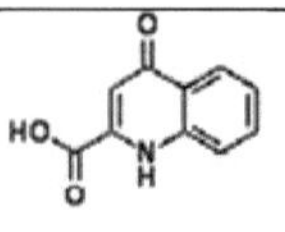

https://www.alomone.com/nicotinic-acetylcholine-recetor-

Metabolitos da quinurenina e massa cinzenta (GMV) no córtex da esquizofrenia

Zhou, et al. mediram os níveis plasmáticos dos metabolitos da quinurenina por cromatografia líquida-espetrometria de massa em tandem em 41 pacientes com esquizofrenia e 60 controlos saudáveis. Volumes de matéria cinzenta cortical (GMV) medidos por ressonância magnética cerebral (MRI) (Zhou et al., 2022).
Os resultados das análises plasmáticas não revelaram diferenças estatisticamente significativas nas concentrações de quinurenina (KYN), triptofano (TRP) e rácio KYNA/TRP. Em contrapartida, o ácido cinurénico (KYNA) e a relação KYNA/KYN eram significativamente mais elevados nos doentes com esquizofrenia do que nos controlos saudáveis.
Os testes de Spearman mostraram uma correlação negativa entre os resultados das medições do volume de massa cinzenta (GMV) no córtex e as concentrações de KYN e o rácio KYN/TRP no plasma em doentes com esquizofrenia (Zhou et al., 2022).

O ácido cinurénico (KYNA) e a esquizofrenia resistente ao tratamento

Huang e colaboradores apresentaram em 2022 os resultados de um estudo sobre os níveis de ácido cinurénico (KYNA) relacionados com o aumento do plexo coroide e a gravidade dos fenótipos clínicos na esquizofrenia resistente ao tratamento (Huang et al., 2022).
O estudo incluiu 66 controlos saudáveis (HC), 53 doentes com Esquizofrenia

resistente ao tratamento (TRS) e 46 com Esquizofrenia não resistente ao tratamento (NTRS).

Os níveis de ácido cinurénico (KYNA) foram medidos por cromatografia líquida e espetrometria de massa em tandem. A ressonância magnética foi utilizada para medir o volume do plexo coroide e as funções cognitivas utilizando a MATRICS Consensus Cognitive Battery (MCCB). O grupo TRS apresentou níveis de KYNA salivar significativamente mais elevados do que o grupo NTRS, que, por sua vez, apresentou KYNA salivar mais elevado do que o HC.

Níveis salivares mais elevados de KYNA em doentes com TRS foram também associados a

- Maior volume do plexo coroide, (r=0,48)
- Menor atenção/vigilância, (r = -0,44),
- Menor aprendizagem verbal, (r = -0,44),
- Pontuação global mais baixa do MCCB; (r = -0,42),
- Pontuação total PANSS mais elevada (r = 0,48).

Plexo coroide aumentado também relacionado a

- Pior relação entre atenção e vigilância (r = -0,39),
- Pior aprendizagem verbal (r = -0,55),
- Menor pontuação total no MCCB (r = -0,41) e
- Aumento dos sintomas clínicos (r = 0,48) apenas nos doentes com TRS.

Os resultados indicam que os níveis salivares elevados de ácido cinurénico (KYNA) e o aumento associado do plexo coroide são indicadores clinicamente relevantes de esquizofrenia resistente ao tratamento (TRS), em que o KYNA salivar é particularmente valioso como marcador periférico (Huang et al., 2022).

Os seus resultados também indicam que os doentes com SRT tinham um rácio significativamente mais elevado de serotonina (5-HT) para triptofano (TRP) no soro do que os doentes com NTRS (Huang et al., 2022).

No entanto, os dois grupos não diferiram nos níveis de metabolitos da via da quinurenina. Além disso, o rácio 5-HT para TRP foi positivamente correlacionado com sintomas de desorganização no TRS (r = 0,59) e negativamente correlacionado com os resultados do teste de sequenciação de dígitos (r = -0,34). Nos doentes com SRT, o rácio 5-HT/ TRP estava fortemente relacionado com o córtex supra-marginal direito.

Estas correlações não foram significativas entre os doentes sem SRT e os controlos saudáveis (Huang et al., 2022).

Metabolitos de quinurenina no plasma após administração oral de triptofano

Em 2022, Sathyasaikumar e colaboradores apresentaram um relatório sobre os níveis plasmáticos de quinurenina (KYN), ácido quinurénico (KYNA) e ácido 5-hidroxi-indol-acético após a administração oral de 6 g de triptofano a controlos saudáveis e a pessoas com esquizofrenia (Sathyasaikumar et al., 2022).

Metabolismo do triptofano através da via da quinurenina (ver Figura 3-10) em quinurenina (KYN), que é depois convertida em vários compostos neuroactivos, incluindo o ácido quinurénico (KYNA), que se encontra elevado no cérebro e no líquido cefalorraquidiano das pessoas com esquizofrenia (SZ) e pode contribuir para as anomalias cognitivas dos doentes.

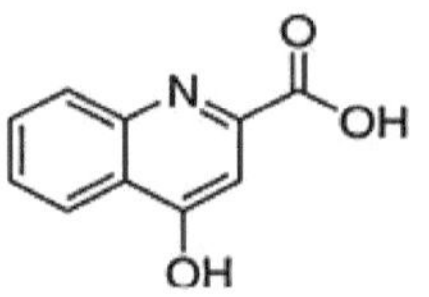

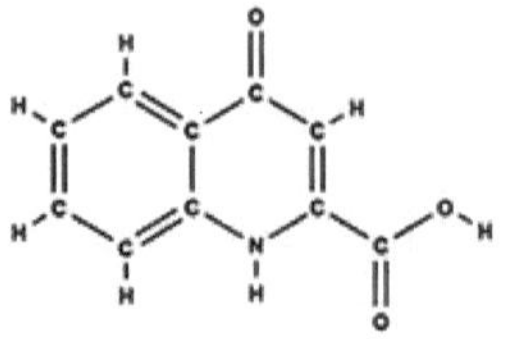

Figura 3-26a
Ácido cinurénico (KYNA)
Figura 3-26a
Ácido cinurénico (KA) (Moleview)
https://en.wikipedia.org/wiki/Kynurenic_acid

Uma pequena parte do triptofano é metabolizada em serotonina e posteriormente em ácido 5-hidroxiindolacético (5-HIAA) (ver Figura 3-10). A estimulação imunitária afecta facilmente o metabolismo do triptofano através da via da quinurenina.

O estudo de Sathyasaikumar incluiu 22 participantes com esquizofrenia e 16 controlos saudáveis (HC), utilizando um desenho cruzado em dupla ocultação, controlado por placebo. Investigaram o efeito de uma administração oral de 6 g de triptofano nas concentrações periféricas de quinurenina (KYNA), ácido 5-hidroxi-indol-acético (5-HIAA), bem como nas citocinas intcrl'cron-v. TNF-a e interleucina-6.

Os resultados mostraram que, 240 minutos após a administração de triptofano, os níveis de quinurenina (KYN) aumentaram mais de 20 vezes, os de ácido quinurénico (KYNA) 130 vezes e os de 5-HIAA 1,5 vezes.

De acordo com a análise multivariada, nem os níveis basais nem os efeitos estimulantes do triptofano (TRP) diferiram entre os participantes com esquizofrenia e os controlos saudáveis. Além disso, os níveis basais de citocinas não variaram entre os grupos que não foram estimulados pelo triptofano.

No entanto, uma administração oral de 6 g de triptofano poderia fornecer informações para avaliar o efeito in vivo de medicamentos que modulam a síntese de KYNA e de outros produtos de degradação do triptofano (Sathyasaikumar et al., 2022).

Metabolitos da quinurenina em indivíduos com esquizofrenia

Os níveis plasmáticos dos metabolitos da quinurenina (KM) medidos por cromatografia líquida-espetrometria de massa em tandem em 41 pacientes com esquizofrenia e 60 controlos saudáveis. Volumes correspondentes de matéria cinzenta (GMV) no córtex medidos por ressonância magnética (MRI) (Zhou et al., 2022).

Os resultados em doentes com esquizofrenia, comparados com controlos saudáveis, não revelaram desvios estatisticamente significativos (todos os p > 0,05) nas concentrações ou:

- Cinurenina (KYN),
- Triptofano (TRP) e
- KYNA para TRP rácio

Mas concentrações significativamente mais elevadas (p<0,05) de ol

- Ácido cinurénico (KYNA) e
- KYNA para KYN rácio

Além disso, as concentrações de KYN em doentes com esquizofrenia correlacionaram-se negativamente com o GMV na cintura cingulada anterior esquerda e o rácio KYN para TRP correlacionou-se negativamente com o GMV.

Em resumo, os resultados do estudo indicam que existe uma relação negativa entre o volume da massa cinzenta (GMV) e os níveis plasmáticos de quinurenina e triptofano (KYN/TRP e KYN) na esquizofrenia (Zhou et al., 2022).

Catabolitos do triptofano nos compartimentos do SNC, do soro e do plasma

Os resultados do meta-estudo que incluiu 61 estudos com 2813 doentes e 2948 controlos saudáveis mostraram um aumento significativo do rácio cinurenina/triptofano no SNC no grupo de doentes (Almulla et al., 2022).

No entanto, não foram encontradas indicações significativas de efeitos neurotóxicos acrescidos com base nos metabolitos do triptofano em relação à esquizofrenia.

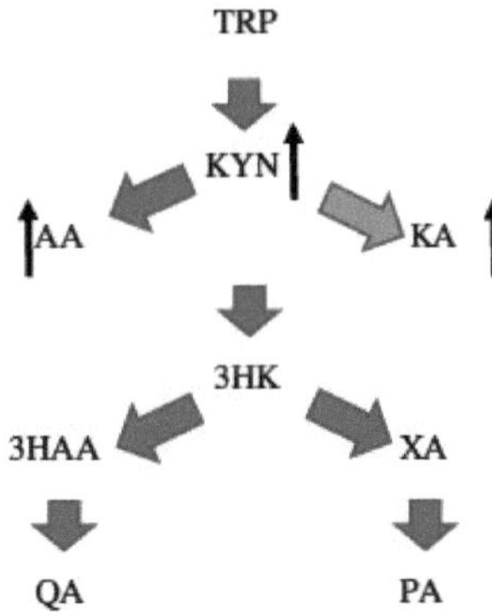

- Triptofano (TRP)
- Kynurenine(KYN),
- Ácido cinurénico (KA)
- 3-Hidroxiquinurenina (3HK),
- Ácido picolínico, (PA)
- Ácido xanturénico (XA)
- Ácido Qinolínico (QA).
- Ácido antranílico (AA)

131

Figura 3-27
Resumo dos resultados da atual meta-análise (Almulla et al., 2022).
A esquizofrenia resulta num aumento da atividade da *IDO NO* SNC com uma diminuição da atividade da enzima *quinurenina-3-monooxigenase* (KMO) e uma mudança para a produção de ácido quinurénico (KA) no SNC.
A Figura 3-27 mostra que o aumento da atividade da IDO e a diminuição da atividade da KMO acompanham a Esquizofrenia, mostrando que a primeira parte da via TRYCAT está activada. Isto leva a um aumento da produção de ácido cinurénico (KA) no SNC, que melhora a neuroprotecção, a proteção antioxidante e as actividades da Síndrome de Resposta Inflamatória Crónica (SIRC), bem como a um aumento da produção de ácido antranílico (AA), que pode reduzir as TRYCAT neurotóxicas que QA e PA.
A esquizofrenia não provoca um aumento apreciável do TRYCAT neurotóxico. Apenas o rácio KYN/TRP sérico parece estar ligado ao aumento dos níveis de KYN e à atividade da IDO no SNC.
A quinurenina (KYN) é uma cetona e uma molécula de alanina NH_2-CH-(CH_3)-COOH em que um dos hidrogénios do metilo é substituído por um grupo 2-aminobenzoílo. O ácido cinurénico (KA) é um agonista dos receptores acoplados à proteína G, um antagonista dos receptores NMDA, um antagonista nicotínico e um neuroprotector.
No entanto, os níveis de TRYCAT no sangue periférico diferem dos resultados do SNC, exceto no que diz respeito a um aumento modesto da atividade da IDO no soro (Almulla et al., 2022).

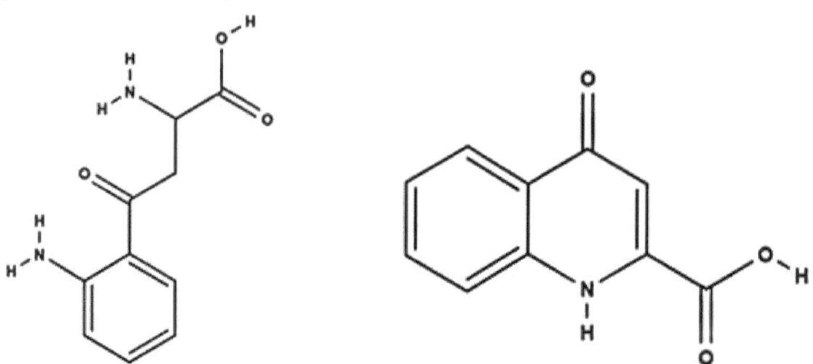

Figura 3-28a
Cinurenina (KYN)
Figura 3-28b
Ácido cinurénico (KA)
(Moleview)

Os outros níveis de TRYCAT no sangue periférico não têm significado diagnóstico. O perfil do gene TRYCAT estabelecido em doentes com esquizofrenia é predominantemente neuroprotector (aumento de KA e AA) e deve considerar, para além das propriedades anti-inflamatórias e antioxidantes do CIRS.
Em geral, não há provas de que a neurotoxicidade associada ao TRYCAT cause esquizofrenia (Almulla et al., 2022).

A relação entre a via da quinurenina e as doenças psiquiátricas.

O triptofano é um aminoácido essencial que é absorvido pelo intestino em função de um microbioma homeostático. Até 95% do triptofano não ligado é convertido em catabolitos de triptofano (TRYCAT) pelo sistema da quinurenina.

A meta-análise de Sales e colaboradores examinou a forma como as vias catabólicas do triptofano se alteram na depressão e na esquizofrenia (Sales et al., 2023). Os resultados indicam que, em comparação com os controlos saudáveis, os doentes com depressão apresentam níveis mais baixos de triptofano e um aumento moderado das relações entre a quinurenina e o triptofano, mas sem diferenças na quinurenina.

Enquanto os doentes com esquizofrenia, em comparação com os controlos saudáveis, apresentam diferenças nos metabolitos do triptofano, que podem, em última análise, afetar a neurotransmissão glutamatérgica através dos receptores N-metil-D-aspartato e a-7nicotínicos (Sales et al., 2023).

Síndrome metabólica na esquizofrenia na coorte nacional FACE-SZ

A síndrome metabólica (SM) constitui uma grande epidemia de saúde nos países ocidentais. Os doentes com esquizofrenia são particularmente vulneráveis devido ao estilo de vida, à doença mental e aos factores de tratamento.

Em 2023, Godin e colegas apresentaram os resultados de um estudo com o objetivo de determinar, ao longo de 3 anos, a incidência e os preditores da SM na Esquizofrenia em participantes de 10 centros nacionais especializados em psiquiatria (Godin et al., 2023).

Entre os 512 participantes que foram acompanhados durante 3 anos, 77,9% tinham pelo menos uma perturbação metabólica. Enquanto 27,5% já tinham SM e foram, portanto, excluídos das análises. Entre os restantes 371 participantes com uma duração média da doença de 10 anos, 273 eram homens. Neste grupo, após 3 anos, a incidência da SM tinha aumentado para

- 23,6% nos fumadores de tabaco,
- 29,4% nos participantes que receberam antidepressivos e
- 42,0% tinham duas doenças metabólicas

As análises multivariadas confirmaram que o tabagismo e o consumo de antidepressivos eram preditores independentes da SM.

A prescrição de antidepressivos aumentou mais especificamente as perturbações lipídicas e a paroxetina foi associada ao maior risco de aparecimento de SM. Apesar de décadas de esforços para prevenir a SM, quase 80% dos doentes com esquizofrenia têm pelo menos uma perturbação metabólica e o risco de desenvolver SM ao fim de três anos continua a ser extremamente elevado.

Estes resultados são um alerta para dar prioridade à prevenção e investigação da SM na Esquizofrenia, e Godin e colaboradores enumeram as seguintes intervenções que devem ser ativamente consideradas na prática clínica:

- Promoção da cessação do tabagismo,

- Evitar os antidepressivos com um risco elevado de aumento de Mets e
- Promoção mais ativa da atividade física

Além disso, algumas intervenções que devem ser consideradas mais ativamente em doentes com esquizofrenia são as seguintes

- Prescrição precoce de ácidos gordos ómega 3 e
- Prescrição de medicamentos para perda de peso (Metformina e Topiramato),
- Prescrição de medicamentos metabólicos específicos (estatina e fenofibrato),
- Redução cirúrgica do tecido adiposo e
- Tratamentos orientados para a microbiota.

(Godin et al., 2023).

Microbiota intestinal e comportamento impulsivo e violento

Langmajerova e colaboradores apresentaram em 2023 um resumo que incluía 21 estudos de adultos e crianças com comportamento impulsivo e/ou violento, com avaliação da composição do microbiota intestinal dos participantes. Também foram tidas em conta informações sobre o modo de parto, o modo de alimentação do bebé ou a exposição precoce a antibióticos (Langmajerova et al., 2023).

Dois estudos relataram dados sobre pacientes com Esquizofrenia com comportamento violento, enquanto 19 estudos relataram dados sobre pacientes com Perturbação de Défice de Atenção e Hiperatividade (PHDA).

Os resultados mostraram que vários taxa bacterianos estavam associados à sintomatologia de TDAH e ao comportamento violento em pacientes com esquizofrenia. Não foi encontrada nenhuma relação entre a posição de nascimento e o comportamento impulsivo, nem nenhum artigo relacionou a posição de alimentação do bebé com o comportamento humano violento.

Os estudos que examinaram a exposição precoce a antibióticos produziram resultados equívocos. A heterogeneidade dos dados e os diferentes métodos utilizados nos estudos incluídos limitaram a validade externa dos resultados. O seu estudo revelou grandes lacunas no conhecimento sobre as ligações entre o microbioma intestinal e os padrões de comportamento extremos. No entanto, o estudo mostra indicações de que:

- O comportamento impulsivo e violento está associado a uma alteração do metabolismo da serotonina.
- O microbioma intestinal pode controlar o metabolismo do triptofano do hospedeiro.
- O microbioma intestinal desempenha um papel no comportamento violento.
- São necessários mais estudos que avaliem as ligações entre o microbioma intestinal e o comportamento violento

(Langmajerova et al., 2023).

3.5 Apresentação sobre imagiologia cerebral e a via da quinurenina

Estudos anteriores mostraram que um desequilíbrio na via da quinurenina (KYN) é um mecanismo fisiopatológico importante tanto para a depressão como para a esquizofrenia. No entanto, vários estudos apresentaram resultados inconsistentes quanto ao facto de um desequilíbrio na via da quinurenina e nos seus metabolitos estar associado a anomalias na estrutura e função cerebrais na depressão.

Em 2023, Wang e colaboradores publicaram uma revisão sistemática dos estudos de neuroimagem sobre as associações entre a via da quinurenina e a imagiologia cerebral em doentes com perturbação depressiva major (Wang et al., 2023).

A sua revisão incluiu 22 estudos de neuroimagiologia e os resultados mostram associações entre a via KYN e a imagiologia cerebral em doentes com depressão MDD.

As modalidades de neuroimagem utilizadas nos estudos incluídos:

- Ressonância magnética estrutural (MRI),
- Imagem de tensor de difusão (DTI),
- **RMN** funcional,
- Espectroscopia de ressonância magnética (MRS),
- Marcação de spin arterial e
- Tomografia por emissão de positrões (PET).

Os resultados revelaram que um desequilíbrio na via da quinurenina KYN estava associado a anomalias estruturais e funcionais em doentes com depressão MDD.

As regiões cerebrais mais frequentemente associadas a um desequilíbrio na via da quinurenina (KYN) foram:

- Regiões corticais
- Córtex cingulado anterior
- Córtex orbitofrontal
- Regiões subcorticais
- Estriado,
- Tálamo
- Amígdala
- Fibras da substância branca
- Cápsula interna
- Superior esquerdo
- Área longitudinal.

O estudo fornece indicações sólidas de que as anomalias cerebrais associadas à via da quinurenina KYN podem ser os mecanismos fisiopatológicos subjacentes à depressão com DMP. Futuros estudos prospectivos devem elucidar as relações causais entre a via desequilibrada da quinurenina KYN e as anomalias cerebrais em doentes com depressão com DMG (Wang et al., 2023) e esquizofrenia (nota au.).

3.6 Resumo do TRYCAT e da esquizofrenia

3.6.1 Catabolismo do triptofano (TRYCAT)

Triptofano

O triptofano é um dos aminoácidos essenciais, que o organismo não consegue produzir por si próprio e que, por isso, é fornecido através da ingestão de alimentos. O aminoácido Alanina ligado a um grupo indol caracteriza a sua estrutura molecular. No sangue, o triptofano está ligado à albumina sanguínea.

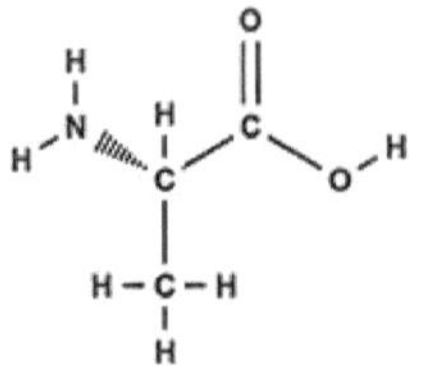

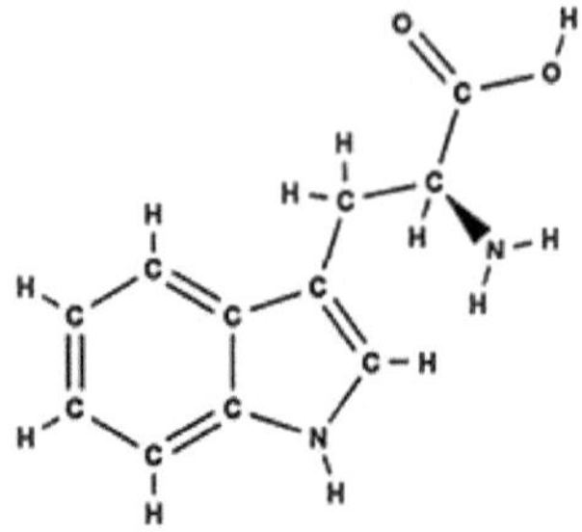

Figura 3-29a
A alanina é um α-aminoácido (ácido 2-aminopropanóico) utilizado na biossíntese das
proteínas (MolView)
Figura 3-29b
No triptofano, um dos hidrogénios de metilo é substituído na alanina por um indole
(MolView).

A via da serotonina

Na via da serotonina, o triptofano (TPH) é primeiro convertido em 5-
hidroxitriptofano (5-HTP) pela enzima *TPH1* nas células enterocromafins ou *TPH2*
nos neurónios entéricos ou centrais. O 5-hidroxitriptofano é depois descarboxilado
para formar 5-hidroxitriptamina, que é equivalente à serotonina (5HT).

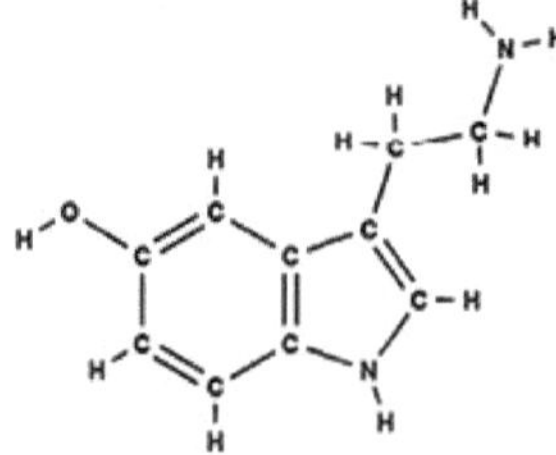

Figura 3-30
A serotonina é igual à 5-hidroxitriptamina (5- HT)
(MolView)
A serotonina (5HT) pode ainda ser metabolizada para formar melatonina, ou
decomposta pela *MAO* em ácido 5-hidroxil-indol-acético (5-HIAA), que é excretado
na urina.

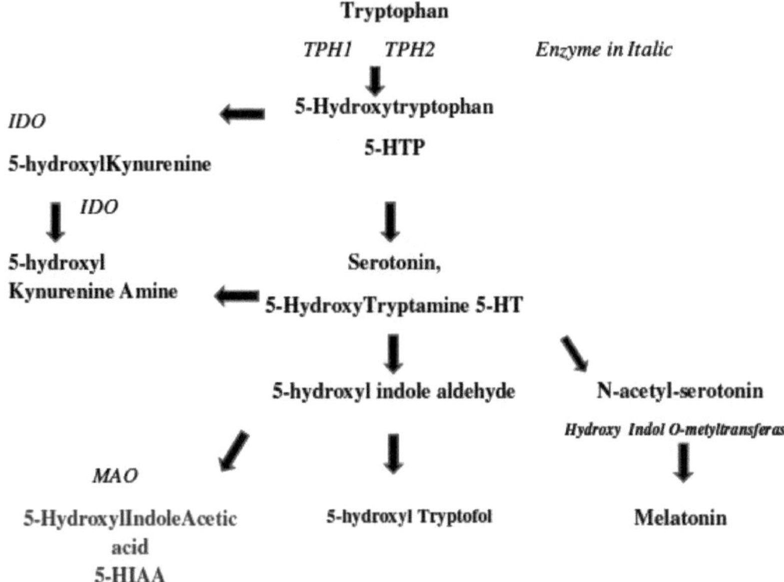

Figura 3-31 Conversão do triptofano através da via da serotonina

A via da quinurenina

Na via da quinurenina, 90% da degradação do triptofano ocorre através da conversão em quinurenina pela enzima *triptofano-2,3-dioxigenase* (TDO) no fígado. Os restantes 10% da degradação em quinurenina são efectuados pela enzima *Indolamina 2,3-dioxigenase* (IDO) no cérebro, no trato gastrointestinal e no fígado.

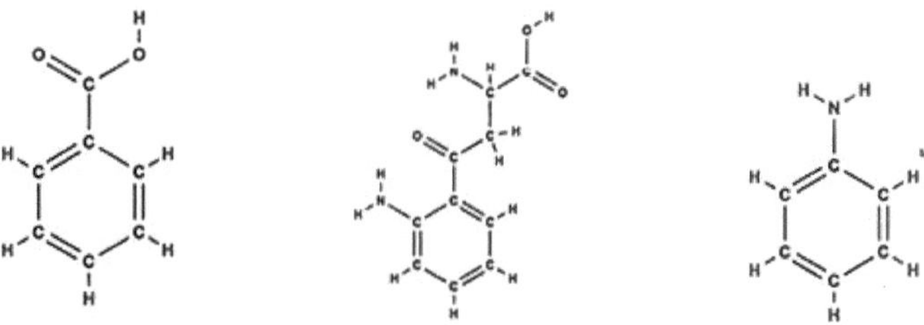

Figura 3-32a Ácido benzoico (MolView)
Figura 3-32b Quinurenina (MolView)
Figura 3-32c Anilina (MolView)

A alanina, em que um dos hidrogénios de metilo é substituído por um grupo 2-aminobenzoílo, caracteriza a estrutura molecular da quinurenina. Alternativamente, como a anilina, substituída por uma cetona e um alfa-aminoácido como a alanina. A quinurenina é um metabolito do triptofano, que é metabolizado em ácido quinurénico pelas isozimas da *quinurenina-amino-transferase* (KAT).

A quinurenina é metabolizada em ácido quinolínico QA, que é neurotóxico. O ácido quinolínico é convertido em *nicotinamida-adenina-dinucleótido* (NAD), que é uma coenzima central para o metabolismo. O NAD existe em duas formas: uma forma oxidada, abreviada como NAD+, e uma forma reduzida, NADH (H para hidrogénio).

Em alternativa, a quinurenina converte-se em 3-hidroxiquinurenina (3-HK) e depois em ácido xanturénico (XA) (ver fórmulas no APÊNDICE).

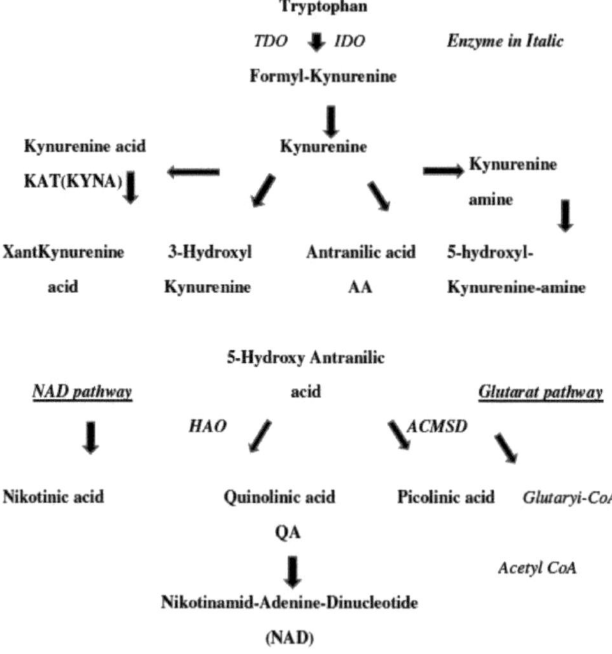

Figura 3-33 Conversão do triptofano pela via da quinurenina

3.6.2 A via intestino-micróbio

Os micróbios do intestino expressam várias enzimas que metabolizam o triptofano em indole e derivados de indole.

A conversão do triptofano (TPH) em ácido indole-3-propiónico (IPA) é inicialmente realizada pela enzima *aromático-amino-ácido-descarboxilase* (ArAT) e forma o ácido indole-3-pirúvico (IPYA), que é depois convertido em ácido indole-3-lático (ILA) e ácido indole-3-acrílico (IA) antes da conversão em ácido indole-3-propiónico (IPA).

Através de outras enzimas que degradam o triptofano, a indole-3-acetamida (IAM) pode ser convertida em ácido indole-3-acético (IAA) e depois em indole-3-aldeído (IAld).

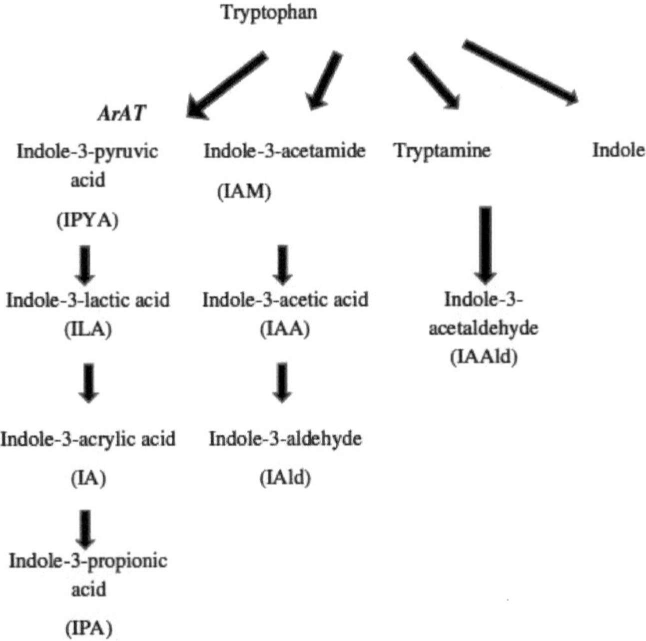

Figura 3-34 Conversão do triptofano através da via intestinal-micróbio.

O indole-3-acetaldeído (IAAld), que é formado pela triptamina, também pode ser convertido em indole-3-ácido acético (IAA) e depois em indole-3-aldeído (IAld). Os micróbios podem também converter o triptofano (TPH) diretamente em indole.

Nas células enterocromafins (CE) do intestino, o triptofano (TPH) é libertado inalterado na circulação sanguínea, onde é decomposto no fígado e noutros tecidos periféricos em quinurenina e seus metabolitos.

Em alternativa, converte-se em serotonina (5-HT) nas CE através da enzima *triptofano hidroxilase-1* (TPH1). O triptofano livre (TPH) é transportado através da barreira hemato-encefálica (BBB) para os astrócitos através da enzima *Lat-1* (*grande transportador de aminoácidos neutros*). Nos neurónios e na glia, o triptofano (TPH) é convertido em serotonina através do TPH2, ou catabolizado através da via de degradação da quinurenina em ácido quinurénico. A maior parte do ácido quinolínico do cérebro deriva do catabolismo do triptofano (TPH) na microglia (Roth et al., 2021).

3.6.3 Consumo alimentar e absorção de triptofano

O triptofano é necessário para a biossíntese da 5-hidroxi-triptamina (serotonina) e a disponibilidade de triptofano no sangue está relacionada com a sua concentração no cérebro, uma vez que o triptofano pode atravessar a barreira hemato-encefálica.

O triptofano é transportado para o cérebro a partir do triptofano ligado à albumina circulante através de um mecanismo de dissociação (Pardridge e Fierer, 1990). Na glândula pineal, o triptofano é convertido em serotonina (5-HT) pelas enzimas triptofano hidroxilase e 5-HTP descarboxilase, respetivamente, na presença de fosfato de piridoxal, derivado da vitamina B6 (Shabbir et al., 2013).

Em alternativa, a serotonina é catabolizada pela *monoamina oxidase* (MAO) em 5-hidroxiindol acetaldeído e, posteriormente, pela aldeído desidrogenase em ácido 5-hidroxiindol acético (5-HIAA), que é excretado na urina (Keszthelyi et al., 2009).

O leite materno é a única fonte do aminoácido essencial triptofano nos bebés amamentados. Baixos níveis de triptofano no leite materno podem, portanto, ter consequências para o desenvolvimento neurológico de bebés prematuros (O'Rourke et al., 2018). A relação entre a infeção pré-natal e a ativação imunitária da mãe durante a gravidez constitui um possível fator de risco para o desenvolvimento de comportamentos semelhantes à esquizofrenia na criança (Canetta e Brown, 2012, Talukdar et al., 2021).

Ruddick demonstrou que a alteração do metabolismo da quinurenina influencia a fisiopatologia de doenças como a doença de Huntington e a doença de Alzheimer (Ruddick et al., 2006).

O eixo cérebro-intestino constitui um sistema de comunicação bidirecional entre o sistema nervoso central e o trato gastrointestinal. A influência terapêutica da microbiota intestinal pode ser uma possível estratégia de tratamento para doenças relacionadas com a serotonina, tanto no cérebro como no sistema intestinal (O'Mahony et al., 2015).

3.6.4 O metabolismo do triptofano (TRYCAT) e a esquizofrenia

Banki demonstrou que os doentes suicidas, especialmente os que utilizavam métodos violentos, tinham tendência para apresentar níveis mais baixos de ácido 5-hidroxi-indolacético (5-HIAA), mas não de ácido homovanílico, no líquido cefalorraquidiano (LCR) (Banki e Arato, 1983).

Os níveis de ácido cinurénico no LCR estão elevados na Esquizofrenia, o que motiva novas estratégias terapêuticas dirigidas à síntese cerebral de ácido cinurénico. Estudos em modelos animais indicam que níveis elevados de triptofano suprimem o comportamento agressivo, provavelmente relacionado com o aumento da disponibilidade central de serotonina (Erhardt et al., 2001).

Outros resultados mostram que o potencial de formação de ácido úrico (UA) antioxidante a partir do catabolismo das purinas se altera precocemente durante o curso da doença (Yao et al., 2010b).

A ativação da via do Metabolismo do Triptofano (TRYCAT) parece estar envolvida na fisiopatologia da Esquizofrenia. No entanto, não se sabe ao certo se a ativação da via TRYCAT está associada à Esquizofrenia que envolve sintomas de acordo com o Esquema para a Síndrome do Défice (SDS).

Uma via TRYCAT activada, em comparação com doentes com esquizofrenia sem SDS e controlos, acompanha os doentes com SDS-esquizofrenia primária. Em resumo, a SDS-Esquizofrenia ativa principalmente a via TRYCAT que resulta em:

- Aumento da excitação-toxicidade,
- Citotoxicidade e
- Neurotoxicidade, bem como

- Inflamação e
- Stress oxidativo.

A SDS-Esquizofrenia difere assim da Esquizofrenia sem SDS, através de um padrão TRYCAT muito específico. As alterações específicas nas respostas de IgA ao TRYCAT fornecem mais informações sobre a delimitação biológica da SDS-Esquizofrenia versus Esquizofrenia sem SDS (Kanchanatawan et al., 2018).

Os doentes com esquizofrenia apresentam níveis séricos significativamente mais baixos de ácido cinurénico (KYNA), que atenua o efeito do recetor a-7nicotínico-acetil-colina (a7nAChR) e/ou do recetor N-metil-D-aspartato (NMDAR), dois dos tipos de receptores cuja disfunção se crê contribuir para o défice cognitivo na esquizofrenia. (Huang et al., 2021)}.

Zhou e colaboradores mediram os níveis plasmáticos dos metabolitos da quinurenina (KM) por cromatografia líquida-espetrometria de massa em tandem em 41 pacientes com esquizofrenia e 60 controlos saudáveis. Os resultados do estudo indicam que existe uma relação negativa entre o volume de massa cinzenta (GMV) e os níveis plasmáticos de quinurenina e triptofano (KYN/TRP e KYN) na esquizofrenia (Zhou et al., 2022),

Os resultados de um meta-estudo que incluiu 61 estudos com 2813 doentes e 2948 controlos saudáveis mostraram um aumento significativo do rácio cinurenina/triptofano no SNC, com exceção de um aumento moderado da atividade sérica da IDO. (Almulla et al., 2022).

Os doentes com esquizofrenia, em comparação com os controlos saudáveis, apresentam diferenças significativas nos metabolitos de triptofano no SNC, o que pode, em última análise, afetar a neurotransmissão glutamatérgica através dos receptores N-metil-D-aspartato e a-7Nicotina (Sales et al., 2023).

Em 2023, Godin e colegas apresentaram os resultados de um estudo de incidência e preditores de 3 anos para determinar a incidência da Síndrome Metabólica MetS e preditores de Esquizofrenia em participantes de 10 centros nacionais especializados em psiquiatria (Godin et al., 2023).

Estes resultados sugerem uma série de medidas para a prevenção da SM e para a investigação da esquizofrenia que devem ser consideradas na prática clínica:
- Promoção da cessação do tabagismo,
- Evitar o uso de antidepressivos com risco de aumento de Mets e
- A promoção da atividade física deve ser mais ativa.
- Prescrição precoce de ácidos gordos Omega 3 e
- Medicamentos para perder peso (metformina e topiramato),
- Medicamentos metabólicos específicos (estatina e fenofibrato),
- Redução cirúrgica do tecido adiposo e
- Tratamentos orientados para a microbiota.

(Godin et al., 2023).

Langmajerova e colaboradores resumiram 2023 efeitos relatados em 21 estudos de adultos e crianças com comportamento impulsivo e/ou violento, bem como a avaliação da composição do microbiota intestinal dos participantes.

O resumo mostra indicações de que:

*   O comportamento impulsivo e violento está associado a uma alteração do metabolismo da serotonina.

*   O microbioma intestinal pode controlar o metabolismo do triptofano do hospedeiro.

*   O microbioma intestinal desempenha um papel no comportamento violento.

No entanto, são necessários mais estudos que avaliem as relações entre o microbioma intestinal e o comportamento violento (Langmajerova et al., 2023).

Em 2023, Wang publicou uma revisão sistemática dos estudos de neuroimagem sobre as associações entre a via da quinurenina e a imagiologia cerebral em doentes com perturbação depressiva major MDD.

O estudo fornece indicações sólidas de que as anomalias cerebrais associadas à via da quinurenina podem ser os mecanismos fisiopatológicos subjacentes à DMP. No entanto, é necessário realizar estudos prospectivos para elucidar melhor as relações causais entre a via desequilibrada da quinurenina e as anomalias cerebrais em doentes com depressão por DMG (Wang et al., 2023), bem como com esquizofrenia (nota au.).

APÊNDICE

APÊNDICE 3-1

Conversão do triptofano através da via da serotonina

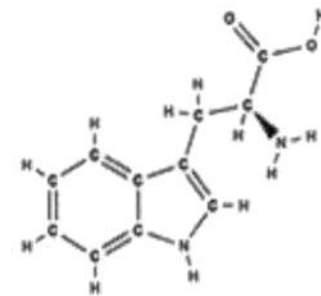

Tryptophan

with TPH1/2 *Tryptophan hydroxylase*

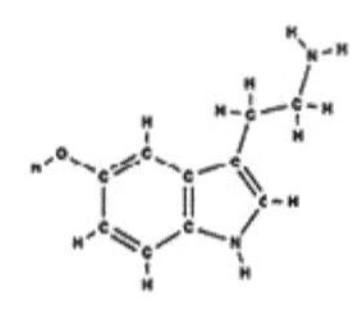

5-Hydroxytryptophan

5-HTP

with AAAD:

Aromatic L-amino acid decarboxylase

Serotonin

5-HydroxyTryptamine

5-HT

with MAO *Monoamine oxidase*

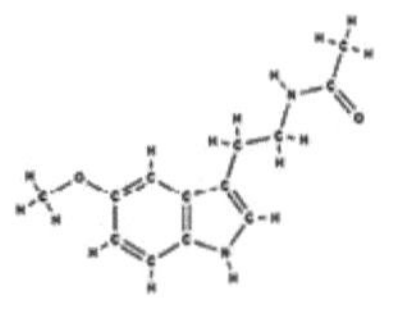

Melatonin

5-HIAA

5-Hydroxyindole-3-acetic acid

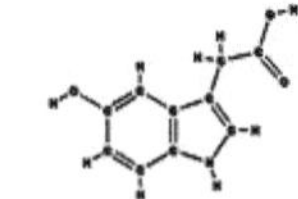

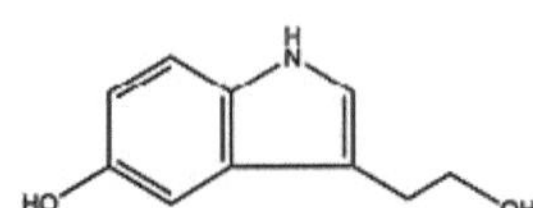

5-hydroxyl Tryptofol

Conversão do triptofano através da via da quinurenina

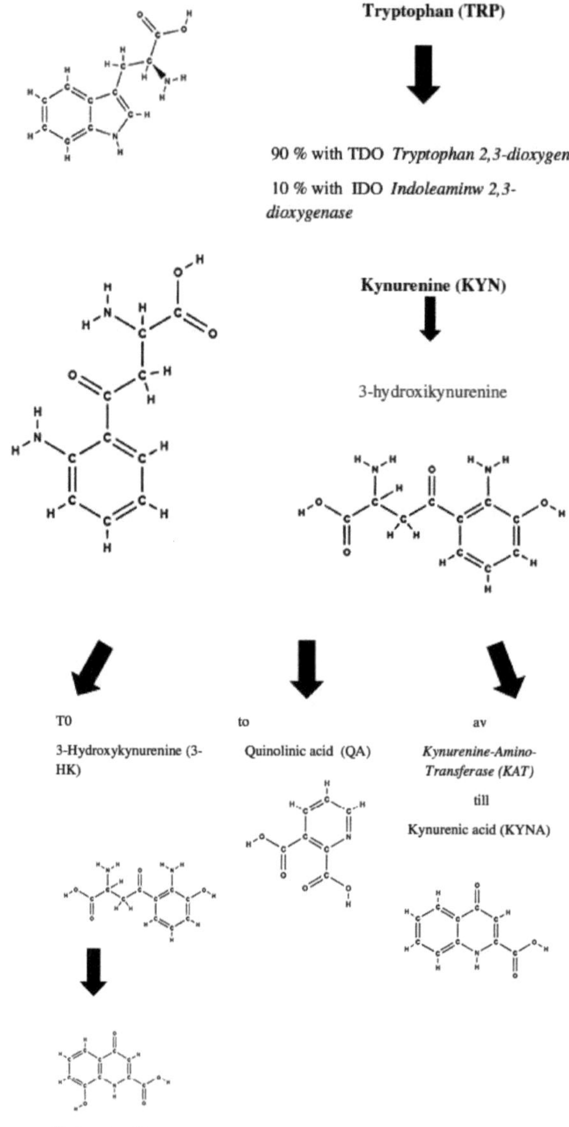

O ácido quinurénico é um ácido quinolina-monocarboxílico que é um **ácido quinolina-2-carboxílico substituído por um grupo hidroxilo em C-4.** Desempenha um papel como agonista dos receptores acoplados à proteína G, antagonista dos receptores NMDA, antagonista nicotínico, agente neuroprotector, metabolito humano e metabolito de Saccharomyces cerevisiae (Wikipédia)

NAD Nicotinamida-Adenina-Dinucleótido

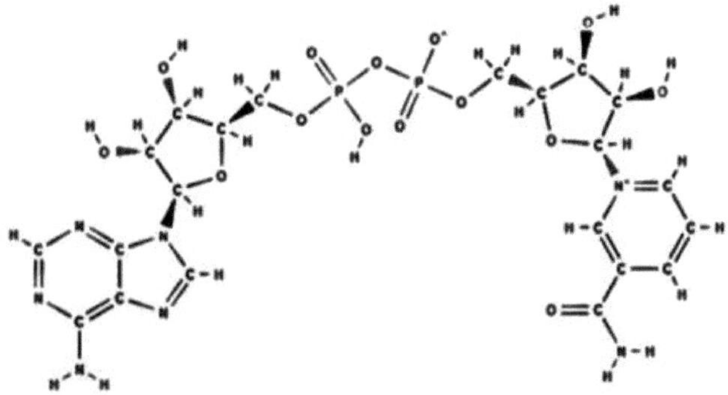

O NAD$^+$, nicotinamida adenina dinucleótido, é uma coenzima que participa no metabolismo da maioria dos organismos. O NAD$^+$ e as suas formas fosforiladas e reduzidas NADP$^+$, NADH e NADPH têm papéis centrais no metabolismo celular e na produção de energia (Wikipédia).

Conversão do triptofano através da via microbiana intestinal TPH

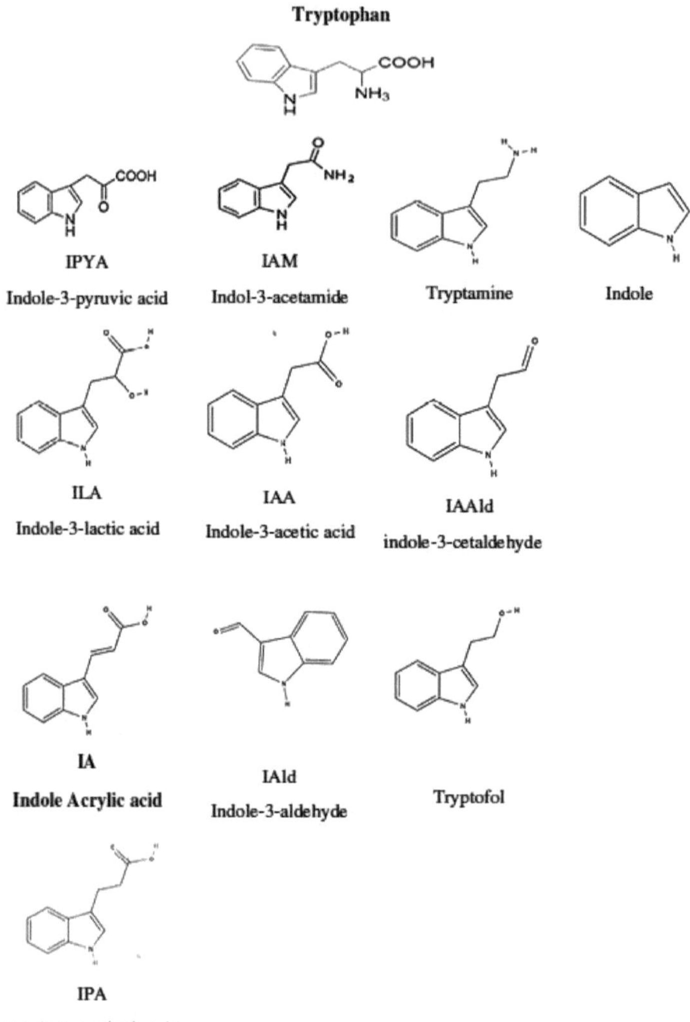

O recetor N-metil-D-aspartato

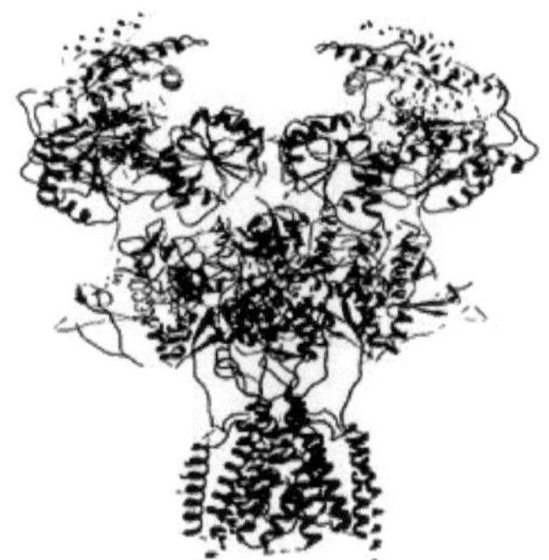

(conhecido como recetor NMDA ou NMDAR), é um recetor de glutamato e um canal iónico presente nos neurónios. O recetor NMDA é um dos três tipos de receptores de glutamato ionotrópicos, sendo os outros dois receptores AMPA e cainato. Dependendo da composição das suas subunidades, os seus ligandos são o glutamato e a glicina (ou D-serina). No entanto, a ligação dos ligandos não é normalmente suficiente para abrir o canal porque este é bloqueado pelos iões Mg^{2+}, exceto quando o neurónio está suficientemente despolarizado.

Assim, o canal actua como um "detetor de coincidências" e só quando ambas as condições se verificam é que o canal se abre e permite que iões de carga positiva (catiões) fluam através da membrana celular.

O recetor NMDA é considerado muito importante no controlo da plasticidade sináptica e na mediação das funções de aprendizagem e memória (Wikipedia).

O ácido **N-metil-d-aspártico** ou N-metil-d-aspartato (NMDA) é um derivado de aminoácido que actua como agonista específico do recetor NMDA, imitando a ação do glutamato, o neurotransmissor que normalmente actua nesse recetor.

Ao contrário do glutamato, o NMDA apenas se liga e regula o recetor NMDA, mas não tem qualquer efeito noutros receptores de glutamato (como os receptores AMPA e Kainato).

Os receptores NMDA são particularmente importantes quando se tornam hiperactivos durante, por exemplo, a abstinência do álcool, o que provoca sintomas como agitação e, por vezes, ataques epilépticos.

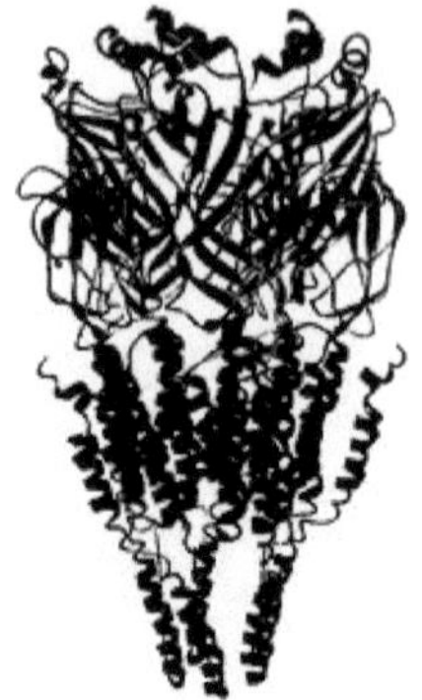

O recetor nicotínico alfa-7, também
conhecido como recetor α7, é um tipo de recetor nicotínico de acetilcolina, α7nAChR,
envolvido na memória de longo prazo, que consiste inteiramente em subunidades α7. Tal
como acontece com outros receptores nicotínicos de acetilcolina, os receptores α7 funcionais
são pentaméricos [ou seja, estequiometria (α7)5]. O α7nAChR está localizado no cérebro, no
baço e nos linfócitos dos gânglios linfáticos, onde a ativação produz excitação pós e pré-
sináptica, principalmente através do aumento da permeabilidade ao Ca_{2+}. (Wikipédia).

Nicotina (Molview) Acetilcolina (Molview)

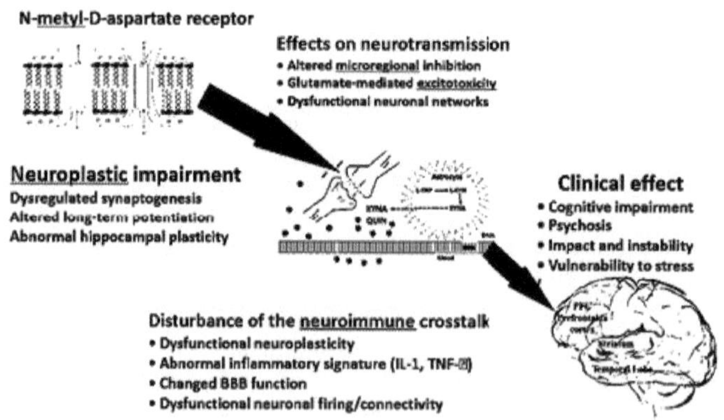

Resumo dos factores do SNC que afectam a dinâmica do triptofano.

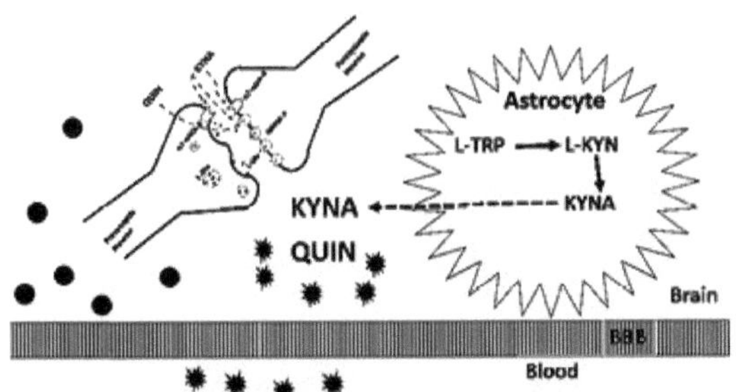

Resumo dos factores do SNC que afectam a dinâmica do triptofano.

Os macrófagos perivasculares (estrelas azuis) e a microglia (círculos azuis) afectam os níveis de TRYCAT através da produção de metabolitos pró-oxidativos, como a QUINA, em diálogo com alterações do tónus inflamatório que afectam a permeabilidade da BHE.

Níveis alterados de KYNA, produzido pelos astrócitos, e de QUINA conduzem a alterações significativas na neurotransmissão NMDA e na neuroplasticidade, que podem, em última análise, conduzir a estados de vulnerabilidade na cognição, no humor e na psicose, especialmente em situações de stress.

Abreviaturas:

BBB.   Barreira hemato-encefálica;

SNC, sistema nervoso central;

IL-1, Interleucina-1;

KYNA, ácido cinurénico;

NMDA, N-metil-D-aspartato;

QUINA, ácido quinolínico;

TNF-α, fator de necrose tumoral alfa;

TRYCAT, catabolitos do triptofano. (Sales et al., 2023).

3.7 Referências sobre o TRYCAT e a esquizofrenia

AGUS, A., PLANCHAIS, J. & SOKOL, H. 2018. "Regulação da microbiota intestinal do metabolismo do triptofano na saúde e na doença". *Cell Host & Microbe* 23 (6): 716-724. doi: 10.1016 / j.chom.2018.05.003.

ALMULLA, A. F., VASUPANRAJIT, A., TUNVIRACHAISAKUL, C., AL-HAKEIM, H. K., SOLMI, M., VERKERK, R. & MAES, M. 2022. "O catabólito do triptofano ou a via da quinurenina na esquizofrenia: a meta-análise revela dissociações entre os compartimentos central, sérico e plasmático." *Psiquiatria molecular* 27 (9):3679-3691. doi: 10.1038/s41380-022-01552-4.

BANKI, C. M. & ARATO, M. 1983. "Metabólitos de aminas e respostas neuroendócrinas relacionadas à depressão e ao suicídio". *Journal of Affective Disorders* 5 (3):223-232. doi: 10.1016/0165-0327(83)90045-9.

BOADLE-BIBER, M. C. 1993. "Regulação da síntese de serotonina". *Progress in biophysics and molecular biology* 60 (1):1-15. doi: 10.1016/0079- 6107(93)90009-9.

CANETTA, S. E. & BROWN, A. S. 2012. "Infeção pré-natal, ativação imunológica materna e risco de esquizofrenia". *Neurociência Translacional* 3 (4): 320-327. doi: 10.2478/s13380-012-0045-6.

CHAMBERLAIN, B., PIHL, R. O., ERVIN, F. R. & YOUNG, S. N. 1987. "O efeito de aumentar ou diminuir os níveis de triptofano na agressão em macacos vervet". *Pharmacology, Biochemistry and Behavior* 28 (4):503-510- 510. doi: 10.1016/0091-3057(87)90513-2.

CHIEN-HSING, L. & SHIH-YA, H. 2022. "Funções fisiológicas e aplicações terapêuticas do recetor de acetilcolina nicotínico a7 em distúrbios cerebrais". *Pharmaceutics* 15   (31):31-31. doi:
10.3390/pharmaceutics15010031.

ERHARDT, S., ENGBERG, G., BLENNOW, K., NORDIN, C., SKOGH, E. & LINDSTROM, L. H. 2001. "Os níveis de ácido cinurénico estão elevados no líquido cefalorraquidiano de pacientes com esquizofrenia." *Neuroscience Letters* 313 (1-2):96-98-98. doi: 10.1016/S0303-3940(01)02242-X.

ERHARDT, S., POCIVAVSEK, A., REPICI, M., LIU, X. C., IMBEAULT, S., MADDISON, D. C., THOMAS, M. A. R., SMALLEY, J. L., LARSSON, M. K., MUCHOWSKI, P. J., GIORGINI, F. & SCHWARCZ, R. 2017. "Alterações adaptativas e comportamentais em camundongos knockout de quinurenina 3-monooxigenase: Relevância para transtornos psicóticos". *Psiquiatria Biológica* 82 (10): 756-765. doi: 10.1016 / j.biopsych.2016.12.011.

GALAKTIONOVA, D. Y., GAREEVA, A. E., KHUSNUTDINOVA, E. K. & NASEDKINA, T. V. 2014. "Associação dos polimorfismos dos genes SLC18A1, TPH1 e RELN com risco de esquizofrenia paranoica." *Molecular Biology* 48 (4):546-555. doi: 10.1134/s0026893314030042.

GODIN, O., PIGNON, B., SZOKE, A., BOYER, L., AOUIZERATE, B., SCHORR, B., ANDRE, M., CAPDEVIELLE, D., CHEREAU, I., COULON, N., DASSING, R., DUBERTRET, C., ETAIN, B., LEIGNIER, S., LLORCA, P. M., MALLET, J., MISDRAHI, D., PASSERIEUX, C., REY, R., URBACH, M., SCHURHOFF, F., LEBOYER, M. & FOND, G. 2023. "Incidência de 3 anos e preditores da síndrome metabólica na esquizofrenia na coorte nacional FACE-SZ." *Progresso em Neuropsicofarmacologia e Psiquiatria Biológica* 120: 1-10. doi: 10.1016 / j.pnpbp.2022.110641.

GOSTNER, J. M., BECKER, K., SPERNER-UNTERWEGER, B., UBERALL, F., FUCHS, D. & STRASSER, B. Role of Tryptophan Metabolism in Mood, Behavior, and Cognition. Cham: Springer International Publishing; 2015. 75-89 p. 10.1007/978-3-319-11870-3_6

GUILHEMSANG, L., GUTIERREZ-CEBALLOS, A., ANTONAZZO, M., MALLET, N. P., UGEDO, L. & MORERA-HERRERAS, T. 2023. "Ação

Modulatória Preferencial dos Receptores 5-HT 2A na Regulação Dinâmica dos Circuitos dos Gânglios Basais". *The Journal of neuroscience: the official journal of the Society for Neuroscience* 43 (1):56-67. doi: 10.1523/JNEUROSCI.1181-22.2022.

HUANG, J., TONG, J., ZHANG, P., ZHOU, Y., LI, Y., TAN, S., WANG, Z., YANG, F., KOCHUNOV, P., CHIAPPELLI, J., TIAN, B., TIAN, L., HONG, L. E. & TAN, Y. 2022. "Níveis elevados de ácido cinurénico salivar relacionados com plexo coroide alargado e gravidade dos fenótipos clínicos na esquizofrenia resistente ao tratamento." *Cérebro, comportamento e imunidade* 106: 3239. doi: 10.1016 / j.bbi.2022.08.001.

HUANG, J. C., TONG, J. H., ZHANG, P., ZHOU, Y. F., CUI, Y. M., TAN, S. P., WANG, Z. R., YANG, F. D., KOCHUNOV, P., CHIAPPELLI, J., TIAN, B. P., TIAN, L., TAN, Y. L. & HONG, L. E. 2021. "Efeitos dos metabólitos neuroativos da via do triptofano na memória de trabalho e na espessura cortical na esquizofrenia." *Psiquiatria Translacional* 11 (1). doi: 10.1038 / s41398-021-01311-z.

KANCHANATAWAN, B., SIRIVICHAYAKUL, S., RUXRUNGTHAM, K., CARVALHO, A. F., GEFFARD, M., ORMSTAD, H., ANDERSON, G. & MAES, M. 2018. "O déficit, mas não o não déficit, a esquizofrenia é caracterizada pela ativação associada à mucosa da via do catabólito triptofano (TRYCAT) com aumentos altamente específicos nas respostas de IgA direcionadas ao ácido picolínico, xanturênico e quinolínico". *Molecular Neurobiology* 55 (2):1523-1536. doi: 10.1007/s12035-017- 0417-6.

KESZTHELYI, D., TROOST, F. J. & MASCLEE, A. A. M. 2009. "Compreender o papel do metabolismo do triptofano e da serotonina na função gastrointestinal". *Neurogastroenterology & Motility* 21 (12):1239-1249. doi: 10.1111/j.1365-2982.2009.01370.x.

LANGMAJEROVA, M., ROUBALOVA, R., SEBELA, A. & VEVERA, J. 2023. "O efeito da composição do microbioma no comportamento impulsivo e violento: Uma revisão sistemática". *Pesquisa Comportamental do Cérebro* 440: N.PAG-N.PAG. doi: 10.1016 / j.bbr.2022.114266.

O'ROURKE, L., CLARKE, G., NOLAN, A., DINAN, T. G., STANTON, C., WATKINS, C., ROSS, R. P. & RYAN, C. A. 2018. "Perfil metabólico do triptofano no leite materno a termo e pré-termo: Implicações para a saúde". *Jornal de Ciências Nutricionais* 7. doi: 10.1017/jns.2017.69.

O'MAHONY, S. M., CLARKE, G., BORRE, Y. E., DINAN, T. G. & CRYAN, J. F. 2015. "Serotonina, metabolismo do triptofano e o eixo cérebro-intestino-microbioma". *Pesquisa Comportamental do Cérebro* 277: 32-48. doi: 10.1016 / j.bbr.2014.07.027.

OLINCY, A., HARRIS, J. G., JOHNSON, L. L., PENDER, V., KONGS, S., ALLENSWORTH, D., ELLIS, J., ZERBE, G. O., LEONARD, S., STEVENS, K. E., STEVENS, J. O., MARTIN, L., ADLER, L. E., SOTI, F., KEM, W. R. &

FREEDMAN, R. 2006. "Ensaio de prova de conceito de um agonista nicotínico alfa7 na esquizofrenia." *Archives of general psychiatry* 63 (6):630-638. doi: 10.1001/archpsyc.63.6.630.

PARDRIDGE, W. M. & FIERER, G. 1990. "Transporte de triptofano para o cérebro a partir do pool circulante ligado à albumina em ratos e coelhos." *Journal of Neurochemistry* 54 (3):971-976-976. doi: 10.1111/j.1471- 4159.1990.tb02345.x.

RECIO-BARBERO, M., RAFAEL, S., ARANTZAZU, Z., EDUARDO, G.-F., ANA, G.-P. & JAVIER, B. 2021. "Melhoradores cognitivos na esquizofrenia: Uma revisão sistemática e meta-análise de agonistas do recetor de acetilcolina alfa-7 nicotínico para déficits cognitivos e sintomas negativos. *Fronteiras em Psiquiatria* 12. doi: 10.3389 / fpsyt.2021.631589.

ROTH, W., ZADEH, K., VEKARIYA, R., GE, Y. & MOHAMADZADEH, M. 2021. "Metabolismo do triptofano e homeostase intestinal-cerebral". *Jornal Internacional de Ciências Moleculares* 22 (6): 2973. doi: 10.3390 / ijms22062973.

RUDDICK, J. P., EVANS, A. K., NUTT, D. J., LIGHTMAN, S. L., ROOK, G. A. W. & LOWRY, C. A. 2006. "Metabolismo do triptofano no sistema nervoso central: implicações médicas". *Revisões especializadas em medicina molecular* 8 (20):1-27. doi: 10.1017/S1462399406000068.

SALES, P. M. G., SCHRAGE, E., COICO, R. & PATO, M. 2023. "Ligando os sistemas nervoso e imunológico em doenças psiquiátricas: A meta-analysis of the kynurenine pathway." *Pesquisa do cérebro* 1800: 148190. doi: 10.1016 / j.brainres.2022.148190.

SATHYASAIKUMAR, K. V., NOTARANGELO, F. M., KELLY, D. L., ROWLAND, L. M., HARE, S. M., CHEN, S., MO, C., BUCHANAN, R. W. & SCHWARCZ, R. 2022. "Desafio de triptofano em controles saudáveis e pessoas com esquizofrenia: Efeitos agudos nos níveis plasmáticos de quinurenina, ácido quinurénico e ácido 5-hidroxiindolacético". *Pharmaceuticals* 15 (8). doi: 10.3390/ph15081003.

SEKAR, A., BIALAS, A. R., DE RIVERA, H., DAVIS, A., HAMMOND, T. R., KAMITAKI, N., TOOLEY, K., PRESUMEY, J., BAUM, M., VAN DOREN, V., GENOVESE, G., ROSE, S. A., HANDSAKER, R. E., DALY, M. J., CARROLL, M. C., STEVENS, B. & MCCARROLL, S. A. 2016. "Risco de esquizofrenia por variação complexa do componente 4 do complemento". *Nature* 530 (7589):177. doi: 10.1038/nature16549.

SHABBIR, F., PATEL, A., MATTISON, C., BOSE, S., KRISHNAMOHAN, R., SWEENEY, E., SANDHU, S., NEL, W., RAIS, A., SANDHU, R., NGU, N. & SHARMA, S. 2013. "Efeito da dieta na neurotransmissão serotoninérgica na depressão". *Neuroquímica Internacional* 62 (3): 323-329. doi: 10.1016 / j.neuint.2012.12.014.

TALUKDAR, P. M., ABDUL, F., MAES, M., BERK, M., VENKATASUBRAMANIAN, G., KUTTY, B. M. & DEBNATH, M. 2021. "Um estudo de prova de conceito de ativação imunológica materna mediada pela indução de recetor semelhante a Toll (TLR) e vias de inflamassoma levando a mudanças neuroprogressivas e comportamentos semelhantes à esquizofrenia na prole." *Neuropsicofarmacologia Europeia* 52: 48-61. doi: 10.1016 / j.euroneuro.2021.06.009.

TERRY, A. V., JR. & CALLAHAN, P. M. 2020. *"a7* receptores nicotínicos de acetilcolina como alvos terapêuticos na esquizofrenia: Atualização dos estudos clínicos e em animais e estratégias para o futuro". *Neuropharmacology* 170: 108053. doi: 10.1016 / j.neuropharm.2020.108053.

TREGELLAS, J. R. & WYLIE, K. P. 2019. "Receptores nicotínicos alfa7 como alvos terapêuticos na esquizofrenia". *Nicotine & Tobacco Research* 21 (3):349-356. doi: 10.1093/ntr/nty034.

WANG, L., FENG, Z., ZHENG, T., DAI, G., WANG, M., ZHOU, L., ZHENG, Y. & CHEN, G. 2023. "Associações entre a via da quinurenina e o cérebro em pacientes com transtorno depressivo maior - uma revisão sistemática de estudos de neuroimagem". *Progresso em neuro-psicofarmacologia e psiquiatria biológica* 121: 110675. doi: 10.1016 / j.pnpbp.2022.110675.

YAO, J. K., DOUGHERTY, G. G., REDDY, R. D., KESHAVAN, M. S., MONTROSE, D. M., MATSON, W. R., ROZEN, S., KRISHNAN, R. R., MCEVOY, J. & KADDURAH-DAOUK, R. 2010a. "Interações alteradas de metabólitos de triptofano em pacientes com esquizofrenia nativos de neurolépticos no primeiro episódio". *Molecular Psychiatry* 15 (9):938-953. doi: 10.1038/mp.2009.33.

YAO, J. K., DOUGHERTY, J. G. G., REDDY, R. D., KESHAVAN, M. S., MONTROSE, D. M., MATSON, W. R., MCEVOY, J. & KADDURAH- DAOUK, R. 2010b. "Desequilíbrio homeostático do catabolismo de purina no primeiro episódio de pacientes com esquizofrenia sem neurolépticos". *PLoS ONE 5* (3):1-14. doi: 10.1371/journal.pone.0009508.

Yu, e., guasch-ferre, m., zheng, y., wang, d. D., hu, f. B., ruiz-canela, m., toledo, e., martinez-gonzalez, m. A., salas-salvado, j., corella, d., fito, m., lapetra, j., estruch, r., ros, e., cofan, m., aros, f., romaguera, d., serra-majem, l., sorif, j. V., clish, c. B., liang, l. & gomez-gracia, e. 2017. "Aumentos no triptofano plasmático estão inversamente associados à doença cardiovascular incidente no estudo Prevencion con Dieta Mediterranea (PREDIMED)." *The Journal of nutrition* 147 (3): 313-322-322. doi: 10.3945/jn.116.241711.

ZHOU, S. M., HUANG, Y. Y., KUANG, Q. J., YAN, S., LI, H. H., WU, K., WU, F. C. & HUANG, X. B. 2022. "Os metabólitos da via da quinurenina estão associados ao volume da massa cinzenta em indivíduos com esquizofrenia." *Fronteiras em Psiquiatria* 13. doi: 10.3389 / fpsyt.2022.941479.

Capítulo IV

Outro mapeamento metabólico da Esquizofrenia

4.1 Apresentações sobre outros mapeamentos metabólicos da esquizofrenia

2006

Intervenção precoce e resultados do tratamento na esquizofrenia

Elaine Holmes e colegas referiram em 2006 que a intervenção precoce afecta a progressão da doença e os resultados do tratamento na esquizofrenia (Holmes et al., 2006).

Utilizaram a espetroscopia[1] H-NMR combinada com a análise computorizada de reconhecimento de padrões para investigar perfis metabólicos. O estudo incluiu 152 amostras de líquido cefalorraquidiano (LCR) de pacientes com esquizofrenia sem medicação ou minimamente tratados e de controlos saudáveis. A análise dos mínimos quadrados parciais (PLS) mostrou uma diferença altamente significativa entre os doentes com esquizofrenia de início precoce e os controlos saudáveis.

O tratamento a curto prazo com medicação antipsicótica resultou numa clara melhoria clínica, com uma normalização da assinatura da doença em mais de metade dos doentes. Não se observou qualquer normalização nos doentes cujo tratamento não foi iniciado na primeira apresentação, o que constitui uma indicação molecular da importância da intervenção precoce nas perturbações psicóticas. Para além disso, as alterações identificadas nos doentes não medicados atingiram uma sensibilidade de 82% e uma especificidade de 85%.

Os seus resultados sugerem que os doentes com esquizofrenia que não tomam medicamentos apresentam, desde o início, alterações específicas do cérebro nos processos de regulação da glucose no LCR. Isto indica que as anomalias do LCR são uma caraterística intrínseca da doença e não um efeito secundário da medicação antipsicótica. O tratamento a curto prazo com medicamentos antipsicóticos atípicos resultou numa normalização da assinatura da doença no LCR em metade dos doentes, muito antes da melhoria clínica esperada.

Em conclusão, sugere-se que a aplicação de perfis metabólicos utilizando a espetroscopia de RMN[1] H pode constituir uma forma eficaz de diagnóstico precoce da esquizofrenia e um método prático para monitorizar a intervenção terapêutica. Ao fornecer métricas para a normalização de biofluidos, os espectros através de métodos estatísticos multivariados geram perfis de controlo relevantes (Holmes et al., 2006).

2007

Mapeamento metabólico dos efeitos dos neurolépticos na esquizofrenia

Em 2007, Kaddurah-Daouk e colaboradores apresentaram um relatório sobre o mapeamento metabólico dos efeitos dos antipsicóticos atípicos na esquizofrenia.

Realizaram uma avaliação e mapeamento das alterações lipídicas globais na Esquizofrenia e no tratamento com antipsicóticos. Com uma plataforma metabólica especializada "lipidómica", que quantifica mais de 300 metabolitos de lípidos polares e não polares (em sete classes de lípidos), foram avaliadas as alterações lipídicas globais na Esquizofrenia e no tratamento com três antipsicóticos atípicos de uso corrente.

Foram registados os perfis lipídicos de 50 doentes com esquizofrenia antes e depois do tratamento durante 2-3 semanas com Olanzapina (n=20), Risperidona (n=14) ou Aripiprazol (n=16). Os doentes foram recrutados em duas coortes (Estudo I, n=27 e Estudo II, n=23) para permitir uma análise de replicação interna. A alteração da linha de base para o pós-tratamento foi comparada entre os três medicamentos.

A olanzapina e a risperidona afectaram uma gama muito mais vasta de classes de lípidos do que o aripiprazol. Cerca de 50 lípidos tenderam a aumentar com a Risperidona e a Olanzapina e as concentrações de triacilglicerol aumentaram, enquanto os ácidos gordos livres diminuíram com ambos os medicamentos, mas não com o Aripiprazol.

Os três medicamentos aumentaram as concentrações de fosfatidil-etanolamina, que foram suprimidas em doentes com esquizofrenia. Foram também observadas alterações lipídicas específicas dos medicamentos, que se correlacionaram com a resposta aguda ao tratamento.

Assim, para além de deficiências no sistema transmissor dos neurónios, a esquizofrenia está associada a alterações nos fosfolípidos da membrana neural. (Kaddurah-Daouk et al., 2007).

2008

Stress oxidativo em doentes violentos com esquizofrenia

Trearaden e Puri compilaram os resultados de um estudo sobre o stress oxidativo em pacientes violentos com esquizofrenia (Treasaden e Puri, 2008).

Todos os doentes com esquizofrenia incluídos no estudo são vítimas de homicídio, tentativa de homicídio ou indivíduos com intenção de causar danos corporais graves.

O etano excretado foi analisado e quantificado por cromatografia gasosa e espetrometria de massa (m/z = 30).

Exame MRS dos dados de espetroscopia[31] P-NMRs foi efectuado a uma intensidade de campo magnético de 1,5 tesla, utilizando uma sequência de espetroscopia in vivo de imagem (TR=10 s; e 64 médias de sinal localizadas num voxel de 70x70x70 mm^3).

Os resultados no grupo de doentes, em comparação com os controlos da mesma idade e sexo, foram superiores aos dos controlos normais:

- no nível médio de etano alveolar mais alto (p < 0,0005),
- no trifosfato de nucleótido gama médio (p < 0,04), aliás, inferior ao dos controlos normais:
- no nível médio de trifosfato de beta-nucleótido cerebral

Os resultados sugerem que existe um aumento da fosforilação oxidativa cerebral nas mitocôndrias em doentes violentos com esquizofrenia, o que pode explicar a observação de um aumento da secreção de etano (Treasaden e Puri, 2008).

2010

Catabolismo das purinas em doentes com esquizofrenia que não tomam neurolépticos

Em 2010, Yao e colaboradores relataram o desequilíbrio homeostático do catabolismo das purinas em doentes sem neurolépticos no primeiro episódio de esquizofrenia (Yao et al., 2010).

O catabolismo das purinas é um componente da resposta homeostática mitocondrial ao stress oxidativo associado à patologia da esquizofrenia.

Utilizando a "cromatografia líquida de alta pressão" (HPLC) em combinação com um sistema Coulométrico de eléctrodos múltiplos, foram comparados simultaneamente 6 metabolitos de purina no plasma entre 25 doentes com esquizofrenia sem neurolépticos (FENNS) e 30 controlos saudáveis (HC), em parte antes e em parte 4 semanas (4w) após o tratamento antipsicótico. Em ambos os grupos de doentes, verificaram-se níveis significativamente mais elevados de Xanthosine (Xant) e níveis mais baixos de Guanine (G) em comparação com os HC.

Além disso, os rácios de guanina (G) ou ácido úrico (UA) para guanosina (Gr) e ácido úrico (UA) para xantosina (Xant) foram significativamente mais baixos, enquanto o rácio de xantosina (Xant) para guanina (G) foi significativamente mais elevado no FENNS-BL do que no HC.

Durante o catabolismo das purinas, ambas as conversões de Gr em G e de Xant em Xan são reversíveis. A diminuição dos rácios produto/precursor sugeriu uma transição favorável à produção de Xant a partir de Xan, resultando numa diminuição dos níveis de UA na FENNS. Especificamente, o rácio UA/Gr reduzido quase normaliza após 4 semanas de tratamento antipsicótico. Além disso, existem relações estreitamente correlacionadas entre precursores e produtos nas vias da Purina; embora algumas destas correlações persistam ao longo da doença ou do estado da medicação, outras correlações parecem perder-se na FENNS.

Em conjunto, estes resultados sugerem que o potencial para a formação estável de ácido úrico UA antioxidante a partir do catabolismo das purinas se altera no início do curso da doença (Yao et al., 2010).

2011

Anormalidades metabólicas no ACC de pacientes com esquizofrenia.

Hardy e colaboradores apresentaram a utilização da espetroscopia de protões MR multi voxel para testar se as sub-regiões do córtex cingulado anterior (ACC) em doentes com esquizofrenia são metabolicamente diferentes das dos controlos saudáveis (Hardy et al., 2011).

O estudo incluiu vinte e dois pacientes com esquizofrenia e onze indivíduos de controlo que foram submetidos a exames de ressonância magnética (MRI e MRS) com um dispositivo de 3 tesla. Não foram encontradas diferenças significativas nas concentrações de N-acetil-aspartato (NAA), creatina (Cr) e colina (Cho) no *Accumbens* (ACC) entre doentes e controlos ou entre sub-regiões do ACC nos

156

controlos.

Em contraste, os doentes com esquizofrenia apresentavam concentrações significativamente mais baixas de NAA e Cr no CCA rostral do que no CCA caudal, mas não para as concentrações de Cho.

Os níveis de NAA no ACC caudal e rostral eram marcadamente diferentes nos doentes em comparação com os controlos, permitindo uma sensibilidade de 68% e uma especificidade de 91% para distinguir os doentes com esquizofrenia dos controlos saudáveis.

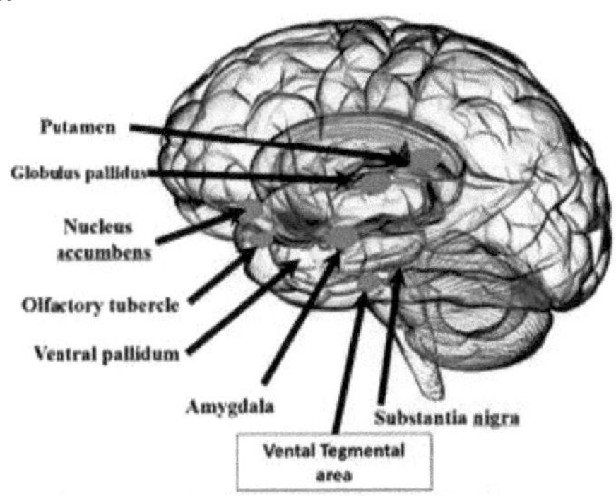

Figura 4-1
O núcleo Accumbens
(Latim: *nucleus Accumbens*)
faz parte dos gânglios basais juntamente com o putamen (núcleo da concha) e
Globus Pallidum (pálido
núcleo) e é considerado como parte do sistema límbico.

A Figura 4-2 mostra o nível de MRS do ACC num homem saudável de 47 anos. Encontraram diferenças significativas entre a concentração caudal e rostral de NAA no CAC de doentes com esquizofrenia, mas não no CAC de controlos saudáveis, indicando que a densidade neural ou as diferenças de integridade entre as sub-regiões do ACC podem ser características da perturbação (Hardy et al., 2011).

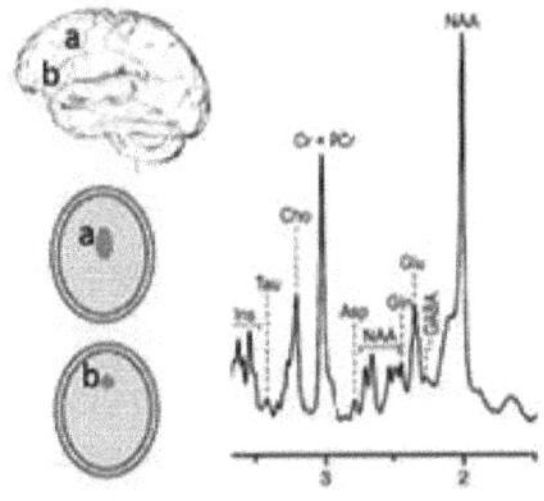

Figura 4-2
MRS do nível de ACC num homem saudável de 47 anos - Sagital (topo a,b) - Caudal (meio a) e - Rostral (inferior b)) (Hardy et al., 2011).

Potenciais biomarcadores séricos para a esquizofrenia

Xuan e colaboradores comunicaram os resultados de um estudo metabolómico de potenciais biomarcadores séricos para a esquizofrenia e a ação da risperidona (Xuan et al., 2011).

O perfil metabólico baseado na cromatografia gasosa e na espetrometria de massa foi utilizado para analisar o soro. Dos vinte e dois metabolitos marcadores estudados, o citrato, o ácido palmítico, o mio-inositol e a alantoína têm a melhor capacidade de separar completamente os doentes esquizofrénicos dos controlos saudáveis.

As concentrações séricas de mio-inositol, ácido úrico e triptofano diferiram antes e depois do tratamento com Risperidona nos doentes.

As vias metabólicas, incluindo o metabolismo energético, o sistema de defesa antioxidante, o metabolismo dos neurónios-transmissores, a biossíntese de ácidos gordos e o metabolismo dos fosfolípidos, encontram-se perturbadas em doentes esquizofrénicos, sendo parcialmente normalizadas após o tratamento com Risperidona (Xuan et al., 2011).

Uma redução acentuada da glicólise aparece apenas em PTCX, onde[13] C a marcação de glicose, lactato e alanina diminuiu. No entanto, o[13] enriquecimento em C do Lactato diminuiu em todas as áreas investigadas. A maior redução na marcação do Glutamato foi detectada no FCX e no PTCX, enquanto no Hipocampo, no Striatum e no Nucleus Accumbens[13] C a marcação do Glutamato sofreu apenas uma ligeira redução significativa.

O tálamo foi a única região em que a marcação do glutamato não foi afetada. A marcação do ácido gama-aminobutírico (GABA) diminuiu em todas as zonas, mas sobretudo na FCX. A marcação da glutamina e do aspartato manteve-se inalterada.

A marcação com fumarato diminuiu na FCX e no tálamo, enquanto a marcação com malato diminuiu na FCX, PTCX, Striatum e NAc. O turnover da dopamina diminuiu na FCX e no tálamo, enquanto o da serotonina se manteve inalterado em todas as regiões.

Em resumo, os resultados mostram que o metabolismo do transmissor neuronal na alça córtico-estriado-tálamo-cortical está gravemente comprometido num modelo de rato para a esquizofrenia (Eyjolfsson et al., 2011).

Efeitos dos neurolépticos em cérebros post-mortem de doentes com esquizofrenia

Chan e colaboradores relataram os efeitos dos medicamentos antipsicóticos em cérebros post-mortem de doentes com esquizofrenia (Chan et al., 2011).

O estudo utilizou[1] H-MRS e cromatografia líquida-espetrometria de massa para examinar o tecido cerebral do córtex pré-frontal dorsolateral. Foram incluídos no estudo dois grupos de doentes com esquizofrenia, agrupados em função da dose de antipsicótico que tomaram ao longo da vida, bem como tecido de doentes com perturbação bipolar (DBP) e controlos normais, com 10 indivíduos por grupo.

Ambos os métodos revelaram alterações profundas nos tecidos de doentes com esquizofrenia (Scz) com medicação cumulativa baixa (L-Scz), mas poucas alterações nos tecidos de doentes com medicação cumulativa média (M-Scz).

Isto sugere que as alterações detectadas estão presentes antes da terapêutica antipsicótica e que se presume que normalizem com o tratamento neuroléptico. De um modo geral, as análises revelaram novas alterações das proteínas e dos metabolitos em doentes com pouca medicação cumulativa em relação à sinaptogénese, à dinâmica dos neurónios, ao ciclo das vesículas pré-sinápticas, ao metabolismo dos aminoácidos e da glutamina e aos sistemas de reserva de energia.

A maioria destes marcadores está especificamente alterada em doentes com esquizofrenia (SCZ) em comparação com a análise da mesma região cerebral de doentes bipolares (BPD) (Chan et al., 2011).

A análise por mínimos quadrados parciais dos dados de espetroscopia de RMN de[1] H revelou uma separação entre os grupos L-Scz ou M-Scz e os grupos de controlo Em comparação com os controlos, os níveis de aminoácidos de cadeia ramificada e de alanina diminuíram, enquanto a glutamina e a creatina aumentaram nos doentes com L-Scz.

Nos doentes com M-SCZ, os níveis de glutamina e taurina aumentaram em comparação com os controlos.

2012

Investigações **de fMRI** sobre esquizofrenia e alucinações auditivas

Garcia-Marti e colegas apresentaram a morfometria multimodal e a ressonância magnética funcional na Esquizofrenia e nas alucinações auditivas (Garcia-Marti et al., 2012).

Conceberam um paradigma auditivo destinado a reproduzir as emoções relacionadas com as experiências alucinatórias dos pacientes. Combinando mapas estruturais de redução da massa cinzenta com o aumento da ativação funcional emocional, obtiveram mapas de contingência. As áreas anómalas correlacionam-se com a escala de avaliação psiquiátrica (BPRS) e a escala de avaliação dos sintomas psicóticos (PSYRATS).

A análise dos resultados mostrou áreas com reduções de coexistência de matéria cinzenta e ativação emocional nos giros temporal médio e temporal superior bilaterais.

Os dados identificam os giros temporais superior e médio esquerdos como áreas relevantes para a compreensão das alucinações auditivas na Esquizofrenia. A utilização de abordagens multimodais, partilhando informação estrutural e funcional, pode indicar áreas especificamente ligadas à gravidade das alucinações auditivas (Garcia-Marti et al., 2012).

Fosfolípidos e resistência à insulina na psicose

Oresic procurou determinar os perfis lipidómicos associados à Esquizofrenia em pares de gémeos discordantes para a Esquizofrenia, bem como em pares de gémeos não afectados (Oresic et al., 2012).

Analisaram os lípidos em amostras de soro por cromatografia líquida acoplada a espetrometria de massa. Além disso, com imagens de ressonância magnética, avaliaram a neurocognição e mediram a densidade da massa cinzenta.

Em comparação com os gémeos saudáveis, o grupo com esquizofrenia apresentava níveis elevados de triglicéridos mas níveis reduzidos de lisofosfatidilcolina, o que está associado a uma menor velocidade cognitiva.

Os resultados podem ter relevância fisiopatológica porque as lisofosfatidilcolinas, subprodutos da hidrólise de fosfolípidos catalisada pela fosfolipase A2, são transportadoras de barreiras de ácidos polinsaturados na barreira hemato-encefálica. Além disso, a diminuição da lisofosfatidilcolina sugere que as pessoas com risco de esquizofrenia podem ser mais susceptíveis a infecções. A associação com uma menor velocidade cognitiva apoia a noção de que a neurotransmissão alterada na Esquizofrenia pode ser parcialmente mediada por lípidos reactivos, como as prostaglandinas (Oresic et al., 2012).

Alcalóides do ergot para o tratamento da esquizofrenia.

Os alcalóides do ergot são um grande grupo de micotoxinas neurotóxicas que são vasoconstritoras. Em condições fisiológicas, são facilmente convertidos em ácido D-lisérgico (LSD) e em potenciais agonistas dos receptores D3 da dopamina, de interesse para o tratamento da esquizofrenia e de outras perturbações do sistema nervoso central (SNC) (Ivanova e Spiteller, 2012).

Análise metabólica de doentes com esquizofrenia
após tratamento com Risperidona.

Cai e colaboradores estudaram a análise metabólica das alterações bioquímicas no plasma e na urina em doentes sem neurolépticos com primeiro episódio de esquizofrenia após tratamento com Risperidona (Cai et al., 2012).

Na sua investigação, utilizaram uma combinação de cromatografia líquida-espetrometria de massa (UPLC-MS) e[1] H-NMR baseada no perfil metabólico das mesmas amostras de plasma e urina.

Os seus resultados indicam que o pregnanediol, o citrato e o alfa-cetoglutarato (a-KG) foram significativamente associados à sintomatologia da esquizofrenia, podendo ser biomarcadores úteis para monitorizar a eficácia terapêutica. Estas descobertas podem fornecer informações valiosas sobre a fisiopatologia da Esquizofrenia e fazer avançar o tratamento, o diagnóstico e a prevenção da Esquizofrenia e das síndromes relacionadas (Cai et al., 2012).

2013

Potenciais marcadores de metabolitos para a esquizofrenia

Yang relata em 2013 os resultados de um estudo que utiliza a cromatografia gasosa-espetrometria de massa e a RMN como plataformas analíticas para caraterizar os perfis metabólicos no seguimento de um painel de marcadores de pacientes esquizofrénicos:

No soro: Glicerato, ácido eicosenóico, B-hidroxibutirato,

Piruvato e cistina

Um painel composto é obtido através da adição de в-hidroxibutirato na urina ao painel do soro acima referido

Nos doentes esquizofrénicos, o fornecimento de energia do cérebro diminui devido à disfunção das mitocôndrias. Por conseguinte, o cérebro assume parcialmente a transferência do seu fornecimento de energia da glicose, como principal fonte de energia, para as cetonas, pelo que o metabolismo dos ácidos gordos no fígado é mobilizado para produzir as cetonas necessárias.

Os resultados mostram que os níveis de ácidos gordos e cetonas estão significativamente elevados (p<0,01) tanto no soro como na urina dos doentes. Isto sugere um catabolismo de ácidos gordos regulado, o que indica um fornecimento insuficiente de glucose no cérebro dos doentes com esquizofrenia (Yang et al., 2013).

Com o painel de **B-hidroxibutirato** urinário combinado com o painel de soro, foi alcançada uma separabilidade de 100% nos conjuntos de treino e de teste, o que significa um diagnóstico equivalente às entrevistas clínicas (Almulla et al., 2022).

Além disso, mostra que o perfil metabólico dos pacientes com esquizofrenia de primeiro episódio era semelhante ao dos períodos recorrentes quando os metabolitos no soro e na urina foram comparados (Yang et al., 2013).

2015
Perfil metabólico e fenotipagem de doenças do SNC

Dumas e Davidovic apresentaram, em 2015, uma panorâmica do perfil metabólico e da fenotipagem das doenças do sistema nervoso central, que permite obter informações sobre as disfunções cerebrais (Dumas e Davidovic, 2015).

A ressonância magnética nuclear de protões e a espetrometria de massa são as principais plataformas analíticas utilizadas para examinar os perfis metabólicos e neuroquímicos do cérebro saudável ou doente, em modelos pré-clínicos ou em amostras humanas.

A sua revisão centra-se nos principais estudos no domínio da caraterização metabólica aplicada à caraterização de modelos animais e amostras humanas de doenças do sistema nervoso central.

Destacam o potencial do perfil metabólico para a avaliação farmacológica e fisiológica, o diagnóstico e a monitorização da terapia medicamentosa de pacientes afectados pelo cérebro (Dumas e Davidovic, 2015).

2016
Combinação de DTI e MRS em doentes com esquizofrenia

Os estudos de imagem por tensor de difusão (DTI) na Esquizofrenia mostram consistentemente reduções globais na anisotropia fraccionada (FA), que indica a saúde da substância branca do cérebro. O feixe de matéria branca Cingulum, que facilita a comunicação entre o córtex Cingulado Anterior (ACC) e o Hipocampo, está frequentemente envolvido nos sintomas da Esquizofrenia.

Os estudos de espetroscopia de ressonância magnética (MRS) podem demonstrar anomalias metabólicas no córtex cingulado anterior (ACC) e no hipocampo.

A combinação de DTI e MRS oferece oportunidades para a exploração da relação entre a bioquímica neural cortical e a integridade da substância branca que liga regiões corticais específicas;

Em 2016, Reid e colaboradores apresentaram um estudo de imagiologia por RM de 3 tesla com vinte e nove doentes com esquizofrenia e vinte controlos, que foram examinados com imagens de tensor de difusão (DTI) (Reid et al., 2016).

Estatísticas espaciais baseadas no trato (TBSS) realizadas para avaliar a integridade da substância branca. Além disso, foi efectuada uma espetroscopia de ressonância magnética (MRS) para quantificar os metabolitos no ACC e no hipocampo.

Os resultados de DTI em doentes com esquizofrenia mostram reduções de FA com aumentos sobrepostos na "difusividade radial" (RD), o que sugere que as anomalias na substância branca se devem a uma integridade reduzida da mielina.

Os resultados da MRS para o grupo de doentes não mostram correlações significativas com os parâmetros DTI (Reid et al., 2016).

2018

Estudo dos efeitos do L-Metil-Folato na esquizofrenia

Roffman e colaboradores apresentaram em 2018 um estudo dos efeitos fisiológicos e clínicos do L-Metil-Folato, uma forma bioactiva de folato, num grupo de doentes ambulatórios com esquizofrenia. Os 55 pacientes mantidos em doses estáveis de medicamentos antipsicóticos foram medicados com 15 mg de L-Metil-Folato, em alternativa a placebo, durante doze semanas.

Para além da alteração da concentração plasmática de L-Metil-Folato após 12 semanas, foi estudada a alteração de vários sintomas e os resultados do tratamento para melhorar a cognição. Além disso, realizou-se fMRI para a ativação relacionada com a memória de trabalho e sMRI para determinar a espessura cortical.

As análises primárias, de modelo misto, de intenção de tratar co-variaram seis variantes genéticas com a gravidade dos sintomas e/ou a resposta à suplementação de folato.

Em comparação com o placebo, o L-Metil-Folato aumentou os níveis plasmáticos de MetilFolato e melhorou as pontuações PANSS. Embora o genótipo afecte as pontuações totais da PANSS e as alterações psicopatológicas gerais, ocorreram alterações negativas independentemente do genótipo. Não foram observadas diferenças de tratamento nas escalas de classificação dos sintomas ou nas pontuações cognitivas compostas.

Os doentes que receberam L-Metil-Folato apresentaram alterações na fisiologia pré-frontal ventromedial, incluindo um aumento da desativação induzida pela tarefa, uma alteração da conetividade límbica e um aumento da espessura cortical.

Em suma, o estudo mostra que os suplementos dietéticos de L-Metil-Folato produzem alterações fisiológicas saudáveis e contribuem para a melhoria sintomática em doentes com esquizofrenia, o que justifica a realização de ensaios clínicos mais alargados (Roffman et al., 2018).

2020

**Anticorpo anti-piruvato desidrogenase
em doentes com esquizofrenia.**

Em 2020, Nakagami e colegas apresentaram um estudo que procurou candidatos a auto-anticorpos no soro de 25 doentes com esquizofrenia e 25 controlos. Utilizaram eletroforese em gel bidimensional e "western blotting" com proteínas do cérebro de rato como antigénios contra anticorpos. Os antigénios imuno-reactivos foram identificados por espetrometria de massa. A prevalência de anticorpos foi avaliada por western blotting utilizando proteínas recombinantes humanas. Além disso, foram utilizados dados de ressonância magnética sMRI para obter volumes cerebrais regionais que foram comparados com imagens de tensor de difusão (DTI).

Duas proteínas do trato respiratório foram identificadas como antigénios candidatos. Três doentes com Esquizofrenia, mas não os controlos, expressaram anticorpos dirigidos contra um dos antigénios candidatos, ou seja, a piruvato desidrogenase E1, componentesubunidade-alfa, forma somática, mitocondrial (PDHA1, EC 1.2.4.1), que está relacionada com a produção de energia mitocondrial.

Três doentes positivos para o anticorpo anti-PDHA1 apresentavam volumes aumentados no "giro fusiforme occipital" esquerdo, em comparação com 16 doentes negativos para o anticorpo e 16 controlos. No "Cuneus" esquerdo também foram observados volumes aumentados em comparação com os 16 doentes negativos.

Este é o primeiro relatório de um anticorpo antipiruvato desidrogenase em doentes com Esquizofrenia. Este anticorpo PDHA1 é compatível com descobertas recentes de disfunção mitocondrial na Esquizofrenia e está envolvido na patogénese de um subgrupo específico de Esquizofrenia (Nakagami et al., 2020).

2021

Patologia lipídica do "Corpus callosum" na esquizofrenia

Em 2021, Shimamoto-Mitsuyama e colegas apresentaram o conteúdo lipídico do corpo caloso de 15 pacientes com esquizofrenia e de 15 controlos com idade e sexo compatíveis. As análises foram realizadas por cromatografia líquida acoplada à espetrometria de massa em tandem e identificaram combinações de lípidos associadas à esquizofrenia.

As análises da reação em cadeia da polimerase quantitativa em tempo real revelaram baixos níveis de expressão genética dos genes relacionados com o metabolismo lipídico e dos seus potenciais factores de transcrição a montante na Esquizofrenia. As redes de regulação genética identificaram um fator nuclear do citoplasma das células T activadas-2, que é uma proteína codificada pelo gene NFATC2 localizado mais a montante.

Além disso, foram observados baixos níveis de expressão genética de marcadores

163

microgliais, citocinas inflamatórias e do recetor do fator estimulador de colónias-1 (CSF1R), que é conhecido por regular a densidade da microglia, no corpo caloso na Esquizofrenia. As interacções entre o CSF1R e vários genes da rede genética provêm dos NFATC2s.

Em conjunto, este estudo fornece indicações de anormalidades lipídicas no corpo caloso de pacientes com esquizofrenia e que o papel potencial do "NFATC2-relevant-gene-network-microglial-axis" prejudicado pode ser o mecanismo subjacente (Shimamoto-Mitsuyama et al., 2021).

Na esquizofrenia, as células microgliais reduzidas e disfuncionais resultam numa junção anormal com os oligodendrócitos através de mediadores de citocinas como a IL1B e o TGFB1.

Isto leva a uma perturbação da transcrição causada por uma rede de genes relacionados com a esquizofrenia, incluindo NFATC2 e CSF1R, resultando num metabolismo lipídico anormal.

Isto perturba as propriedades e funções normais dos oligodendrócitos e da bainha de mielina, causando défices estruturais e funcionais no corpo caloso (Shimamoto-Mitsuyama et al., 2021).

2022
Receptores A2A de adenosina no cérebro na esquizofrenia

Os receptores de adenosina A2A são abundantes nos gânglios basais, uma região funcionalmente implicada na esquizofrenia. Estudos pré-clínicos sugerem uma regulação cruzada entre os recetores de adenosina A2A e os recetores de dopamina D2 nesta região e que esta está ligada à sensibilização do sistema dopaminérgico.

Em 2021, Marques e colaboradores apresentaram um estudo para estudar a disponibilidade de receptores A2A em doze doentes do sexo masculino com Esquizofrenia crónica, em comparação com 13 indivíduos saudáveis. Utilizaram a tomografia por emissão de positrões (PET) com o marcador[11] C-SCH442416.

Todos os doentes medicados com antipsicóticos não apresentavam sintomas motores ou extrapiramidais. O potencial de ligação (BPND), que é uma medida do rácio entre a captação específica e não específica do marcador, foi comparado entre os grupos para o Caudado, o Putamen, o Accumbens e o Globus pallidum.

Os resultados não revelaram diferenças significativas entre o potencial de ligação do recetor A2A (BPND) em doentes com esquizofrenia no Caudado, Putamen, Accumbens e Globus pallidum e as áreas correspondentes de indivíduos saudáveis.

Também não se registou uma correlação significativa entre a ligação[11] C-SCH442416 e a gravidade dos sintomas psicóticos ou a dosagem de antipsicóticos.

Ao mostrar que a disponibilidade de receptores A2A em doentes medicados com Esquizofrenia crónica masculina não é diferente da dos controlos saudáveis, este estudo indica que o recetor A2A não parece ter um papel primário na patogénese da Esquizofrenia (Marques et al., 2022).

Integridade da substância branca em doentes com esquizofrenia

Em 2022, Matrone e colaboradores relataram diferenças na integridade da substância branca, níveis de glutamato intra-corticais, perfis clínicos e cognitivos entre doentes com esquizofrenia de início precoce e adultos com esquizofrenia resistente ao tratamento (TRS) (Matrone et al., 2022).

Os doentes com TRS de início precoce tiveram um melhor desempenho, em comparação com os doentes adultos, apenas em testes cognitivos como a codificação de símbolos, em relação à gravidade dos sintomas, especialmente dos sintomas negativos.

Os resultados da MRS mostraram que os níveis de glutamato e o rácio glutamato/creatina aumentaram no córtex cingulado anterior. As imagens de tensor de difusão com RM mostraram valores baixos de anisotropia fraccionada (FA) nos doentes com TRS em comparação com os HC:

- Radiação bilateral do tálamo anterior,
- Trato cortico-espinal,
- Fascículo frontal-occipital inferior,
- Fascículo longitudinal inferior,
- Fascículo longitudinal superior e
- Fascículo direito.

Em conclusão, a espetroscopia de ressonância magnética específica e a imagem de tensor de difusão identificaram alterações em doentes com SRT. O TRS de início na idade adulta diferiu pouco do TRS de início precoce na maioria das medidas; isto indica que as alterações ocorreram desde o início da Esquizofrenia e podem constituir uma assinatura biológica de resistência ao tratamento (Matrone et al., 2022).

A cetamina como modelo farmacológico da esquizofrenia

Estudos de ressonância magnética funcional (fMRI) mostram, no estado de repouso, um padrão de conexão disfuncional no tálamo na esquizofrenia.

A hipofunção do N-metil-D-(NMDAR) é um dos principais modelos fisiopatológicos da esquizofrenia. Quando se administra o antagonista NMDAR Ketamina a voluntários saudáveis, ocorrem sintomas transitórios semelhantes aos da Esquizofrenia e alterações nas ligações fMRI do Tálamo.

O presente estudo utilizou um modelo de disfunção talâmica de hipofunção NMDAR de voluntários saudáveis que foram submetidos a infusões de cetamina durante a fMRI.

Mostraram que o efeito da cetamina é semelhante ao grau de alucinações em doentes com esquizofrenia.

Assim, a hipofunção dos NMDAR, modelada com cetamina, reproduz a hiperconectividade no tálamo observada na esquizofrenia ao longo da doença, incluindo o período anterior ao início da psicose, e pode contribuir para a gravidade das alucinações (Abram et al., 2022).

Diferentes papéis do estado do selénio nas perturbações psiquiátricas

Uma análise de aleatorização mendeliana realizada em amostras de sangue utilizando estatísticas resumidas de estudos de associação de todo o genoma (GWAS) indica efeitos causais dos níveis de selénio em perturbações mentais, incluindo a esquizofrenia.

Os resultados mostraram que os níveis de selénio no sangue estimados por estudos de associação genética estavam associados a um risco reduzido de esquizofrenia (odds ratio [OR] = 0,90; com um intervalo de confiança de 95%: 0,87-0,95).

Os resultados indicaram que níveis elevados de selénio estão associados a um menor risco de esquizofrenia (Guo et al., 2023).

Biomarcadores inflamatórios e disfunção cognitiva

O presente estudo centra-se na relação entre a interleucina-6 (IL-6), a IL-1B, o fator de necrose tumoral (TNF-a) e a proteína C-reactiva (PCR) com a disfunção cognitiva.

Um total de 25 estudos com um total de 2398 doentes ambulatórios clinicamente estáveis foram incluídos na análise da relação entre o desempenho cognitivo e a variação da IL-6, IL-11), TNF-a e proteína C-reactiva (PCR).

Os resultados de uma meta-análise mostraram uma relação significativa entre níveis plasmáticos elevados de IL-6, IL-ie, TNFa e proteína C-reactiva (PCR) em doentes com esquizofrenia e um desempenho cognitivo reduzido.

O estudo encontrou muito poucos trabalhos envolvendo outros biomarcadores como IL-2, IL-4, IL-10, IL-12, interferões e estudos de cognição social para serem incluídos no estudo atual (Patlola et al., 2023).

4.2 Resumo de outros mapeamentos metabólicos

Resultados do tratamento na esquizofrenia

[1]A espetroscopia de ressonância magnética nuclear de H combinada com a análise computorizada de reconhecimento de padrões foi utilizada para investigar perfis metabólicos em amostras de líquido cefalorraquidiano (LCR) de pacientes com esquizofrenia e controlos saudáveis.

Os doentes com esquizofrenia apresentam, desde o início, alterações específicas do cérebro nos processos de regulação da glucose no LCR. O tratamento a curto prazo com medicamentos antipsicóticos atípicos resultou numa normalização da assinatura da doença no LCR em metade dos doentes, muito antes de se poder esperar uma melhoria clínica (Holmes et al., 2006).

Utilizando uma plataforma metabólica especializada que quantifica mais de 300 metabolitos de lípidos polares e não polares (em sete classes de lípidos), foram avaliadas as alterações globais dos lípidos na esquizofrenia e após o tratamento com três antipsicóticos atípicos de uso corrente (Kaddurah-Daouk et al., 2007).

A olanzapina e a risperidona afectaram uma gama muito mais vasta de classes de lípidos do que o aripiprazol. Cerca de 50 lípidos tenderam a aumentar com a Risperidona e a Olanzapina e as concentrações de triacilglicerol aumentaram, enquanto os ácidos gordos livres diminuíram com ambos os medicamentos, mas não com o Aripiprazol. Em doentes com esquizofrenia, os três medicamentos aumentaram os níveis baixos das concentrações de fosfatidiletanolamina.

Foram também observadas alterações lipídicas específicas dos medicamentos, que se correlacionaram com a resposta aguda ao tratamento (Kaddurah-Daouk et al., 2007).

Stress oxidativo

Os resultados indicam que existe um aumento da fosforilação oxidativa nas mitocôndrias cerebrais em doentes violentos com esquizofrenia, o que poderia explicar a observação de uma maior secreção de etano (Treasaden e Puri, 2008).

O catabolismo das purinas é um componente da resposta homeostática mitocondrial ao stress oxidante associado à patologia da esquizofrenia (Yao et al., 2010).

Anormalidades metabólicas no ACC de pacientes com esquizofrenia.

Hardy e colaboradores apresentaram a utilização da espetroscopia de protões por RM de múltiplos voxels para testar se as sub-regiões do córtex cingulado anterior (ACC) em doentes com esquizofrenia são metabolicamente diferentes das dos indivíduos saudáveis de controlo (Hardy et al., 2011).

O estudo incluiu vinte e dois pacientes com esquizofrenia e onze indivíduos de controlo que foram submetidos a ressonância magnética (MRI). Uma unidade de espetroscopia por RM de protões de 3 tesla mediu as concentrações de N-acetil-aspartato (NAA), creatina (Cr) e colina (Cho) no accumbens (ACC).

Os doentes com esquizofrenia apresentavam concentrações significativamente mais baixas de NAA e Cr no CCA rostral do que no CCA caudal, mas não para a concentração de Cho.

Os níveis de NAA no ACC caudal e rostral eram marcadamente diferentes nos doentes e nos controlos, permitindo distinguir os doentes com esquizofrenia dos controlos saudáveis com uma sensibilidade de 68% e uma especificidade de 91%.

Aparecem diferenças significativas entre a concentração de NAA caudal e rostral no ACC de pacientes com esquizofrenia, mas não no ACC de controlos saudáveis, indicando que a densidade neural ou as diferenças de integridade entre as sub-regiões do ACC podem ser características da perturbação (Hardy et al., 2011).

Biomarcadores séricos para a esquizofrenia

Dos vinte e dois metabolitos marcadores estudados, o citrato, o ácido palmítico, o mio-inositol e a alantoína apresentam a melhor capacidade de separar completamente os pacientes esquizofrénicos dos controlos saudáveis.

O mio-inositol, o ácido úrico e o triptofano diferiram antes e depois do tratamento dos doentes com risperidona.

As vias metabólicas, incluindo o metabolismo energético, o sistema de defesa antioxidante, o metabolismo dos neurotransmissores, a biossíntese de ácidos gordos e o metabolismo dos fosfolípidos, encontram-se perturbadas nos doentes esquizofrénicos, mas normalizam parcialmente após o tratamento com Risperidona (Xuan et al., 2011).

ƒ Investigações de RMN na esquizofrenia e nas alucinações auditivas

A análise de coincidência mostrou áreas de redução de coexistência e ativação emocional nos giros temporais médios e superiores bilaterais.

Giros temporais superior e médio esquerdos identificados como áreas relevantes para a compreensão das alucinações auditivas na Esquizofrenia. A utilização de abordagens multimodais, partilhando informação estrutural e funcional, pode indicar áreas especificamente ligadas à gravidade das alucinações auditivas (Garcia-Marti et al., 2012).

Fosfolípidos e resistência à insulina na psicose

Em comparação com indivíduos saudáveis, os doentes com esquizofrenia apresentavam níveis elevados de triglicéridos, mas níveis mais baixos de lisofosfatidilcolina, que está associada a uma menor velocidade cognitiva.

Os resultados podem ter relevância fisiopatológica porque a lisofosfatidilcolina é um transportador de lípidos poli-insaturados na barreira hemato-encefálica.

A associação com uma menor velocidade cognitiva apoia a noção de que a neurotransmissão alterada na Esquizofrenia pode ser parcialmente mediada por lípidos reactivos, como as prostaglandinas (Oresic et al., 2012).

Alcalóides de Ergot funcionalizados para o tratamento da esquizofrenia.

Os derivados de alcalóides de ergot, que, em condições fisiológicas, podem ser convertidos em ácido D-lisérgico (LSD) e em potenciais agonistas dos receptores D3 da dopamina, são de interesse para o tratamento da esquizofrenia e de outras perturbações do sistema nervoso central (Ivanova e Spiteller, 2012).

**Análise metabólica de doentes com esquizofrenia
após tratamento com Risperidona.**

Comparação das assinaturas metabólicas entre doentes com esquizofrenia (FENNS) e controlos saudáveis utilizando uma plataforma metabólica baseada na espetrometria de massa em tandem. Metabolitos de neurotransmissores de monoaminas e aminoácidos (NT) no plasma e na urina estudados simultaneamente entre doentes com esquizofrenia (FENNS) sem neurolépticos no primeiro episódio e controlos saudáveis antes e depois de uma monoterapia de 6 semanas com Risperidona. Os resultados indicam que os perfis de neurotransmissores dos pacientes se restabelecem durante o tratamento com Risperidona.

Estes resultados indicam que o pregnanediol, o citrato e o a-cetoglutarato (a-KG) estão significativamente associados à sintomatologia da Esquizofrenia e podem ser biomarcadores úteis para monitorizar a eficácia terapêutica. Isto pode fornecer informações valiosas sobre a fisiopatologia da Esquizofrenia e pode fazer avançar a abordagem ao tratamento, diagnóstico e prevenção da doença da Esquizofrenia e síndromes relacionadas (Cai et al., 2012).

Potenciais marcadores de metabolitos para a esquizofrenia

Os actuais métodos de diagnóstico da Esquizofrenia baseados em entrevistas psiquiátricas são de natureza subjectiva. A falta de biomarcadores da doença para apoiar testes laboratoriais objectivos tem sido um obstáculo de longa data no diagnóstico clínico e na avaliação da Esquizofrenia.

Yang relata em 2013 os resultados de um estudo de perfil metabólico global que envolveu 112 pacientes esquizofrénicos e 110 indivíduos saudáveis (Yang et al., 2013).

Um conjunto de treino e um conjunto de teste concebidos para identificar marcadores de metabolitos com um painel de marcadores de soro identificados que consistem em:

- Glicerato,
- Ácido eicosenóico,
- в-hidroxibutirato,
- Piruvato e
- Cistina

Um painel composto obtido através da adição ao painel de soro acima com

- в-hidroxibutirato na urina

Em resumo, as plataformas analíticas que utilizam a cromatografia gasosa e a RMN caracterizam os perfis metabólicos no soro e na urina de pacientes esquizofrénicos.

Com o painel composto de **в-hidroxibutirato** de urina para o painel de soro, foi alcançada uma separabilidade de 100% nos conjuntos de treino e de teste, o que implica uma separabilidade do diagnóstico equivalente à das entrevistas clínicas (Yang et al., 2013).

Estudo dos efeitos do L-Metil-Folato

Os doentes que receberam L-Metil-Folato apresentaram alterações na fisiologia pré-frontal ventromedial, incluindo um aumento da desativação induzida pela tarefa, uma alteração da conetividade límbica e um aumento da espessura cortical.

O córtex pré-frontal ventro-medial (vmPFC) faz parte do lobo frontal pré-frontal na parte inferior dos hemisférios cerebrais e está envolvido no processamento do risco e do medo e regula a atividade da amígdala.

Em resumo, o estudo mostra que os suplementos alimentares de L-Metil-Folato produzem alterações fisiológicas saudáveis e contribuem para a melhoria sintomática em doentes com esquizofrenia, o que justifica a realização de ensaios clínicos mais alargados (Roffman et al., 2018).

Anticorpo anti-piruvato desidrogenase
em doentes com esquizofrenia.

Este é o primeiro relatório de um anticorpo anti-piruvato desidrogenase (PDHA1) em doentes com Esquizofrenia. Este anticorpo PDHA1 é compatível com as recentes descobertas de disfunção mitocondrial na Esquizofrenia e está envolvido na patogénese de um subgrupo específico de Esquizofrenia (Nakagami et al., 2020).

Patologia lipídica do corpo caloso na esquizofrenia

Na esquizofrenia, as células microgliais reduzidas e disfuncionais resultam num cruzamento anormal com os oligodendrócitos através de mediadores de citocinas como a IL1B e o TGFB1. Isto leva a uma perturbação da transcrição causada por uma rede de genes relacionados com a Esquizofrenia, incluindo NFATC2 e CSF1R, resultando num metabolismo lipídico anormal.

Isto perturba as propriedades e funções normais dos oligodendrócitos e da bainha de mielina, causando défices estruturais e funcionais no corpo caloso (Shimamoto-Mitsuyama et al., 2021?).

Receptores A2A de adenosina no cérebro na esquizofrenia

Ao mostrar que a disponibilidade de receptores A2A em doentes medicados com Esquizofrenia crónica masculina não é diferente da dos controlos saudáveis, este estudo indica que o recetor A2A não parece ter um papel primário na patogénese da Esquizofrenia (Marques et al., 2022).

Estado do selénio nas perturbações mentais

Os resultados mostraram que níveis mais elevados de selénio no sangue estimados com estudos de associação genética estavam associados a um risco reduzido de esquizofrenia (Guo et al., 2023).

Biomarcadores inflamatórios e disfunção cognitiva na esquizofrenia.

Os resultados de uma meta-análise mostraram uma associação significativa entre níveis plasmáticos elevados de IL-6, IL-ie, TNFa e proteína C-reactiva (PCR) em doentes com esquizofrenia e um desempenho cognitivo reduzido (Patlola et al., 2023).

4.3 Conclusões de outros mapeamentos metabólicos Biomarcadores séricos para a esquizofrenia

Dos vinte e dois metabolitos marcadores estudados, o citrato, o ácido palmítico, o mio-inositol e a alantoína são os que apresentam a melhor capacidade de separar completamente os doentes esquizofrénicos dos controlos saudáveis.

O mio-inositol, o ácido úrico e o triptofano diferiram antes e depois do tratamento dos doentes com risperidona.

As vias metabólicas, incluindo o metabolismo energético, o sistema de defesa antioxidante, o metabolismo dos neurotransmissores, a biossíntese dos ácidos gordos e o metabolismo dos lípidos fosforilados, parecem estar perturbadas nos doentes esquizofrénicos, mas normalizam parcialmente após o tratamento com Risperidona (Xuan et al., 2011).

Análise metabólica de doentes com esquizofrenia após tratamento com Risperidona

As assinaturas metabólicas de monoaminas e metabolitos de neurotransmissores de aminoácidos (NT) no plasma e na urina indicam que o pregnanodiol, o citrato e o a-cetoglutarato (a-KG) estão significativamente associados à sintomatologia da esquizofrenia e podem ser biomarcadores úteis para monitorizar a eficácia terapêutica (Cai et al., 2012).

Potenciais marcadores de metabolitos para a esquizofrenia

Yang e colaboradores apresentaram, em 2013, os resultados de um estudo de perfil metabólico global que envolveu 112 doentes esquizofrénicos e 110 indivíduos saudáveis

Um conjunto de treino e um conjunto de teste concebidos para identificar marcadores de metabolitos com um painel de marcadores séricos identificados constituído por:

* Glicerato,
* Ácido eicosenóico,
* β-hidroxibutirato,
* Piruvato e
* Cistina

Um painel composto obtido através da adição ao painel de soro com

* β-hidroxibutirato na urina

Em resumo, a cromatografia gasosa e a RMN foram utilizadas como plataformas analíticas para caraterizar os perfis metabólicos no soro e na urina de pacientes esquizofrénicos.

Com um painel composto de β-hidroxibutirato urinário e os outros 5 marcadores no soro, foi alcançada uma separabilidade de 100% nos conjuntos de treino e de teste, o que implica um diagnóstico equivalente ao das entrevistas clínicas (Yang et al., 2013).

4.4 Referências de outros mapeamentos metabólicos

ABRAM, S. V., ROACH, B. J., FRYER, S. L., CALHOUN, V. D., PREDA, A., VAN ERP, T. G. M., BUSTILLO, J. R., LIM, K. O., LOEWY, R. L., STUART, B. K., KRYSTAL, J. H., FORD, J. M. & MATHALON, D. H. 2022. Validação da cetamina como modelo farmacológico da disconectividade talâmica ao longo do curso da doença da esquizofrenia. *Psiquiatria molecular.*

ALMULLA, A. F., VASUPANRAJIT, A., TUNVIRACHAISAKUL, C., AL-HAKEIM, H. K., SOLMI, M., VERKERK, R. & MAES, M. 2022. The tryptophan catabolite or kynurenine pathway in schizophrenia: metaanalysis reveals dissociations between central, serum, and plasma compartments. *Psiquiatria molecular,* 27, 3679-3691.

CAI, H. L., LI, H. D., YAN, M., ZHANG, W. Y., JIANG, P., ZHU, R. H., LIU, Y. P., FANG, P. F., XU, P., YUAN, H. Y., YAN, X. Z., SUN, B., ZHANG, Q., ZHANG, X. H., HU, L., YANG, W. & YE, H. S. 2012. Análise metabolómica de alterações bioquímicas no plasma e na urina de doentes com esquizofrenia naive de neurolépticos no primeiro episódio após tratamento com risperidona. *Journal of Proteome Research,* 11, 4338-4350-4350.

CARLSSON, A., WATERS, N., HOLM-WATERS, S., TEDROFF, J., NILSSON, M. & CARLSSON, M. L. 2001. Interacções entre monoaminas, glutamato e GABA na esquizofrenia: novas provas. *Annu Rev Pharmacol Toxicol,* 41, 237-60.

CHAN, M. K., HARRIS, L. W., GUEST, P. C., BAHN, S., TSANG, T. M. & HOLMES, E. 2011. Evidência de efeitos de doenças e medicamentos antipsicóticos no cérebro post-mortem de pacientes com esquizofrenia. *Molecular Psychiatry,* 16,

1189-1202-1202.

DUMAS, M.-E. & DAVIDOVIC, L. 2015. Perfil Metabólico e Fenotipagem de Doenças do Sistema Nervoso Central: Metabolitos trazem insights sobre disfunções cerebrais. *Journal of NEUROIMMUNE Pharmacology,* 10, 402.

EYJOLFSSON, E. M., NILSEN, L. H., KONDZIELLA, D., BRENNER, E., HABERG, A. & SONNEWALD, U. 2011. Altered C-13 glucose metabolism in the cortico-striato-thalamo-cortical loop in the MK-801 rat model of schizophrenia. *JOURNAL OF CEREBRAL BLOOD FLOW AND METABOLISM,* 31, 976-985.

GARCIA-MARTI, G., AGUILAR, E. J., MARTI-BONMATI, L., ESCARTI, M. J. & SANJUAN, J. 2012. Morfometria multimodal e ressonância magnética funcional na esquizofrenia e alucinações auditivas. *Revista mundial de radiologia,* 4, 159-66.

GUO, X., TANG, P., HOU, C. & LI, R. 2023. A investigação de randomização mendeliana destaca diferentes papéis do status de selênio em transtornos mentais. *Progresso em NEURO-PSICOFARMACOLOGIA e psiquiatria biológica,* 122, N.PAG-N.PAG.

HARDY, C. J., TAL, A., BABB, J. S., PERRY, N. N., MESSINGER, J. W., ANTONIUS, D., MALASPINA, D. & GONEN, O. 2011. Espectroscopia de RM de prótons multivoxel usada para distinguir anormalidades metabólicas do cingulado anterior em pacientes com esquizofrenia. *Radiology,* 261, 542-550.

HOLMES, E., TSANG, T. M., HUANG, J. T. J., LEWEKE, F. M., KOETHE, D., GERTH, C. W., NOLDEN, B. M., GROSS, S., SCHREIBER, D., NICHOLSON, J. K. & BAHN, S. 2006. Metabolic profiling of CSF: evidence that early intervention may impact on disease progression and outcome in schizophrenia. *PLOS Medicine,* 3, e327-e327.

IVANOVA, B. & SPITELLER, M. 2012. Funcionalizado Ergot-alcalóides como potenciais agonistas do recetor de dopamina D3 para o tratamento da esquizofrenia. *Journal of Molecular Structure,* 1029, 106-118.

KADDURAH-DAOUK, R., MCEVOY, J., BAILLIE, R. A., LEE, D., YAO, J. K., DORAISWAMY, P. M. & KRISHNAN, K. R. R. 2007. Mapeamento metabolómico dos efeitos dos antipsicóticos atípicos na esquizofrenia. *Molecular Psychiatry,* 12, 933-945.

MARQUES, T. R., NATESAN, S., RABINER, E. A., SEARLE, G. E., GUNN, R., HOWES, O. D. & KAPUR, S. 2022. Recetor de adenosina A 2A na esquizofrenia: um estudo de imagem PET do cérebro in vivo. *Psychopharmacology,* 239, 3439-3445.

MATRONE, M., KOTZALIDIS, G. D., ROMANO, A., BOZZAO, A., CUOMO, I., VALENTE, F., GABAGLIO, C., LOMBARDOZZI, G., TROVINI, G., AMICI, E., PERRINI, F., DE PERSIS, S., IASEVOLI, F., DE FILIPPIS, S. & DE BARTOLOMEIS, A. 2022. Esquizofrenia resistente ao tratamento: Abordagem da integridade da substância branca, níveis de glutamato intracorticais, perfis clínicos e cognitivos entre pacientes com início precoce e adultos. *Progress in NEURO-PSYCHOPHARMACOLOGY & Biological Psychiatry,* 114.

NAKAGAMI, Y., SUGIHARA, G., NAKASHIMA, N., HAZAMA, M., SON, S., MA, S. H., MATSUMOTO, R., MURAI, T., IKEDA, A. & MURAKAMI, K. 2020. O anticorpo anti-PDHA1 é detectado num subconjunto de pacientes com esquizofrenia. *Relatórios Científicos,* 10.

ORESIC, M., SEPPANEN-LAAKSO, T., SUN, D., TANG, J., THERMAN, S., VIEHMAN, R., MUSTONEN, U., VAN ERP, T. G., HYOTYLAINEN, T., THOMPSON, P., TOGA, A. W., HUTTUNEN, M. O., SUVISAARI, J., KAPRIO, J., LONNQVIST, J. & CANNON, T. D. 2012. Fosfolípidos e resistência à insulina na psicose: Um estudo lipidómico de pares de gémeos discordantes para a esquizofrenia.

PATLOLA, S. R., DONOHOE, G. & MCKERNAN, D. P. 2023. A relação entre biomarcadores inflamatórios e disfunção cognitiva em pacientes com esquizofrenia: Uma revisão sistemática e meta-análise. *Progress in neuro-psychopharmacology & biological psychiatry,* 121, 110668.

REID, M. A., WHITE, D. M., KRAGULJAC, N. V. & LAHTI, A. C. 2016. Um estudo combinado de imagem por tensor de difusão e espetroscopia de ressonância magnética de pacientes com esquizofrenia. *Schizophrenia Research,* 170, 341350.

ROFFMAN, J. L., PETRUZZI, L. J., TANNER, A. S., BROWN, H. E., ERYILMAZ, H., HO, N. F., GIEGOLD, M., SILVERSTEIN, N. J., BOTTIGLIERI, T., MANOACH, D. S., SMOLLER, J. W., HENDERSON, D. C. & GOFF, D. C. 2018. Efeitos bioquímicos, fisiológicos e clínicos do L-metilfolato na esquizofrenia: um ensaio clínico randomizado. *Psiquiatria Molecular,* 23, 316-322.

SHIMAMOTO-MITSUYAMA, C., NAKAYA, A., ESAKI, K., BALAN, S., IWAYAMA, Y., OHNISHI, T., MAEKAWA, M., TOYOTA, T., DEAN, B. & YOSHIKAWA, T. 2021. Patologia lipídica do corpo caloso na esquizofrenia e o papel potencial de redes reguladoras de genes anormais com expressão reduzida de marcadores microgliais. *Cerebral Cortex,* 31, 448-462.

TREASADEN, I. H. & PURI, B. K. 2008. Estudos espectroscópicos cerebrais e de stress oxidativo em pacientes com esquizofrenia que ofenderam perigosamente de forma violenta. *BMC Psychiatry,* 8, 1-4.

XUAN, J., YANG, L., CHEN, J., XING, Q., HE, L., PAN, G., FENG, G., FANG, Y., QIU, Y., JIA, W., SU, M. & LIU, Y. 2011. Perfil metabolómico para identificar potenciais biomarcadores séricos para a esquizofrenia e a ação da risperidona. *Journal of Proteome Research,* 10, 5433-5443-5443.

YANG, J., CHEN, T., SUN, L., ZHAO, Z., QI, X., ZHOU, K., CAO, Y., WANG, X., QIU, Y., SU, M., ZHAO, A., WANG, P., YANG, P., WU, J., FENG, G., HE, L., JIA, W. & WAN, C. 2013. Potenciais marcadores metabólicos da esquizofrenia. *Molecular Psychiatry,* 18, 67-78.

YAO, J. K., DOUGHERTY, J. G. G., REDDY, R. D., KESHAVAN, M. S., MONTROSE, D. M., MATSON, W. R., MCEVOY, J. & KADDURAH- DAOUK, R. 2010. Homeostatic Imbalance of Purine Catabolism in First- Episode

Neuroleptic-Naive Patients with Schizophrenia. *PLoS ONE,* 5, 114.

Conclusão

Métodos de medicina nuclear na esquizofrenia

Os métodos de medicina nuclear provaram ser ferramentas valiosas no levantamento de várias hipóteses na investigação da esquizofrenia,

A utilização clínica de métodos nucleares começou com estudos do fluxo sanguíneo cerebral em Lund, com a utilização por David Ingvar e Franzen de Xenon-133 e feixes de detectores individuais (Ingvar e Franzen, 1974a).

A introdução da SPECT com radiofármacos de tecnécio-99m, como por exemplo ^{99m}Tc-HMPAO, simplificou o procedimento e foi possível examinar as relações entre o rCBF, a psicopatologia e os efeitos da terapia neuroléptica.

A introdução da PET constituiu uma nova melhoria dos métodos de medicina nuclear. ^{18}Os estudos de F-FDG PET na esquizofrenia mostram que os doentes com esquizofrenia têm um metabolismo cerebral reduzido:

- O lobo frontal do cérebro
- *Giro temporal superior*,
- *Córtex cingulado anterior*
- *Amígdala.*

No entanto, o aumento do metabolismo que ocorre nas partes posteriores do cérebro, tais como:

- *Córtex visual occipital*,
- Estruturas *associadas aos gânglios basais*;
- *Pallidum globoso lateral.*
- A cauda do *Caudado,*
- *Putâmen,*
- *Claustro*
- *Hipocampo*

(Mitelman et al., 2018).

- ^{8}A F-fluorodeoxiglucose (FDG)-PET mostra correlações com alterações em regiões-alvo das propriedades cognitivas do cérebro, tais como:
- *Amígdala* (atribuição de valores, reconhecimento de emoções),
- Ligação temporo-parietal, dorsolateral, ventromedial e córtex pré-frontal PFC (teoria da mente e perspetiva),
- CPF medial (atividade mental) e
- *Estriado* (recompensa social) (Adolphs, 2009).

Além disso, as alterações metabólicas registadas com^{18} F-FDG PET nos *lobos occipitais*, no *hipocampo* e nos *gânglios basais* indicam disfunção no processamento da informação visual, bem como na memória, na persistência e nos comportamentos estereotipados (Hellwig e Domschke, 2019).

Ao marcar receptores específicos na microglia com traçadores emissores de positrões (^{11}C, ^{18}F), a PET pode obter imagens da neuro-inflamação que está associada à microglia activada.

Estudos farmacológicos e genéticos indicam que o recetor D2 da dopamina (D2-R) influencia a fisiopatologia da esquizofrenia.

Ressonância magnética na esquizofrenia

Imagem estrutural por RMN sMRI

A alteração da girificação parece ser um marcador significativo e robusto de perturbações no desenvolvimento neuronal precoce na Esquizofrenia. Aumentos da girificação observados na *ínsula bilateral*, no *pólo temporal* e no *córtex orbitofrontal* esquerdo.

A espessura dos lobos frontais também reflecte um processo patológico na esquizofrenia, com uma espessura cortical reduzida no *córtex pré-frontal*, no *precuneus* e no *córtex occipital*.

CSF-MR e esquizofrenia

A avaliação da dinâmica do fluxo do LCR no aqueduto, juntamente com exames de RMN do cérebro e da variabilidade da frequência cardíaca, poderia reforçar o conhecimento sobre a fisiopatologia, tanto no diagnóstico como no tratamento de doentes com esquizofrenia.

fMRI e esquizofrenia

A disfunção do córtex sensório-motor (SMA) está significativamente associada a perturbações motoras na Esquizofrenia (Schroder et al., 1995).

Os dados **de fMRI da** tarefa de linguagem combinados com dados estruturais (sMRI) podem caraterizar os doentes com Esquizofrenia com alucinações verbais auditivas (AVH), que é um dos sintomas psicóticos mais comuns na Esquizofrenia. No entanto, não existem indicações de aplicação clínica destes resultados.

As investigações com **fMRI** mostram que a ativação pré-frontal da memória de trabalho (WM) tende a diminuir em doentes com esquizofrenia, mesmo que a capacidade de desempenho seja normal. No entanto, não foram descritas quaisquer indicações de aplicação clínica destes resultados.

As variações genotípicas do genótipo COMT no polimorfismo funcional Val(158)MetCOMT parecem influenciar a sinalização da dopamina no CPF. Afecta o processamento do contexto e mostra uma menor ativação cerebral das áreas frontais em indivíduos saudáveis e em doentes com esquizofrenia, em que o genótipo está associado a uma menor disponibilidade de dopamina no CPF.

As crianças com pais esquizofrénicos mostraram reduções significativas na ativação **da fMRI** no córtex pré-frontal dorsolateral e no córtex parietal, em comparação com as crianças de pais normais (HC) da mesma idade e sexo. Isto indica que a neuroimagem com **fMRI** na Esquizofrenia pode ser utilizada para identificar relações entre a variação genética e a função cerebral.

Vários estudos indicam que os pacientes com Esquizofrenia têm uma menor atividade **de fMRI** no córtex pré-frontal dorsolateral (PFC), no núcleo accumbens

(ACC) e no núcleo mediodorsal do Tálamo. No entanto, observa-se um aumento da atividade noutras áreas do CPF, o que poderá ser de natureza compensatória.

Os resultados sugerem que a classificação **baseada na fMRI** reflecte alterações em circuitos neurais discretos e pode ser uma ferramenta útil para definir subgrupos dentro da síndrome clinicamente definida da Esquizofrenia. No entanto, ainda não existe consenso quanto ao método de RMN mais adequado para utilização clínica.

Estudos DTI e esquizofrenia

Os estudos DTI de doentes esquizofrénicos mostram valores de AF inferiores aos dos controlos saudáveis. O valor de FA da parte anterior do corpo caloso correlaciona-se negativamente com a pontuação na escala de avaliação dos sintomas negativos (Tonnesen et al., 2020).

Valores mais baixos de FA no *fascículo superior longitudinal* esquerdo e bilateral (SLF) nos pacientes esquizofrénicos em comparação com controlos saudáveis parecem ser específicos para a esquizofrenia com *alucinações auditivas* (AVH) (Chawla et al., 2019).

Existe uma correlação negativa entre a média da AF regional no cíngulo anterior direito e as pontuações dos sintomas positivos na PANSS (Tang et al., 2010).

Após o treino cognitivo, os doentes com esquizofrenia apresentam um aumento significativo da AF nos canais de ligação pré-frontal-talâmico-sensório-motor.

MTI e esquizofrenia

A grande importância da imagem de transferência magnética MTI é a sua combinação com a DTI, que mostra concentrações extracelulares mais elevadas de água livre no cérebro, indicando a presença de neuro-inflamação na Esquizofrenia (Raghava et al., 2021).

Se a neuro-inflamação for tratada no início da doença, pode levar a uma possível recuperação e talvez impedir a progressão para uma doença crónica.

^{1}H-MRS e esquizofrenia

N-acetilaspartato NAA

Uma meta-análise mostra que as concentrações de NAA do N-acetilaspartato são mais baixas no lobo frontal e no tálamo em doentes com um primeiro episódio de psicose, em comparação com os controlos.

Na esquizofrenia crónica, os níveis de NAA são mais baixos do que nos controlos na maioria das regiões corticais, bem como na substância branca frontal. As pessoas com elevado risco de psicose apresentam níveis de NAA mais baixos no hipocampo do que os controlos. Estes resultados indicam que a Esquizofrenia está associada a uma menor atividade metabólica neural que afecta múltiplas áreas cerebrais à medida que a doença progride (Whitehurst et al., 2020).

Verificou-se que os níveis de NAA na área Parieto-Occipital estavam negativamente correlacionados (r= -0,84, p=0,005) com a gravidade dos sintomas negativos.

Glutamato

Uma revisão sistemática de todos os estudos de[1] H-MRS até ao ano de 2022 sobre as alterações do glutamato em doentes com psicose em fase inicial não revelou qualquer evidência definitiva de alterações do glutamato em áreas do *Hipocampo, Cerebelo, Tálamo* e região pré-frontal medial (Bissonnette et al., 2022).

Ácido gama-aminobutírico GABA

Os doentes com esquizofrenia apresentam rácios GABA/Cr de creatina significativamente mais baixos no córtex pré-frontal em comparação com os controlos saudáveis. Embora nenhuma alteração significativa no rácio GABA/Cr pareça ocorrer no córtex Parieto-Occipital (Marsman et al., 2014). As concentrações de GABA desempenham um papel distinto na regulação da impulsividade e da assunção de riscos durante o comportamento de tomada de decisões em condições de risco (Fujihara et al., 2015).

Glutamina

Os doentes com esquizofrenia apresentam níveis significativamente elevados de glutamina, bem como uma relação elevada entre glutamina e glutamato, enquanto o nível de glutamato se mantém inalterado em comparação com os controlos saudáveis.

Os níveis de glutamina estão correlacionados positivamente com a gravidade dos sintomas psicóticos, o que é consistente com o aumento da libertação sináptica glutamatérgica em

Esquizofrenia de acordo com a disfunção do recetor NDMA (Bustillo et al., 2014).

Colina

Os resultados dos estudos de[1] H-MRS sugerem que a colina aumenta tanto no córtex pré-frontal como no occipital durante a esquizofrenia de início recente, indicando sinais de neuro-inflamação.

Os resultados dos estudos sobre a colina na gravidez convergem para as seguintes recomendações para contrariar o desenvolvimento cerebral fetal do espetro da psicose:

• A suplementação com colina ou fosfatidilcolina é necessária para que a maioria das mulheres atinja os níveis ideais para apoiar eficazmente o desenvolvimento do cérebro do feto, especialmente durante gravidezes com elementos de stress, infeção e abuso;

• A suplementação alimentar deve ser iniciada o mais cedo possível durante a gravidez para apoiar o desenvolvimento do cérebro do feto;

• Com base nos dados atualmente disponíveis, uma dose óptima de fosfatidilcolina é de 4200 mg por dia, começando antes da conceção ou o mais cedo possível durante a gravidez. Esta forma produz os níveis plasmáticos mais elevados de colina e os níveis mais baixos de óxido de trimetilamina (Freedman et al., 2022).

Catabolismo do triptofano e esquizofrenia

Triptofano

O triptofano é um dos aminoácidos essenciais, que o organismo não consegue produzir por si próprio e que, por isso, é fornecido através da ingestão de alimentos.

A via da serotonina

Na via da serotonina, o triptofano (TPH) é primeiro convertido em 5-hidroxitriptofano (5-HTP) pela enzima *TPH1* nas células enterocromafins ou *TPH2* nos neurónios entéricos ou centrais. O 5-hidroxitriptofano é depois descarboxilado para formar 5-hidroxitriptamina, que é equivalente à serotonina (5HT). A serotonina (5HT) pode ainda ser metabolizada para formar melatonina, ou decomposta pela *MAO* em ácido 5-hidroxil-indol-acético (5-HIAA), que é excretado na urina.

A via da quinurenina

Na via da quinurenina, 90% da degradação do triptofano ocorre através da conversão em quinurenina pela enzima *triptofano-2,3-dioxigenase* (TDO) no fígado. Os restantes 10% da degradação em quinurenina são efectuados pela enzima *Indolamina 2,3-dioxigenase* (IDO) no cérebro, no trato gastrointestinal e no fígado.

A quinurenina é metabolizada em ácido quinolínico QA, que se converte em *nicotinamida-adenina-dinucleótido* (NAD), que é uma coenzima central para o metabolismo. O NAD existe em duas formas: uma forma oxidada, abreviada como NAD+, e uma forma reduzida, NADH (H para hidrogénio).

Em alternativa, a quinurenina converte-se em 3-hidroxiquinurenina (3-HK) e depois em ácido xanturénico (XA).

A via do metabolismo do triptofano e a esquizofrenia

A ativação da via do metabolismo do triptofano (TRYCAT) parece estar envolvida na fisiopatologia da esquizofrenia

Zhou e colaboradores mediram os níveis plasmáticos dos metabolitos da quinurenina (KM) por cromatografia líquida-espetrometria de massa em tandem em 41 pacientes com esquizofrenia e 60 controlos saudáveis. Os resultados do estudo indicam que existe uma relação negativa entre o volume de massa cinzenta (GMV) e os níveis plasmáticos de quinurenina e triptofano (KYN/TRP e KYN) na esquizofrenia (Zhou et al., 2022),

Os doentes com esquizofrenia, em comparação com os controlos saudáveis, apresentam diferenças significativas nos metabolitos de triptofano no SNC, o que pode, em última análise, afetar a neurotransmissão glutamatérgica através dos receptores N-metil-D-aspartato e a-7Nicotina (Sales et al., 2023).

Em 2023, Godin e colegas apresentaram os resultados de um estudo de incidência e preditores de 3 anos para determinar a incidência da Síndrome Metabólica MetS e preditores de Esquizofrenia em participantes de 10 centros nacionais especializados em psiquiatria (Godin et al., 2023).

Estes resultados sugerem uma série de medidas para a prevenção da SM e para a investigação da esquizofrenia que devem ser consideradas na prática clínica:

* Promoção da cessação do tabagismo,
* Evitar o uso de antidepressivos com risco de aumento de Mets e
* A promoção da atividade física deve ser mais ativa.
* Prescrição precoce de ácidos gordos Omega 3 e
* Medicamentos para perder peso (metformina e topiramato),
* Medicamentos metabólicos específicos (estatina e fenofibrato),
* Redução cirúrgica do tecido adiposo e
* Tratamentos orientados para a microbiota.

(Godin et al., 2023).

<h3 style="text-align:center">a7nAChR como alvo terapêutico na esquizofrenia</h3>

Vários metabolitos do triptofano são conhecidos por serem neuroactivos e potencialmente associados a défices cognitivos na esquizofrenia. Entre estes metabolitos contam-se o ácido cinurénico (KYNA), o 5-hidroxi-indol (5-HI) e o ácido quinolínico (QUIN).

Estes metabolitos actuam com efeitos diferentes no recetor da a-7nicotina-acetilcolina (a7nAChR) e/ou no recetor do N-metil-D-aspartato (NMDAR).

Pensa-se que o ácido cinurénico (KYNA) contribui para o défice cognitivo na esquizofrenia, enquanto o ácido quinolínico QA, que é um agonista a7nicotínico, parece ter efeitos positivos na neurocognição em pessoas com esquizofrenia (Olincy et al., 2006).

O gene do recetor **a7nicotínico–acetilcolina**, CHRNA7, está associado à transmissão genética da Esquizofrenia e a défices cognitivos e neurofisiológicos relacionados com a ativação sensorial. A disfunção cognitiva é responsável por um prejuízo psicossocial significativo na Esquizofrenia.

A nicotina, que é um agonista de baixa potência do recetor a7nAChR, tem alguns efeitos benéficos nos défices neurofisiológicos e neurocognitivos associados à Esquizofrenia, sugerindo que uma ativação mais eficiente do recetor pode melhorar significativamente a cognição na Esquizofrenia (Olincy et al., 2006).

Na procura de novas vias terapêuticas para tratar os défices cognitivos na Esquizofrenia, o recetor alfa7-Nicotínico surge como um potencial alvo terapêutico. No entanto, nenhum fármaco que tenha como alvo este recetor produziu ainda resultados positivos (Tregellas e Wylie, 2019).

A via intestino-micróbio

Os micróbios do intestino expressam várias enzimas que metabolizam o triptofano em indole e derivados de indole.

Ingestão alimentar e absorção de triptofano

O triptofano é necessário para a biossíntese da 5-hidroxi-triptamina (serotonina) e a disponibilidade de triptofano no sangue está relacionada com a sua concentração no cérebro, uma vez que o triptofano pode atravessar a barreira hemato-encefálica.

O leite materno é a única fonte do aminoácido essencial triptofano nos bebés amamentados. Baixos níveis de triptofano no leite materno podem, portanto, ter consequências para o desenvolvimento neurológico de bebés prematuros (O'Rourke et al., 2018). A relação entre a infeção pré-natal e a ativação imunitária da mãe durante a gravidez constitui um possível fator de risco para o desenvolvimento de comportamentos semelhantes à esquizofrenia na criança (Canetta e Brown, 2012, Talukdar et al., 2021).

O metabolismo do triptofano (TRYCAT) e a esquizofrenia

Os níveis de ácido cinurénico no LCR estão elevados na Esquizofrenia, o que motiva novas estratégias terapêuticas dirigidas à síntese de ácido cinurénico no cérebro. Estudos em modelos animais indicam que níveis elevados de triptofano suprimem o comportamento agressivo, provavelmente relacionado com o aumento da disponibilidade central de serotonina (Erhardt et al., 2001).

Langmajerova e colaboradores resumiram 2023 efeitos relatados em 21 estudos de adultos e crianças com comportamento impulsivo e/ou violento, bem como a avaliação da composição do microbiota intestinal dos participantes.

O resumo mostra indicações de que:

- O comportamento impulsivo e violento está associado a uma alteração do metabolismo da serotonina.
- O microbioma intestinal pode controlar o metabolismo do triptofano do hospedeiro.
- O microbioma intestinal desempenha um papel no comportamento violento.

(Langmajerova et al., 2023).

Biomarcadores séricos para a esquizofrenia

Biomarcadores séricos para a esquizofrenia

Dos vinte e dois metabolitos séricos estudados, o citrato, o ácido palmítico, o mio-inositol e a alantoína são os que apresentam a melhor capacidade de separar completamente os doentes esquizofrénicos dos controlos saudáveis.

O mio-inositol, o ácido úrico e o triptofano diferiram antes e depois do tratamento dos doentes com risperidona.

As vias metabólicas, incluindo o metabolismo energético, o sistema de defesa antioxidante, o metabolismo dos neurotransmissores, a biossíntese dos ácidos gordos e o metabolismo dos lípidos fosforilados, parecem estar perturbadas nos doentes esquizofrénicos, mas normalizam parcialmente após o tratamento com Risperidona (Xuan et al., 2011).

Análise metabólica após a terapia

As assinaturas metabólicas dos metabolitos das monoaminas e dos neurotransmissores de aminoácidos (NT) no plasma e na urina indicam que o pregnanediol, o citrato e o a-cetoglutarato (a-KG) estão significativamente associados à sintomatologia de

Esquizofrenia e podem ser biomarcadores úteis para monitorizar a eficácia terapêutica (Cai et al., 2012).

Potenciais marcadores de metabolitos para a esquizofrenia

Yang e colaboradores comunicaram em 2013 os resultados de um estudo global de perfis metabólicos que envolveu 112 doentes esquizofrénicos e 110 indivíduos saudáveis. A cromatografia gasosa e a RMN foram utilizadas como plataformas analíticas para caraterizar os perfis metabólicos no soro e na urina de pacientes esquizofrénicos.

Um método estatístico concebido para identificar marcadores de metabolitos com um painel de marcadores séricos identificados constituído por:

- Glicerato,
- Ácido eicosenóico,
- ʙ-hidroxibutirato,
- Piruvato e
- Cistina

Um painel composto obtido através da adição ao painel de soro com

- ʙ-hidroxibutirato na urina

Com um painel composto de **ʙ–hidroxibutirato** urinário e os outros 5 marcadores no soro, foi alcançada uma separabilidade de 100% nos conjuntos de treino e de teste, o que implica um nível de diagnóstico equivalente ao das entrevistas clínicas (Yang et al., 2013).

[13]C- Metabolismo da glicose num modelo de esquizofrenia no rato

Em 2011, Eyjolfsson e colaboradores apresentaram os resultados de um estudo sobre[13] C- Metabolismo da glicose na alça *córtico-estriado-tálamo-cortical* num modelo de esquizofrenia em ratos (Eyjolfsson et al., 2011).

Utilizaram ratos modificados com MK-801 (Dizocilpina) como modelo de hipofunção do recetor do ácido N-metil-D-aspártico (NMDA) para a esquizofrenia. Neste modelo, foram analisadas a glicólise, bem como a síntese e a degradação dos neurotransmissores glutamatérgicos, GABAérgicos e monoaminérgicos.

Os ratos receberam uma injeção diária de MK-801 durante 6 dias e, no sexto dia, receberam também uma injeção de[13] C-glucose. Extractos de córtex frontal (FCX), córtex parietal temporal (PTCX), tálamo, estriado, núcleo accumbens e

[13]Metabolismo da glicose C na alça córtico-estriato-tálamo-cortical

Eyjolfsson e colaboradores apresentaram os resultados de um estudo sobre[13] o metabolismo da C-glicose na alça *córtico-estriato-tálamo-cortical* num modelo de esquizofrenia em ratos com hipofunção (Eyjolfsson et al., 2011).

Os ratos receberam uma injeção diária de MK-801 durante 6 dias e, no sexto dia, receberam também uma injeção de[13] C-glucose. Utilizaram a espetroscopia[13] C-NMR, a cromatografia líquida (HPLC) e a espetrometria de massa por cromatografia gasosa para analisar extractos do córtex frontal (FCX), do córtex parietal e temporal (PTCX), do tálamo, do estriado, do núcleo accumbens (NAc) e do hipocampo.

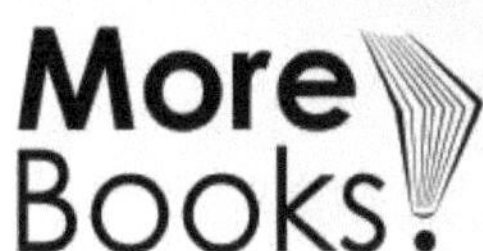

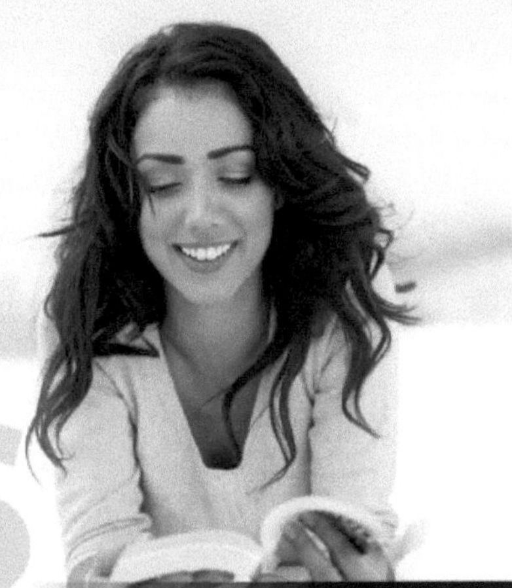

Buy your books fast and straightforward online - at one of world's fastest growing online book stores! Environmentally sound due to Print-on-Demand technologies.

Buy your books online at
www.morebooks.shop

Compre os seus livros mais rápido e diretamente na internet, em uma das livrarias on-line com o maior crescimento no mundo! Produção que protege o meio ambiente através das tecnologias de impressão sob demanda.

Compre os seus livros on-line em
www.morebooks.shop

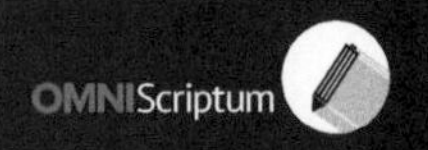

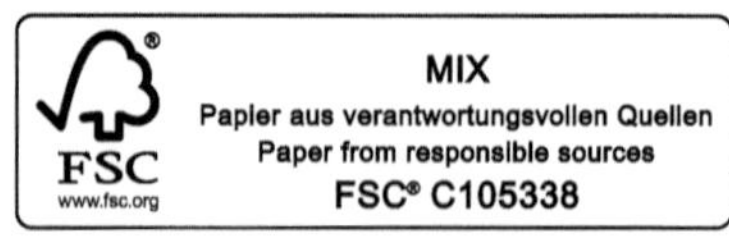

Printed by Books on Demand GmbH, Norderstedt / Germany